JN262183

刑事司法と精神医学

Criminal Justice and Psychiatry

マクノートンから医療観察法へ

中谷陽二 著

弘文堂

目　次

はじめに …………………………………………………………1

第1章　刑事法廷と精神科医——マクノートン裁判 …………5
　1. マクノートン・ルール　　5
　2. 襲撃事件と裁判　　7
　3. マクノートンの人物像　　10
　4. 医師の法廷証言　　13
　5. コクバーンの口頭弁論　　18
　6. マクノートンの病とその後　　20
　7. インサニティをめぐる論争　　23
　　　アーノルド事件（1724年）　　25
　　　フェラーズ事件（1760年）　　26
　　　ハドフィールド事件（1800年）　　28
　8. 刑事裁判と妄想　　31
　9. 精神科医のプレゼンス　　34

第2章　ブロードムア——特殊病院の盛衰 …………………37
　1. 司法精神医療と施設史　　37
　2. ベスレム——特殊病院の前史　　38
　3. ハドフィールド事件と1800年の法律　　41
　4. ベスレム病院の犯罪ウィング　　44
　5. 犯罪狂人と世論　　47
　6. 特殊病院の誕生　　50
　7. 増築に次ぐ増築　　52

目次

  8. 逃走患者の殺人　　54
  9. ブロードムア問題　　57
 10. 相次ぐ不祥事と集中砲火　　59
 11. 次なる切り札——中等度保安ユニット　　65
 12. 特殊病院の歴史は何を語るか　　66

第3章　モラルインサニティ，変質，サイコパシー ……… 68
  1. 反社会人の系譜　　68
  2. モラルインサニティ——プリチャードからモーズレーへ　　70
  3. 変質——モレルからマニャンへ　　77
  4. サイコパシー理論は現代の魔女狩りか　　90

第4章　精神病質——コッホとクレペリン ……………… 101
  1. 保安処分と精神病質　　101
  2. "中間者"の発見——コッホの精神病質低格　　103
  3. 犯罪学者クレペリン　　112
  4. 社会病としての犯罪　　118
  5. 精神病質と社会敵対者　　123

第5章　保安処分とは何か ………………………………… 129
  1. 刑法論争と精神医学　　129
  2. アシャッフェンブルク vs. ウィルマンス　　132
  3. 保安処分の立法化——常習犯罪人法　　143
  4. 戦後のドイツ司法精神医学——治療論の不在　　145
  5. 新刑法と現行制度　　150
  6. イタリアの保安処分　　158

第6章　精神医療改革と触法精神障害者 ……………………164
1. 脱施設化の前に施設化あり　　164
2. 州立精神病院の光と陰　　167
3. 免罪の基準——振り子は揺れる　　176
4. インサニティ無罪者はどこへ　　183
5. 精神障害の「犯罪化」　　187
6. アメリカ最大の精神科施設は……　　190
7. フランス——精神医療改革と困難患者　　192
8. 保安処分は死なず　　200
9. 開いているのは刑務所の門　　206

第7章　日本の司法精神医療——史的回顧 ……………………208
1. 日本を見る視点　　208
2. 刑法39条の構造　　209
3. 精神病者監護法——私宅監置と桶伏　　216
4. 精神病院法と公安　　226
5. 保安処分新設はなぜ頓挫したか　　230
6. 責任能力判断の変遷——転換期としての1980年代　　236

第8章　新時代の刑事司法と精神医学 ……………………242
1. トータルな視点を　　242
2. 医療観察法の成り立ち　　245
3. 医療観察法と強制性　　249
4. 国際比較から見えるもの　　255
5. 塀の中の精神科医療　　259
6. 裁判員裁判と触法精神障害者　　266
7. 司法精神医学の将来——棲み分け，連携，そして意識改革　　271

目 次

あとがき …………………………………………279

索 引 …………………………………………282

はじめに

「病院を苦行と絶望の場から光と慰安の場へ」
(チャールス・フッド，1852年)
「罰する代わりに救うのだ」(エミール・クレペリン，1907年)

　刑事司法と精神医学という言葉は読者に堅苦しく感じられるであろうが，法服の裁判官と白衣の精神科医が向き合っている場面を想い浮かべてほしい。そして両者の間には犯罪をおかしたとして訴追された人，刑事被告人がいる。その人は心を病んでいるかもしれないし，病んでいないかもしれない。病んでいるとすれば，刑罰と治療のどちらを優先すべきか。

　刑事司法(制度)とは刑事裁判およびその周辺の犯罪捜査や刑罰の執行に関わる制度である。精神医学がそれとどのように出会い，交錯してきたかを時代の流れに沿って描くことが本書のねらいである。法律家は精神医学の言説をどのように取り入れてきたか。精神科医は刑事裁判や犯罪者の処遇という領域にどのように参入してきたか。両者の距離は，ある時は遠く，ある時は近かった。

　歴史の中でさまざまな法制度が作られてきた。しかしそれは上澄みのようなものである。底の濁った部分には社会で起きた出来事や人々の動きがあった。本書は法制度のみならず，そのもとになった犯罪事件，それが巻き起こした反響にも光を当てる。精神医学の視点からは，著名な医学者が犯罪の問題にどのように関わろうとしたかが関心の的である。不遜の誹りを怖れずいうなら，ピネルもクレペリンもモーズレーも，筆者にとっては同業者である。自分がその時代に居合わせたならどのように発言したであろうかという想像力を働かせることは，難しいが実りが

1

ある。

　本書は歴史の叙述に多くを割いているとはいえ，根本にあるのはきわめてアクチュアルな問題意識である。最終章で論じるように，刑事司法と精神医学をめぐる日本の状況はまさにクリティカルな局面を迎えている。しかし，装いは変わっても，問題の本質は決して新奇なものではない。過去にも同様の議論が繰り返され，振り子はつねに揺れてきた。歴史は多くの教訓を残している。

　年代の順を追って構成されているが，本書の各章は独立したテーマを扱っている。したがって，どの章からお読みいただいても構わない。特に日本の状況と課題に興味をお持ちの読者には終わりの2章から入ることをお勧めしたい。将来の改革に向けた筆者の提言も加えた。

　あらましを述べておきたい。マクノートン・ルールという言葉は法律や司法精神医学の教科書に必ず登場する。しかし狙撃犯ダニエル・マクノートンについて詳しく知る人は少ないであろう。彼の病歴もさることながら，法廷に登場した人々の証言は興味をそそる。有能な一弁護士によって精神医学の知見が巧みに法律理論に取り入れられた。マクノートン裁判とそれに先立つ一連の衝撃的事件を通して，刑事責任能力の規則と精神医学の関わり方の原型が作られた。

　それは他方で，当時の言葉でいう"犯罪狂人"の処遇方式に関係者の目を向けさせた。専門施設への期待あるいは幻想である。13世紀の小修道院に起源を持つロンドンのベスレム病院は19世紀半ばに改革を迎えた。リーダーシップを取った医師のフッド卿の目標は病院を「苦行と絶望」から「光と慰安」の場へと変えることにあった[1]。苦行と絶望が意味するのはベスレム病院の暗い歴史であり，とりわけ1800年の犯罪狂人に関する法により多数の患者を収容したウィングの存在である。しか

---

(1) Allderidge PH: Criminal insanity: Bethlem to Broadmoor. *Proc. roy. Soc. Med.* 67: 897-904, 1974.

しフッド卿が進めた病院改革は犯罪狂人の処遇には及ばなかった。改革は，新設されたブロードムア犯罪狂人院への患者の移送という結末をもたらした。特殊病院の誕生である。

世紀転換期のドイツで精神医学体系の構築に心血を注いだクレペリンは，同時に保守的立場からの熱心な社会運動家でもあった。とりわけ禁酒への妥協なき戦いは宗教的色彩さえ帯びていた。「社会病としての犯罪」(2)の中で彼は精神疾患と健康の中間領域をなす，変質つまり遺伝的退化を累犯の原因の一つに数えた。素質的に苦境や誘惑に抵抗できない累犯者は「大海原を漂う難破船」であり，彼らに対して，応報的な刑罰に代わる科学的知識にもとづく治療こそ必要なのだと力説した。クレペリンの主張は，精神医学や心理学の臨床の知が刑事司法の領域に深く入り込んだ当時の思潮を表わしている。その延長上で，罪の償いよりも犯罪者の社会的危険性の除去を目的とする制度がヨーロッパ諸国でつくられた。保安処分の誕生である。

特殊病院と保安処分制度の誕生は，近代精神医学において触法精神障害者（法に触れる行為を行った精神障害者）が差異化される過程を示している。差異化された存在に対して，精神医学は寛容でもあり，冷淡でもあった。

それでは，20世紀後半から欧米先進国で展開された脱施設化，地域ケアを主軸とする精神医療改革の中で，触法精神障害者はどのような立場に置かれたのであろうか。欧米の経験から日本は何を学び，何を学ぶべきでないのか。

精神医療後発国である日本は特殊病院も保安処分制度も持たず，刑事司法への精神医学の関わりは鑑定という診断学に限られていた。触法精神障害者は，刑事施設に収容される場合を除くと，多くが措置入院の対

---

(2) Kraepelin E: Das Verbrechen als soziale Krankheit. *Monatsschrift für Kriminalpsychologie und Strafrechtsreform* 3:257-259, 1907.

象とされた．閉鎖的な入院中心医療はそのような人々の存在を外部から見えにくいものにした．

　2005年の医療観察法（心神喪失等の状態で重大な他害行為を行った者の医療及び観察等に関する法律）の施行に伴い，触法精神障害者を取り巻く環境は大きく変化している．欧米の制度と比較すると，社会復帰を前面に掲げる日本の制度は実験的とさえいえる新しさを持っている．果たしてこれがニューモデルとしての真価を発揮できるのかは未知数である．

　別の局面で，司法への国民参加を打ち出して2009年にスタートした裁判員制度により，鑑定や法廷証言のあり方など，刑事裁判の場で精神医学に求められる役割も変更を迫られている．一般国民である裁判員と法廷で向き合うという，かつて経験したことのない課題に直面しているのである．

　執筆にあたり，海外の法律用語等については，日本語に当てはめると不正確となる場合があり，必要に応じて片仮名で表記し，注に解説を載せた．また最近の用語法として，"精神病院"よりも"精神科病院"が一般的となっている．ただ，古い時代の記述では"精神病院"が馴染むこともあり，適宜使い分けることにした．

第1章
刑事法廷と精神科医―マクノートン裁判

1. マクノートン・ルール

　今日では刑事被告人の精神障害や責任能力が裁判で争われる場合，鑑定人として精神科医の意見が求められるのが常である。医学的診断を抜きにして法廷の議論は成り立たない。しかし歴史を振り返ると，かつては刑事裁判の中で精神医学の言説が必須の役割を持つわけではなかった。法廷という舞台への精神科医の参入は精神医学が専門科学としての地位を獲得した過程とパラレルな関係にある。

　この経緯を具体的に示すのがイギリスで発生したダニエル・マクノートンの事件とそれに前駆したいくつかの事件の裁判である。周知のようにマクノートン裁判は英米刑法の責任能力規定の原点とされている。現在なお多くの英語圏諸国では判例法あるいは制定法の基本にマクノートン・ルール（マクノートン準則，法則）がある。1843年にダニエル・マクノートンが首相ロバート・ピールの私設秘書を射殺して無罪の評決を得た（The case of the Queen v. Daniel McNaughton）[1]。

　無罪評決が世論に与えた衝撃はすさまじく，タイムズ紙には「かの学識あるお歴々に我々凡人を教え諭してほしい。どこで正気が終わり，どこから狂気が始まるのか」という記事が載り，騒ぎは政府と議会を巻き

---

(1)　マクノートンの綴りは資料によってM'Naughton, McNaughton, Macnoughtonなどと一定しない。

込んでエスカレートした。この評決に関して貴族院が裁判官に提出した質問に対する長文の回答のうち，下記の中核となる内容がマクノートン・ルールと呼ばれている(2)。

 インサニティの理由による抗弁を成立させるためには，その行為を行った時に，被告人が，精神の疾患（disease of the mind）のために，自分のしている行為の性質を知らなかったほど，またはそれを知っていたとしても，自分は邪悪なことをしているということを知らなかったほど，理性の欠けた状態にあったことが明確に証明されなければならない。

 この文言が示すように，マクノートン・ルールはもっぱら「知る」という認識面を基準とし，意思や制御の側面を含まなかった。これについてその後さまざまな修正が試みられ，英語圏の文献には法律論議が汗牛充棟の感がある。ただ法律の規定は抽象化の産物であり，そのもとになった事件の具体的な姿は忘却されやすい。精神医学の言説との関わりという視点から見直すと，出来事の推移，とりわけマクノートンの病歴，それに関する当時の医師の発言に興味が持たれる。
 本章では事件の発生を出発点として裁判の過程で明らかになったマクノートンのプロフィールと関係者の発言を検討する。次いで，いくつかの重要な先行事件からマクノートン裁判への流れを視野に入れ，刑事司

---

(2) 墨谷葵：責任能力基準の研究．慶應通信，1980．なおinsanityは通常，「心神喪失」あるいは「精神異常」「精神病」と訳されている。しかし「心神喪失」は日本の刑法で規定された特定の言葉であり，他方，法的能力の障害を含意していることから「精神異常」「精神病」の訳も適切とはいえない。本書ではあえて日本語に訳さず，「インサニティ」，インサニティの状態にある者は「インセイン」と表記する。ジルボーグ『医学的心理学史』（神谷美恵子訳，みすず書房）によれば，ラテン語のinsaniaはローマ時代にすでに狂気を指す俗語としてさかんに使われていたという。

法と精神医学の関わりについて考えてみたい。マクノートン裁判を扱った文献は多数に上るが，ウェストらの編著[3]に収載された裁判記録その他の論考はとくに貴重である。

2. 襲撃事件と裁判

事件は1843年1月20日の午後に発生した。法務次長[4]の口頭弁論によると，トーリー党を指導し内閣を組織していたピールの私設秘書ドルモンドがチャリング・クロス[5]を歩行中，背後の至近距離から男が短銃を発射した。次いでもう一挺の短銃を抜き出して構えたところ，道路の反対側にいた警察官が駆け寄って取り押さえた。男は格闘の間にさらに1発放ったが，幸い人を傷つけなかった。警察署に連行され，所持品の中から雷管が，また後日の捜査では居室から弾丸が発見された。

逮捕した警察官の法廷証言によると，拳銃をもぎ取られ，連行される際，男つまりマクノートンは「奴（原文では he or she）にもう心の平安を乱させない」と口走った。その日のあいだに数回面接した警部から犯行の理由を問われ，自分が「トーリー党員の迫害の標的だった」と答えた。撃った相手が誰だかわかっているかと尋ねられると，「ロバート・ピール卿だ。違うか」と問い返した。

当時，トーリー党を指導したピールがカトリック解放法案を議会で通過させ，1841年に組織した内閣では自由主義的政策を推進した。他方，農業階級を保護する穀物法については維持を表明しており，それに対して自由貿易を主張するブルジョア階級は反発し，1839年に反穀物法同盟

---

(3) West DJ, Walk A (eds.): *Daniel McNaughton. His Trial and the Aftermath.* Gaskell Books, London, 1977.
(4) 法務次長（Solicitor-General）は法務総裁（Attorney-General）の次に位置し，これを補佐あるいは代理する。
(5) Charing Cross はロンドンの中心部，トラファルガー広場の南に位置する。

を組んでいた。1840年代に入ると穀物法廃止の動きは勢いを増した。このような政治的激動のさなか，政党人を標的にしたマクノートンの襲撃は政治テロと受け取られて当然の事件であった。事実，多くの人はすぐさま反穀物法同盟が最後の手段に及んだと受け止めたという(6)。1840年にはオックスフォードという名の青年がビクトリア女王を狙撃する事件が起きていた。政治的動機によるものではなかったが，マクノートンの犯行は多くの人に女王襲撃の記憶をよみがえらせたであろう。

逮捕されボウ街警察裁判所(7)に連行されたマクノートンは尋問に次のように答えた。

> 私が生まれた市のトーリー党員たちが私をこうするように追い込んだ。奴らは私が行く先々まで追って迫害し，私の心の平安をすっかりだめにした。フランス，スコットランド，イングランドのすみずみまで追ってきた。実際，私がどこに行こうと奴らは追ってくる。夜も昼も休みなしだ。奴らが私に対してやり続けることのおかげで夜は眠れない。奴らが私を追い込んで疲れ果てさせたと信じる。私はもう，かつての私ではありえないだろう。健康と力に恵まれていたのに今はそれがない。奴らはやってもいない罪で私を責めてきた。ありとあらゆる力で私をいじめ，迫害する。実際，私を殺したがっている。証拠で明らかだ。これがいうべきことのすべてだ。

公判はオールド・ベイリー(8)の中央刑事裁判所で開かれた。2月2日の罪状認否手続で有罪か無罪かを問われ，マクノートンは無言で判事席

---

(6) Robinson DN: *Wild Beasts & Idle Humours. The Insanity Defense from Antiquity to the Present.* Harvard University Press, Cambridge, 1996.

(7) police court はロンドンなど主として大都市に設置されていた。現在の治安判事裁判所（magistrates' court）に相当する。ボウ街（Bow Street）は18世紀半ばにロンドンで最初の警察隊が組織されたことで知られる。

を凝視した。再度促され，しばらくためらった後，「迫害されて絶望に追い込まれた」と答えた。有罪か無罪かを答えるように促されると，またしばらくおいて「銃を発射したことでは有罪だ」と答えた。それはつまり，ドルモンドの謀殺を図ったことについては無罪かと問われ，マクノートンはその通りと答えた。それに従ってマクノートンは無罪を答弁したと認定された[9]。

3月3日に再開された公判では，首席裁判官のチンダル卿ほか2名の裁判官と陪審団のもとで，アレクサンダー・コクバーンなど4人の著名な弁護士が弁護に当たった。被告側は9人の証人を呼ぶ態勢を取り，医学証人としてベスレム病院のエドワード・トマス・モンロー[10]ほかの医師が名を連ねた。刑事法院の側から法務次長が詳細な冒頭陳述を行い，警察官や被告人の知人らが尋問された。次の公判ではコクバーン弁護人による口頭弁論と彼に招請された医師や関係者の尋問が続いた。

法廷では多くの証人が異口同音にマクノートンの奇行を語った。しばらく前からダウニング通り[11]のトーリー党本部近くをうろつくマクノートンの姿を複数の人が目撃していた。グラスゴーで同宿していた印刷業者は，マクノートンが夜間に独り言を呟きながら部屋を歩き回り，路上で突然絶叫し哄笑するのを聞いた。同じくグラスゴーの同業者によると，1838年まで職人をしていたマクノートンには変わったところはな

---

(8) Old Bailey 通りには中世からロンドンとその周辺地域の刑事事件を裁く裁判所が設置され，1834年に中央刑事裁判所（Central Criminal Court）に改組された。マクノートンが裁判後に収容されたニューゲイト監獄（Newgate Prison）はこれに隣接した。
(9) 謀殺（murder）は予謀をもって行われた故意の殺人。予謀なく行われた殺人は故殺（非謀殺，manslaughter）である。マクノートンは罪状認否手続で無罪の答弁（plea of not guilty）つまり自己の罪責を認めない答弁を行ったと認定された。
(10) ベスレム病院は18世紀中葉から代々 Monro 一族が管理し，モンロー王国とも呼ばれた。Edward Thomas Monro はその最後の人。
(11) Downing Street はロンドン中心部の官庁街。

かったが，事件の1年半前からは「追われる」と頻繁に口にするようになり，正気ではないと思った。マクノートンから相談された市や警察の関係者も証言した。彼を10年以上前から知っているグラスゴーの警察長官は事件の1年半前に彼から苦情を持ち込まれた。クライド通り[12]のカトリック教会堂の聖職者らが自分を標的にして迫害を企て，さらに一群のイエズス会士が彼らに手を貸し，トーリー党員らもそれに加わった。そして警察，イエズス会士，カトリック信者，トーリー党員がみな自分に対して手を組んでいると語ったという。他の関係者もマクノートンから「迫害組織に命を脅かされている」「とてつもない迫害組織が取り囲み，奴らは自分の命を奪うまで満足しない」「スパイから逃れられない」といって助けを求められたと証言した。

3．マクノートンの人物像

それではダニエル・マクノートンとはどのような人物であろうか。父ダニエル・マクノートン（本人と同名）はグラスゴーでろくろ細工を生業としていた。身近で見た父の証言はとりわけ貴重であり，裁判記録[13]から原文に忠実に訳出しておきたい。

> 私はグラスゴーでろくろ細工師をしております。被告人は私の非嫡出子で，私のもとで4年半の徒弟奉公を経て一人前の職人となり，3年ほど働きました。私から離れ，ろくろ細工師として独立して以来，彼はいつも着実，勤勉な若者で，習慣は質素すぎるほどでした。

---

(12) Clyde Street はグラスゴーの繁華な通り。
(13) The State Trials Report. The Queen against Daniel M'Naughton, 1843. In: West DJ, Walk A (eds.): *Daniel McNaughton. His Trial and the Aftermath*. pp12-73.（注3参照）

第1章　刑事法廷と精神科医

独立してからは余り顔を合わせませんでしたが，その後また頻繁に会うようになりました。以前よりもよそよそしく見え，その理由はつかめませんでした。道でよくすれ違いましたが，話し掛けて来ず，気づきもしませんでした。そういえば2年ほど前に彼が家を訪ねてきて，私に会うと，ぜひ内緒で話したいといいました。部屋で二人きりになると，自分にはさまざまな告発がされていて，それを止めるように市の当局者に話してほしいと懇願しました。とくに私に話してほしいというのは州奉行[14]のアリソンでした。誰に迫害されているのかと聞くと，州奉行のアリソンなら全部知っているというのです。迫害されているのは確かに残念だが，何かの思い違いで苦しんでいるのではないかと言い聞かせました。グラスゴーでは誰も狙っていないといってやりました。彼が妄想に苦しんでいるとわかったので，それには触れないようにして，話題を変えました。そしてほかの話題で話しましたが，彼は十分理性的でした。それからグラスゴーの会計事務所に職を見つけてくれというので，そうしてみよう，ただその前に，それなりの師について筆記と算術を覚えるのがよいだろうと伝えました。彼はそうすると答えて，別れました。1週間後にまた訪ねてきて，約束通りに今の迫害をやめさせる方策を当局者に取らせてくれたかと聞くのです。前の時に話し合ってから，お前は学校に入って，そうした考えをすっかり心から追い払ったと思っていたと答えました。すると彼は，迫害はまだ続いていて，昼も夜も，どこに行ってもスパイに付けられるというのです。スパイは誰なのだ，誰か知った人なのか，この人だといえるのかと問うと，そんな必要はまるでない，僕のいる場所ならどこにでも奴らがいるからと答えました。話しかけたり，かけられたりしたことはあ

---

(14)　Sheriff は名誉職的な地方官吏。

るのかと聞くと，奴らは決して話しかけてこない，目を向ければいつも笑ってくるし，顔に向かって拳を振り，杖を持っていればそれを振り，麦わらを投げつけてきたという。それなら一緒に外に行って誰がスパイか私にいえるかと問うと，「いや駄目だ。誰かと一緒なら奴らは絶対付けてこない。付けて困らせるのは僕が一人のときだけだ」と答えました。なぜその人たちが麦わらを見せたのかと聞くと，自分を乞食に落ちぶれさせるという意味だったのだろうというのです。麦わらを持った人が本当にいたなら，ただぼんやりして，そうしていたに違いないといってやりました。そんな会話をしばらく続けてから，私に州奉行のベルを訪ねるように懇願する，というよりも，強いるのでした。そこで，ベルにその件で話してみようと約束しました。1週間ほどして3度目に来宅し，ベルに話してくれたかというので，話していないと答えました。迫害はまだ続いている，なんで約束通りに話してくれなかったのか，ベルなら全部知っているのだからと問いただすのです。それからかなりの間，彼をまったく見かけませんでした。グラスゴーから少し離れたところ(4マイルくらい)で，道で偶然彼に出会いました。1時間以上は話しましたが，そのときも彼が受けている迫害がおもな話題で，付けてくるスパイをはぐらかそうと，イングランドからフランスにまで行った，フランスに上陸したときはスパイたちがそこにいたと語りました。この会話の後，彼はまた訪ねてきて，迫害を即刻止めさせるようにアリソンとベルを説き伏せてくれというのです。そこで私はしばらくの間，陰謀が企てられていると想うのは愚かで馬鹿げていると諭し，そんなことはありえないと保証しました。それで彼の想念は拭い去られたと思ったのです。また職を探してくれというので，私は約束しました。この面談から9月[15]まで数回訪ねてきましたが，そのたびに当局者にその件で会いに行くように要求しました。私は

彼がとんでもない妄想を持っており，そうする必要はまったくないと思っていたので，市の当局者には会いませんでした。

証言からうかがわれる父の態度には妄想患者を抱えて困惑する家族の有り様が見て取れる。また証言にある妄想（delusion）は，後述するようにマクノートン裁判のキーワードの一つであるが，この言葉が一般人によって使われていた事実は興味深い。

4．医師の法廷証言

それでは法廷で医師はどのように証言したであろうか。証人席に立った3人の医師のうちモンロー医師がもっとも詳しく尋問された。彼はマクノートンの友人らに頼まれ，ニューゲイト監獄で他の医師とともに診察した(16)。コクバーン弁護人の主尋問に答え，診察ではマクノートンが次のように発言したと述べた。

　　組織と団体に迫害され，心の平安がなかった。殺されると思った。心をくじかれた。人びとが自分を指で差し，あれが殺人犯で最悪の人物だと噂した。すべてが自分を極悪の犯罪に結びつけるためだった。監視され追跡され，海に浮かんだコルクのように翻弄された。グラスゴーの官庁に保護と助けを求めた。迫害を止めさせる権限を持つ州奉行からは一顧だにされなかった。彼らはその気になれば迫害を止めさせることができたはずだ。男が麦わらを持って付いてきた。何を意味するか十分わかっていた。すべてがサインでなされた。藁は，この男は狂人院の藁の上で寝るべきだという意味だった。リ

---

(15)　襲撃の前年，1842年9月であろう。
(16)　The State Trials Report.（注13参照）

バプールに行く蒸気船で，人びとがすぐ近くまで寄ってきて見つめた。ブーローニュまで追ってきた。闇討ちがこわくて日が暮れると外に出られなかった。保護を求めた人たちには妄想だろうといわれたが，自分はそうでないと思った。新聞記事に当てこすりと仄めかしを書かれた。食事に有害物を入れられた。チャリング・クロスで私が撃った人物は，自分の健康を破壊する組織の一人だと思った。その人物を見たとき，数ヵ月，数年にわたって苦しんできた感情のすべてが心に迫り，撃つ以外に心の平安を得られないと思った。

以下，コクバーン弁護人とモンロー医師との一問一答である。

弁護人 あなたは妄想を装っている人とそれを体験している人の振る舞いを区別できるほどのインサニティの知識をお持ちですか。
モンロー もちろんです。
弁護人 妄想はリアルなものでしょうか，推量された（assumed）ものでしょうか。
モンロー リアルだということに一片の疑いもございません。
弁護人 ニューゲイト監獄での診察では何も聞かず，法廷でこの2日間に提出された証拠だけを知ったとして，彼が妄想を病んでいるといえますか。
モンロー かなり確かにいえます。訴追された行為と来歴を考えあわせて，自己統御を奪うに足るインサニティが存在したことにわずかの疑いもありません。ドルモンド氏の殺害は妄想のもとで犯されたと考えます。この行為それ自体が，すでに数年にわたり彼につきまとってきた観念の実行，すべての事柄の最後を飾る行為，クライマックスなのです。
弁護人 自己統御がすっかり奪われながら，その他の能力は健全だ

という部分妄想の存在と，インサニティの病理とは両立するものですか。

モンロー　もちろんです。全般的には正気であってもモノマニー(17)が存在することがありえます。ある一点ではインセインでも，妄想と直接関連しない事柄すべてについては非常に賢明な人を私は何度も診てきました。心がある点だけ障害された賢明な芸術家，数学者，建築家を知っています。インセインな人はこの被告人と似たような行為を行い，それでいて行為の結果を認識できます。裁判で聞いた証拠からこうした意見が変わるわけではありません。狂人（lunatics）はしばしば高度の賢明さと才覚を表し，行為の結果から逃れるための巧妙さを示すことがあるのです。

次は法務次長によるモンロー医師への反対尋問である。

法務次長　ドルモンド氏の狙撃に関してどのように質問したかを正確に述べてください。

モンロー　そのときはノートを取っておりません。

法務次長　撃った相手が誰か知っていたか，質問しましたか。

モンロー　あまり確かでありませんが，誰を撃ったのか聞いたと思います。

法務次長　同席していた医師の誰かが，ロバート・ピール卿だと思って撃ったのか，質問しましたか。

モンロー　2回以上質問されたと思います。彼は躊躇して一息おいてから，撃ったのがロバート・ピール卿かどうかはっきりしないと答えました。私がいる場でそう質問されました。

---

(17)　モノマニー（仏：monomanie，英：monomania）はE. Esquirolが用いた用語で，精神機能の一部のみが障害された精神病を意味した。

法務次長　ロバート・ピール卿ではないとわかっていたら撃たなかった，と彼がいったのか，ノートをみてください。

モンロー　それについてはノートに書いておりません。診察の場でなく家でノートに記したので。

法務次長　ロバート・ピール卿ではないと知っていれば撃たなかっただろうと彼はいわなかったのですか。

モンロー　いわなかったと思います。それについて彼は，撃った相手はすれ違いざまに睨みつけてきたといいました。その瞬間，数ヵ月，数年の想いがどっと心に押し寄せてきて，撃たない限り心の平安を得られないと思ったと。これは私の質問に答えたのです。誘導尋問はしておりません。彼には繰り返し質問がされました。スコットランドからみえた方（同席の医師の一人）も彼を診察しました。

法務次長　ロバート・ピール卿を撃ったことについて，どういう質問をしたのですか。

モンロー　質問は「誰を撃ったか知っていたか」，彼の答えは「奴は私の後をつけていた一味の一人だった」でした。

法務次長　モンロー先生，人の心の状態を診るのに独房で質問するだけで足りますか。

モンロー　たいていの場合は足ります。一つ例を上げましょう。最近ですが，死刑が確定してニューゲイトにいる男の診察に呼ばれました。インサニティを装ったのではないかというのです。マクマード氏と一緒に注意深く観察して，彼のインサニティはその振りをしたものだとすぐに見破りました。執行の時に，インサニティを装っていたと告白したと聞いて，わが意を得たりでした。

法務次長　インサニティとはどういう意味ですか。精神障害（unsound mind）で病的妄想を抱えているような人ですか。

モンロー　その通りです。

法務次長　病的妄想のないインサニティも存在しますか。

モンロー　存在します。痴愚（imbecile）のこともあります。しかし一般には何らかの病的妄想を持っています。インサニティにはさまざまな色調があります。精神障害であっても日常の事務をこなせる場合もあります。

法務次長　インサニティが正邪の道徳的認識と両立することがありえますか。

モンロー　その通りです。よくあることです。

法務次長　妄想を持ちながら謀殺が犯罪なのだとわかっていることがありますか。

モンロー　もし症状が先行していたならば謀殺はインサニティの頂点をなす明白な行為だと見なせます。しかし彼が10ポンドの紙幣を盗んだだけなら，妄想と符合しません。

法務次長　彼が迫害者の一人から紙幣を盗んだとしたならどうですか。

モンロー　（場内の笑いで聴取不能となる）。マクノートンの妄想のような場合であれば自分を見失うでしょうが，精神障害で，病的妄想を病んでいても，正邪がわかることがあると考えます。

法務次長　モラル・インサニティ[18]というものを聞いたことがありますか。マルクの著作を読まれましたか。

モンロー　モノマニーの意味は理解しています。盗みや放火への抵抗不能の性向によるもので，特定の動機によるものではありません。

　以上の尋問経過に示されるように，訴追側の法務次長はマクノートン

---

(18) moral insanity は1837年に James C. Prichard が記述した。背徳狂，背徳症と訳されることがあるが，本来はより広い概念で，知性の損傷がわずかで，感情や気性にのみ現れた混乱をさす。

による誤認について事実確認を繰り返し求めている。マクノートンがドルモンドをピール党首と誤認したのでなければ，「トーリー党による迫害に対する反撃」というストーリーが崩れるからである。確かに誤認の根拠となるのは逮捕した警部が本人から聞いた言葉のみである。「すれ違いざまに睨みつけられた」という妄想的な認知が犯行の引き金となり，その相手がたまたまピール党首の秘書であったという推定も成り立たなくはない。ただ，マクノートンがトーリー党を攻撃対象と見なしていたことには疑問の余地はなく，誤認の有無にこだわることはあまり意味がない。

5．コクバーンの口頭弁論

　コクバーン弁護人の口頭弁論にはその博識と論客ぶりが縦横に発揮され，法廷はさながら彼の独壇場といった感がある。コクバーンは当時の最も有能な弁護士の一人といわれ，後には法務次長，法務総裁，王座裁判所首席裁判官を歴任した。法廷では修辞を駆使して陪審に語りかけ，過去の判例のみならず，アメリカやフランスの論著まで含む，当時としては最先端の精神医学の説を織り込んで弁論を展開した。イングランドの法では病により理性が剝奪された状態の人は法的責任と刑罰を免れるとしたうえで，狂気が脳組織の病であり，それに関する知識は今や科学の域に達したと論じる。さらに検察側が権威とする17世紀の法学者マシュー・ヘイルのインサニティ概念（後述）に対して，アイザック・レイとジェイムズ・プリチャードの最新の著作[19]を引用して反証する。すなわち，レイが指摘するように，ヘイルの時代にはインサニティは狂

（19）　Isaac Ray の著書 *A Treatise on the Medical Jurisprudence of Insanity* (1838)，James C. Prichard の著書 *On the Different Forms of Insanity in Relation to Jurisprudence* (1842) はそれぞれアメリカとイギリスで最も初期の精神医学書とされる。

人収容所（madhouse）[20]で鎖に繋がれた人々の愚かしい状態を意味した。しかしヘイルが現今の狂人院（asylum）を見たとしたらまったく別の教義を導いたであろう。心全体が侵されていないインサニティの存在については医学者が明らかにしてきたし，ハドフィールドの裁判（後述）でも証明済みであるという。

　コクバーンはこのように足場を固めたうえで，さまざまな証言やマクノートン自身の供述を引用し，彼が政治的狂信と無縁であること，詐病は問題外であること，さらにはフランスのシャルル・マルクの著書[21]から殺人モノマニーの記述を紹介し，マクノートンが全体的インサニティではなく妄想を病んだケースであることを論証する。コクバーンは多くの法律，医学の権威者の説が陪審を納得させたであろうと述べて次のように弁論を締めくくった。

　　部分的インサニティの疾患（disease of partial insanity）が存在しうる。それは道徳的な観念と感情の部分的もしくは全体的な迷錯（aberration）をもたらし，このことは哀れな病人を妄想に対して抵抗不能にし，道徳的には責任を負いえない犯罪をおかすように導きうる。そのことについて主張事実が証明されたとき，彼は人間の法の適用から除外される。

　コクバーンの口頭弁論から読み取れるのは，彼が狂気に関する科学の力を強調し，医学者を「教養，経験，技能，疑いない誠実さの人びと」

---

(20)　madhouse は民間の精神障害者収容施設で，イングランドで 18 世紀に増加した。それに対して，もとは避難所を意味した asylum は，当時としては人道的な施設と考えられた。

(21)　Charles-Chrétien-Henry Marc の 1840 年の『狂気論（*De la folie considérée dans ses rapports avec les questions médicojudiciaires*）』。殺人衝動を示す殺人モノマニー（monomanie homicide）は Marc が記述した。

と呼び，モンローらによる証言の信用性を陪審に対してことさら印象づけようとしていることである。巧みな法廷戦術の臭いが感じられるが，インサニティに関する医学の進歩を前面に押し出した意義は大きい。

6．マクノートンの病とその後

　マクノートンが妄想を病んでいたことは父を始めとする多数の人の証言から明らかであり，マクノートン自身の供述とも符合する。宗教組織や政治組織が監視の網を張りめぐらせ，行く先々にスパイが出没するという主題の妄想である。藁を手にした通行人の身振りから，藁の上で寝ることになる自分の運命を告げるサインを読み取る体験は，統合失調症の一級症状である妄想知覚と考えられる。知人らが証言する絶叫，高笑い，徘徊は幻聴をうかがわせる。妄想の中でトーリー党とカトリック教会が結びつけられており，両者が近い関係にあった当時の政治情勢が内容に取り込まれている。マクノートンの行動は迫害妄想患者にしばしば見られる援助希求行動であるが，接触した人の誰もがその尋常ではないことを察知して同調しなかった。迫害中止を当局に願い出たが相手にされず，最後の頼みの綱である父に執拗に助力を求めた。父は迫害の即刻中止を当局者に働きかけてほしいという無理難題を突き付けられると，その考えが馬鹿げていると諭し，職に就くように助言した。こうした父の対応は常識的である。妄想患者の黒か白かの二分法的思考では味方にあらずんば敵であり，父の冷静な対応はマクノートンにとって加勢の拒否を意味し，孤立無援の状況に彼を追い込む結果となった。迫害の主体は匿名の存在から権力機構を巻き込んで特定の組織へと具体化された。「海に浮かぶコルク」というマクノートンの言葉は，一寸先が闇の妄想体験を巧みに表現している。迫害が特定の個人あるいは組織に絞られるほど，患者が体験する圧迫も緊迫したものとなり，防衛的な行動に駆り立

てる。

　マクノートンの襲撃が，モンロー医師の証言にもあるように，妄想の極期に実行された行為であることは間違いないであろう。それでは，マクノートンの病はその後どのような経過をとったであろうか。評決がもたらした余波と法律論争の喧しさに比べ，裁判後のマクノートンに関する記録は寥々たるものである。それについて診療記録を掘り起こしたローリン(22)はマクノートンが特殊病院の暗がりへと姿を没したと述べている。彼の報告は臨床的に重要な情報を提供する。

　マクノートンは1843年3月13日の国務大臣の命令にもとづいてニューゲイト監獄からベスレム病院に移送された。ローリンによれば，残念ながら臨床記録の保管が芳しくなく，病の進行を知ることは困難である。わずかな資料として，1852年の『心理学的医学雑誌 Journal of Psychological Medicine』にその前の年の『ブラックウッド・マガジン Blackwood's Magazine』の記事が引用されているという。それによると，マクノートンは見かけでは愛想のよい静かな男で，入院の理由を聞かれ，「運命だ」「神と悪魔の意思によって」と答えた。暴力や周囲を困らせる行動はなかったが，食事を拒否するため胃に栄養を注入された。意地悪されるのでこの場所を出たいとしきりに訴えた。次いでベスレム病院では1854年3月21日付けの記載がある。彼は余りに引きこもっており，何ら聞き出すことはできない。自分が現実あるいは空想の存在によって嫌がらせされていると語るが，それ以上は内面に入り込めない。病状は進んでおり，依然として妄想の一部に拘泥している。ただ，かつてのように感情が伴うことはなく，平板で，現実世界からの離脱は完璧であったという。1854年7月から1863年1月までの診療録の記載は「変化なし」の繰り返しである。1864年3月，衰弱して無害となった50歳のマクノー

---

(22)　Rollin HR: McNaughton's madness. West DJ, Walk A (eds.): *Daniel McNarughton. His Trial and the Aftermath.* pp91-99. （注3参照）

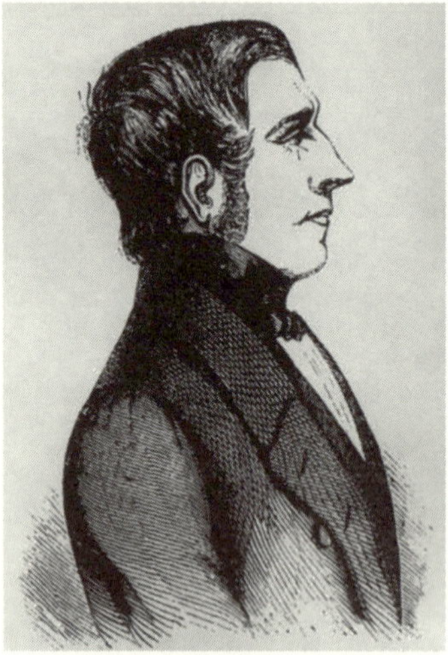

写真1 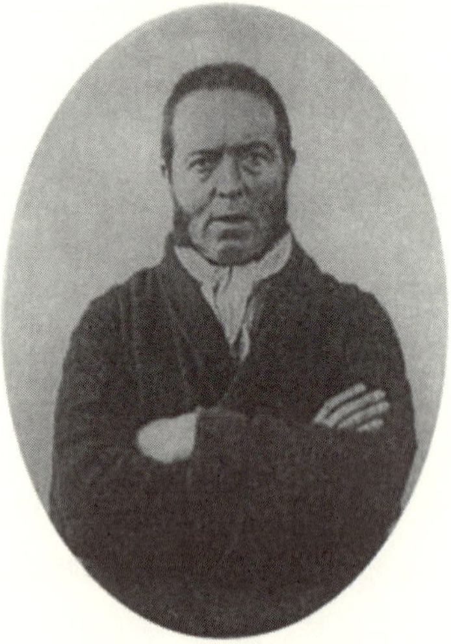　　　　　　　　　写真2

トンは新設されたブロードムア犯罪狂人院（次章を参照）へ移送された。ブロードムアでの記載も乏しく，入院の理由を聞かれて「それが評決だったから」と答えたという。その後は急速に悪化する身体の記載のみで，1865年3月3日に死亡した。死後の報告にはインサニティの形式がChronic Mania and Dementia[23]と記された。

　2枚の写真を見比べていただきたい。容貌の変化は衝撃的である。写真1は1843年の公判でのマクノートンを描いたスケッチ，写真2は1856年ころにベスレム病院で撮られたとされる写真である。事件を起こす前のマクノートンは，非社交的ながら知的で穏やかな人物で，深遠な問題に没頭したという[24]。写真1は確かにそのような人物像を彷彿とさせる。写真2がどのような目的で撮影されたか不明である。写真技術の勃

---

(23) Chronic mania and dementia は今日の用語では「慢性躁病と認知症」となるが，当時はより広い概念。

(24) Walker N: *Crime and Insanity in England. Volume one: The Historical Perspective.* Edinburgh University Press, Edinburgh, 1968.

興期に，単にベスレムの有名患者として被写体にされたのかもしれない。統合失調症の人格荒廃といってしまえばそれまでであるが，次章で述べるような犯罪狂人が当時置かれた環境の悪影響を考慮しなければマクノートンには気の毒である。

　ブロードムアで没するまでの経過も視野に入れ，今日の疾患概念に当てはめて検討すると，ローリンが指摘するように，マクノートンを妄想型統合失調症と診断することに異論はない。ブロードムアの診療録に「変化なし」の記載が繰り返されたことから推測されるように，形骸化した妄想を残しながら感情の平板化や自閉が前景を占めて固定化しており，転帰も妄想型統合失調症に定型的といえるものである。

7. インサニティをめぐる論争

　そこでマクノートン裁判の意義を明らかにするために歴史を遡って検討してみたい。

　イギリスでは古くからインサニティが司法の場で議論された。オームロード[25]によれば，18世紀から19世紀前半にかけて起きた一連の裁判で精神疾患を法律の原理にどのように関連づけるかという問題が法律家を悩ませ，インサニティを中世的概念からより近代的な概念に変形させたという。ここでは法学者マシュー・ヘイルの説，1724年のアーノルド事件，1760年のフェラーズ事件，1800年のハドフィールド事件を主要な転換点と捉え，主にウォーカー[26]，ロビンソン[27]の著書を参照して概観する。

---

(25) Ormrod R: The McNaughton case and its predecessors. In: West DJ, Walk A(eds.): *Daniel McNaughton. His Trial and the Aftermath.* pp4-11.（注3参照）
(26) Walker N: *op.cit.*（注24参照）
(27) Robinson DN: *op.cit.*（注6参照）

インサニティは過去には法学者や哲学者が扱う問題であり，これについて医学者が発言するようになった歴史は比較的浅い。インセインの犯罪者について初めて論じたイギリスの法学者は13世紀のヘンリー・ド・ブラクトンとされている。彼はローマ法の理念を継承し，他害の意思（will to harm）がなければ犯罪は存在しないと論じた。これによって，法を侵した狂人と子どもが減刑される慣習に理論的な根拠が与えられた。

ブラクトンの説から4世紀を経てヘイルが登場し，彼のインサニティに関する説がその後2世紀にわたり権威となった。人間心理にも造詣が深かったヘイルはインサニティの微妙な側面に関心を向け1680年の著書『国王の訴訟の歴史 History of the Pleas of the Crown』で詳しく論じた[28]。それによると，体液の動揺，メランコリー，熱狂，脳の外傷などが部分的もしくは全体的なインサニティをもたらす。全体的インサニティは誰の目にも明らかな心の変調であり，怒りと暴力の嵐を伴う理性の喪失で，そのような人はもはや獣（brutes）でしかなく，免責の対象となる。それに対して，部分的インサニティでは理性はまったく失われているわけではなく，事柄によっては理解力が保たれているとした。

ヘイルの説でとくに重要なのはインサニティが全体的か部分的かの区別であり，その後の3世紀にわたり議論の的となった。誰がその決定を下すかについて，ヘイルや彼の同時代者は医師の意見を不要と見なした。法が問うのは原因ではなく犯罪に対して責任を負うに足る十分な理性を有していたかであり，適切な教示のもとで良識ある陪審はこのような判断を下せると見なされた。インサニティの存否について医師には意見が求められなかったことは現代の我々の認識とはかけ離れている。

インサニティの概念に影響を与えた裁判としては多数のものが知られているが，とくに重要な三つの事件を取り上げる。

---

[28] イギリスでは重大な侵害については私人のほか国王も刑事訴追できるものとされたが，plea of the Crown の言葉は漸次，刑事訴訟とほぼ同じ内容となった。

アーノルド事件（1724年）

　ウォーカーはこれをインサニティを理由とする抗弁がなされた初期の事例としている。アーノルドは狐狩りから帰るオンズロー卿を撃って傷を負わせた。「殺意にもとづく襲撃は死刑」とする1723年の国会制定法によりアーノルドは極刑に直面することになった。「なぜ起きたのかわからない」と彼は法廷で供述して無罪を答弁した。インサニティの抗弁が2人の兄の宣誓供述書のかたちで出された。兄は「彼は狂っていたが，鎖に繋ぐほどではなかった」と証言した。他にも家族や知人らが彼の奇矯さを証言した。それによるとアーノルドは「オンズロー卿に魔法を掛けられ，日夜悩まされる，何か食べようものなら彼らは私の身体から息を抜き取る」と語り，耳栓をする，歩きながら呪いの言葉を呟く，理由なく父を呪うなど，異様な言動をあらわにしていた。逮捕の際，彼が「オンズロー卿は私の胸の中にいる」という言葉を発したことも証言された。他方で，彼が弾丸を用意し，卿に対して執拗に襲いかかったことも証言された。検察側の代理人は抗弁に反論し，陪審に対して次のように述べた。卿がプロテスタントの擁護者であることがアーノルドを刺激し，「神の敵」と思わせたに過ぎず，彼は「狂人」ではなく「邪悪な者」として行為したに過ぎない。

　裁判官のトレイシーは陪審に向けてこう説示した。アーノルドが故意に撃ったにせよ，それが害意によるもの（malicious）であったのかは彼が正気，理性，分別を有していたかにかかっている。善と悪を区別できず，大罪をおかしたのにそれが何かを弁えないなら，法に反するいかなる行為についても有罪ではない。罪責は悪しき意思（wicked will）から起こるからである。

　ウォーカー[29]によれば，トレイシーの陪審への説示はブラクトン流

---

(29) Walker N: *op.cit.*（注24参照）

のインサニティの基準すなわち「理性の全面的剥奪」を，さらに2分節に分けたものである。すなわち「自分が何をしているか」の弁別だけでなく「していることが善か悪か」の弁別にも言及した。ただしトレイシーはこれらの要件のいずれか一つでも該当すれば免罪されるとまでは明言しなかった。アーノルドは善か悪かの弁別はできたと見なされ，死刑判決を受けた。ただし被害者のとりなしで助命され，その後30年を獄中で送った。

別の面でアーノルド裁判が特筆されるのは，被告人のインサニティを証言したのが家族や知人つまり一般人であり，医師ではなかったことである。現在の視点からは，断片的な資料からも幻覚妄想体験が明らかであり，精神障害，とくに統合失調症圏の病態が容易に推測される事例であるが，ヘイルの時代と同様に医師には発言が求められなかった。

フェラーズ事件（1760年）

およそ40年後のフェラーズ裁判は，ウォーカーによれば，精神科医自身の証言が記録された最初の刑事裁判である。貴族を被告人とする事件であった。

フェラーズ伯爵は不動産の処分を任せた仲買人が指示に従わなかったことから彼が「敵」と共謀していると疑った。言い争いになり，跪く相手を撃った。傷ついた相手に向かって「悪漢だと告白せよ」と迫った。警官隊に囲まれ，武器で抵抗したが，捕らえられた。当時は抗弁も尋問も，被告人自身が行ったが，フェラーズは不慣れな尋問をした。抗弁を求められ，「私の抗弁は心の一時的なインサニティ（occasional insanity of mind）です。やっているとき，何をしようとしているか知ることができませんでした」と述べた。

フェラーズが法廷に呼んだ証人らによれば，彼の叔父と叔母が狂人で，叔母はベスレム病院で死んだ。家族はベスレム病院の院長ジョン・モン

ロー[30]にフェラーズの診察を依頼した。モンロー医師は法廷でフェラーズから尋問されることとなった。一部を引用すると次のような問答である[31]。

　　フェラーズ　狂気のよくある症状とはどんなものか，お答えください。
　　モンロー　めったにない凶暴（fury）で，酒が原因ではないが，それがきっかけになることは非常によくあります。ほかにも他人や自分への暴力になりやすいものがたくさんあります。原因も根拠もない嫉妬や疑念は，もっとも強く，変化せず，紛れもない症状です。ほかにも数えきれないほどあります。
　　フェラーズ　はっきりした危険がないところで，いつも武器を帯びているのは狂気の症状ですか。
　　モンロー　そうだというべきでしょう。
　　フェラーズ　鏡に唾を吐きかける，拳を握り締める，しかめ面をするといったことは狂気の症状ですか。
　　モンロー　狂気の人では，そうしたことをたびたび目にします。
　　フェラーズ　部屋の中をうろつく，自分に話しかける，おかしな身振りをすることは狂気の症状ですか。
　　モンロー　よくある症状です。
　　フェラーズ　熱いコーヒーをポットの口から飲むのは狂気の症状ですか。
　　モンロー　本件ではそうだと思います。一般的にではなくて。
　　フェラーズ　狂人は，原因があろうとなかろうと，怒ったときでも

---

(30)　John Monro はマクノートン裁判で証言した Edward Thomas Monro の祖父。
(31)　Walker N: *op.cit.*（注24参照）

自分が何をしているかわかっていますか。

モンロー　ときどき。今の私と同じです。

　狂人の場合も，今のモンロー自身と同じように，怒っていても自分の行為の性質を認識できるというのである。モンローはフェラーズの質問のくどさに辟易して，ついこのような言葉を返したのであろう。ウォーカーが指摘するように，狂人の弁別能力を肯定するかのような不注意な発言さえしなければ，モンローはフェラーズを救えたかもしれない。

　この時代の裁判では被告人みずからが証人を尋問することができた。被告人が医学証人を呼ぶことは非常に稀であったが，その場合，被告人をかつて治療した医師が証言した[32]。フェラーズは裕福な貴族であり，かつて親族が治療を受けた病院の著名な院長を呼ぶことができた。結果として，被告人つまり患者が医師に質問するという珍妙な場面に立ち至ったわけである。

　法務次長は，理性は完全ではなく部分的であっても犯罪を抑制しうること，モンローが狂気の徴候にあげる事柄は心の邪悪さを証拠立てるに過ぎないことなどを主張した。陪審はこぞって有罪に投じ，死刑が執行された。

ハドフィールド事件（1800年）

　ハドフィールドが起こした事件は，しばしば指摘されるように，マクノートン事件の前駆として重要な位置にある。ドルーリー・レーン座[33]のロイヤルボックスに入った国王ジョージ3世に向けてハドフィールドが立見席から短銃を発射した。弾丸は国王の頭上1フィートを走り，壁

---

(32)　Walker N: *op.cit.* （注24参照）
(33)　Drury Lane Theatre はロンドン中心部のコベント・ガーデンに位置するイギリス最古の劇場。

柱を貫いた。取り押えられた彼を楽師の控室でジョージ3世の次子ヨーク公が尋問したが，かつて戦場で自分の伝令の一人であったその男に見覚えがあった[34]。ヨーク公が法廷で証言したところによると，ハドフィールドはその場で「人生に疲れた」「国王を殺そうとすれば自分は必ず処刑されると思った」と述べ，大罪を犯したことについては「最悪の事態はまだ起きていない」と語った。45分の尋問の間，ハドフィールドの発言は申し分なく一貫していたという。

ハドフィールドは王に傷を負わせなかったが，反逆罪という重罪に問われることになった。他方，彼には明白な病歴があった。彼は平民の出で，フランスとの戦いに従軍し，頭部に弾丸を受けた。これについては解剖学者の医師が法廷で外傷痕を陪審に示しながら証言した。また連隊付き医師の証言では，錯乱したハドフィールドを2週間もの間ベッドに拘束しなければならなかった。負傷を境に，優秀な兵士であった彼は人柄が一変し，その奇矯な振る舞いについては多くの人が証言した。家族は彼の周期的な恐ろしい狂気の発作について語った。国王を襲う2日前，彼は神が命じたといって幼い我が子の頭を壁に打ち付けようとし，妻に制止された。我が子もろとも死ぬことが全人類を救うと語り，人びとの前で国歌を熱唱した。

法律家として名声を博していたトマス・アースキンが弁護人を務めた。彼は過去の判例を調べるとともに医師の専門家証言を申請した。そのうちの一人アレクサンダー・クリクトンはオランダやドイツを訪ねて見聞を広げ，後に爵位を授けられることになる著名な医師である。折しも，フランスのピネルにも影響を与えたという『精神異常の性質と起原に関する論考 An Inquiry into the Nature and Origins of Mental Derangement』を出版したばかりであった。彼は精神能力の統合的機能や情緒が思考に及

---

(34) Walker N: *op. cit.*（注24参照）

ぼす影響を重視し，精神疾患の近接原因である脳の病的生理が患者の住む社会と環境の影響のもとで露呈されると説いた[35]。今日の脆弱性ストレス仮説を思わせる。

クリクトンは公判前日に行った1時間半の診察について次のように証言した[36]。

> 普通の話題ではどんな質問にも彼はたいへん正確に答えました。ところが彼の精神病（lunacy）の主題に関係する質問になると，非合理な答えになります。〔中略〕ということはつまり，彼の狂気（madness）と関連のある思考が心に目覚めて彼に無分別に振る舞わせるのです。

そして，おそらくは戦傷がインサニティの原因であり，脳損傷者はある範囲の事柄では理性的であるが，特定の主題——ハドフィールドの場合は宗教的主題——についてはインサニティを露呈すると証言した。

弁護人のアースキンにとってハドフィールドのインサニティを立証することに困難はなかった。ただ，ハドフィールドが自分の行為の性質に気づいていなかったとまでは主張できなかった。多少とも理性的に計画しており，大罪をおかして処刑されるという目的そのものが，行為の結果を彼が理解していたことを示すからである。行為の違法性を弁えていたことから，正邪の判断もできていた。この難点を乗り越えるためにアースキンは次のように論じた。狂人は誤った前提から推論するのであり，この誤りは知識の欠陥ではなく「人を惑わす想像力（delusive imagination）」が理解力を打ち負かすことによる。ハドフィールドの妄想

---

(35)　Eigen JP, Andoll G: From mad-doctor to forensic witness: The evolution of early English court psychiatry. *Int J Law Psychiatry* 9: 159-169, 1986.
(36)　Walker N: *op.cit.*（注24参照）

は「自分は滅ぼされなければならない。しかし自分で自分を滅ぼしてはならない」，つまり大罪をおかして処刑されるべきだという観念であった。アースキンは，要するに行為の性質の理解や正邪の判断に大きな損傷はなかったにしても，それが妄想という誤った前提の上に組み立てられている場合にはインサニティと見なすべきだと主張した。

評決によってハドフィールドは無罪を言い渡され，ベスレム病院に収容された。後に逃走したが捕捉され，犯罪狂人用の堅固な病棟が完成するまでニューゲイト監獄に拘禁された。病院に戻されてから，他の患者を殴殺する事故を起こした。

インサニティの者を厳格に監置するための法律が1800年に制定されたのであるが，ウォーカー[37]によると，国王襲撃というハドフィールド事件の重大性が法の制定を急がせたという。触法精神障害者の処遇制度や施設の発展という文脈ではマクノートンよりもハドフィールドの事件がより重要な意味を持っている。これについては次章で論じる。

法廷での医師の役割という面からもハドフィールド事件は注目される。裁判でのクリクトンは，被告人をかつて治療した医師という立場で証言したわけではない。マクノートン事件でのモンロー医師と同様に裁判のために診察を行って証言した。これは刑事司法における精神医学の位置が一段向上したことを表している。

8．刑事裁判と妄想

アーノルド事件からマクノートン事件への流れを念頭に置いて刑事裁判の場での妄想の意味について検討したい。先に触れたように，部分的インサニティがありえるかという問いは17世紀のヘイルの時代に遡る。

---

(37)　Walker N: *op.cit.*（注24参照）

以下，ロビンソン[38]の解説を参照する。ヘイルは法学者であるが医学にも関心を持ち，体液説など当時の学説を援用している。

体液の不穏や脳の損傷を原因とするディメンチア（dementia）は全体的もしくは部分的なインサニティをもたらす。全体的インサニティは誰の目にも明らかな心の変調（alienation），理性の完全な欠如で，免責の理由となる。それに対して部分的インサニティでは理性の使用は完全に失われていないため，死刑を科しうる犯罪では免責されない。ディメンチアはさらに恒常的なもの（phrenesis）と間欠的もしくは挿話的なもの（lunacy）に分けられる。後者では満月と新月のインターバルでは精神の欠陥がない場合と同様に罰せられる。ディメンチアの最も危険なタイプはフロール（furor），ラビエス（rabies），マニアである。これらは理性を奪う上に怒りと嵐のような暴力をもたらし，その人はもはや理性的被造物ではなく獣（brutes）に等しい。

ヘイルは月の満ち欠けが神経系に及ぼす影響や体液の異常に狂気の原因を求めたわけであるが，それならインサニティの判断を医学者に委ねたかというと，そうではなかったとロビンソンは指摘する。問題は脳や体液ではなく，犯罪に関して責任を負うに足る理性を有していたかであり，それは良識ある陪審が判断を下すべきであるという。医学書の熱心な読者であったとされるヘイルのこのような態度は不可解に思われる。しかしそれはあくまで現代の視点からいえるのであって，ヘイルという法学者が医学の言説を積極的に取り入れたところに進歩を見るべきであろう。

ハドフィールド事件は部分的インサニティの問題に関して格好の議論の場を提供した。冷静な態度で筋道の通った話をするハドフィールドが，話題が特定の事柄に及ぶとまったく奇妙な発言に脱線したからである。

---

(38) Robinson DN: *op.cit.*（注6参照）

人格の保たれた妄想患者にしばしば見られる特徴である。戦場で受けた脳損傷との因果関係は別として，ハドフィールドもそのような妄想患者のタイプであったと想像される。そしてハドフィールドの裁判が画期的であったのは，医師の証言を踏まえた弁護人が，狂乱（frenzy）や荒れ狂った狂気（raving madness）が存在しなくても妄想（delusion）によってインサニティが成り立つと主張した点にある。言い換えればインサニティが全体的でなく部分的であっても免責の理由とされたわけである。

　delusionはラテン語のdeludere（人を欺く）が中世英語に取り入れられたdeludeの派生語である。これがいつどのようにして医学の術語とされたかは定かでないが，ウィリアム・バティの説が参考になる。彼の1758年の著書『狂気論 Treatise on Madness』は経験にもとづく精神医学教科書として最初期のものとされている。自然な感覚の座を神経と脳に定めたうえで「対象のない知覚」に着目し，次のように狂気を定義した（デルナー[39]から引用）。

　　惑わされた想像力（deluded imagination）は狂気の明白な性質であるばかりでなく，その本質的な性質であり〔中略〕まさしくそれを他の動物的な障害から区別する。すなわち，人間のみが厳密な意味で狂気たりうるのであり，存在せず現前することもない物事について，存在と現前を十全かつ変更不能なかたちで確信する。そして，そのような誤った確信に従って行動するのである。〔中略〕狂気すなわち偽りの知覚とは，したがって，感覚の自然を超えた（praeternatural）状態もしくは障害である。

---

(39) Doerner K: *Bürger und Irre.* Europäische Verlagsanstalt, 1969. English translation, *Madmen and the Bourgeoisie. A Social History of Insanity and Psychiatry.* Basil Blackwell Publisher Limited, Oxford, 1981.

惑わされた想像力つまり実在しない対象物についての観念への着目は，狂気を外的な行動よりも内的な現象として捉える視点であるといえる。デルナー[40]によれば，バティは王立医師会の会長を務めるなど強い影響力を持った人物で，著書は簡明であることから裁判官にも受け入れやすかったという。彼は狂人業（mad business）を科学的な医学へ，窮民としての狂人（pauper lunatics）を医療の患者へ，変身させることに貢献した。新しい施設と専門教育の必要性をアピールし，1751年創立の聖ルカ病院（St Luke's Hospital）の最初の医師に任命され，患者を見物客に供した慣習に抗して病院の穏やか環境の治療的効果を重視した。このような実践は，荒れ狂う行動よりも逸脱した想像力に狂気の本質を見出した視点とつながると思われる。

マクノートンの裁判で部分的インサニティを前面に押し出して弁論を展開したコクバーン弁護人の主張は以上のような流れをさらに進めたものである。誰の目にも明らかな妄想患者であったマクノートンはまさに打って付けのケースであったといえる。ちなみにマクノートンがベスレム病院に収容された際の書類を見ると，「主たる妄想もしくはインサニティの指標」の欄に「トーリー党員が敵であると想像する」と記載されている[41]。これは当時インサニティの指標として妄想が重視されていたことを物語るのかもしれない。

9．精神科医のプレゼンス

マクノートン裁判の他の注目点は，モンロー医師の証言に感じられる専門家としての自信である。インサニティに関して30年の経験を持つと自負し，持論を展開している。フェラーズ裁判での彼の祖父の様子と

---

(40)　Doerner K: *op.cit.*（注39参照）
(41)　Walker N: *op.cit.*（注24参照）

はかなり隔たりがある。これは刑事裁判の場で精神科医のプレゼンスが濃くなったことを反映しているように思われる。

アイゲンら[42]の論文「狂人医（mad-doctor）から司法証人へ」は興味深いデータを提供する。ロンドンとその周辺を管轄した刑事裁判所オールド・ベイリーでインサニティが論点になった1760年から1845年までの裁判を医師と被告人の関係に注目して調べたものである。被告人が精神的障害を申し立てる時，それを補強する証言の多くは近親者や隣人によってなされ，医師が証言する場合も，知人あるいはたまたま主治医の立場にあったという私的関係にもとづいていた。しかし19世紀の第二四半期に，裁判開始前の勾留期間に監獄に雇用された外科医（surgeon）が診察して法廷で証言することが多くなった。アイゲンらは，内科医（physician）と比して低いランクにあった外科医が監獄を専門性発揮の場に選んだことを背景要因として推定する。さらにもう一つの歴史的要因として，アイゲンらは，1826年以降にオールド・ベイリーが扱った事件で謀殺等の対人犯罪が増加したことをあげる。暴力犯罪は財産犯罪よりもインサニティ抗弁に適することにより，医師にとって多くの専門的知識を発揮する機会が提供されたのではないかという。

同様にオールド・ベイリーの記録を統計的に調べたウォーカー[43]は，18世紀半ば以降，被告人の精神的健康が問題にされる事例が増加した事実を見出し，次のようにその要因を推定した。人びとが都市に移動し，飲酒や梅毒などの疾患が増加した結果，それによって引き起こされる社会問題が公衆に認識されるようになった。浮浪者対策の立法や1751年の聖ルカ病院を初めとする病院の新設はその現れである。また鈴木[44]

---

(42)　Eigen JP, Andoll G: *op.cit.*（注35参照）
(43)　Walker N: *op.cit.*（注24参照）
(44)　鈴木晃仁：18・19世紀イングランドの精神医療．松下正明・昼田源四郎責任編集，臨床精神医学講座S1, 精神医療の歴史, pp103-128, 中山書店, 1999.

によれば，18世紀後半に始まる精神病院建設の波は，病院環境を基盤にした新しい治療法の導入，凶暴さから弱者へという狂人イメージの変化と関連している。こうした精神障害を取り巻く社会状況の変遷は法廷で精神科医に与えられたより大きな役割と無関係ではないであろう。

　以上，マクノートン・ルールの背景を刑事司法と精神医学の関係という側面から考察した。最初はインサニティが本質的に法と道徳の領域に属する問題とされ，次いで医学者の説が法律家によって参照されるようになった。さらに次の段階では，被告人を治療したことのある医師が証人として証言した。そして最終的に，ハドフィールドとマクノートンの裁判に見るように，医師が裁判のために診察を行って証言した。実際にはさまざまな紆余曲折を経ているのであろうが，ひとまずこのように図式化しておきたい。

第2章
ブロードムア─特殊病院の盛衰

1. 司法精神医療と施設史

　第1章ではマクノートン・ルールの成立を軸として刑事裁判への精神科医の関わりの変遷について述べた。責任能力の基準が司法と精神医学の間で共有されると，次にクローズアップされたのはインサニティを理由として刑罰を免れた者の処遇の方式であった。端的にいえば"どこに送るか"である。そのため欧米の多くの国で触法精神障害者を専門的に扱う医療施設が発展してきた。司法精神医療の歴史は施設の変遷と切り離すことができない。

　どのような施設であれ，共通の特性を持つ対象者を集中的に処遇する方策は効率的である。しかし同時に負の側面があることも否定できない。精神病院の非人間的な構造については社会学者ゴッフマンを始め多くの人が指摘してきた。司法精神医療の専門施設に関していうなら，まず第一にスティグマの問題がある。"特殊な施設"で処遇された経歴があるだけで，その人には"特殊な患者"というイメージが付与される。これから論じるブロードムア特殊病院の患者に冠せられた「ブロードムア患者」という名称がその例である。当然，ネガティブなイメージは一般精神医療への移行や社会復帰に対してブレーキとして働く。第二に，施設に内在するケアと隔離という機能の二面性があげられる。安全を求める社会が専門施設に期待するのは，厚い壁に象徴される隔離の機能である。人

間的な治療を理念に掲げる施設であっても，つねに隔離のための収容施設に転化する危険を抱えている。精神科の医療者は治療・ケアと社会の安全という異なる要請が葛藤する場で働かなければならない。精神科医は法廷では鑑定人つまり評価者であるが，医療施設では何よりも治療者であり，触法行為や暴力の経歴を持つ患者にどのように向き合うべきかというジレンマに日々直面する。

　施設の建築構造や運営はその時代の思想が反映される。その歴史を"施設史"と呼ぶならば，司法精神医療の施設史には刑事司法と精神医学の複雑な関係が凝縮されている。とりわけイギリスの司法精神医学は特殊病院（special hospitals）を抜きにしては語れない。特殊病院は高度保安病院（high security hospitals）と名称を変え，現在，イングランド・ウェールズにはブロードムア，アシュワース，ランプトンの三つの病院が存在している。特殊病院の代名詞というべきブロードムア病院の開院は1863年であり，その翌年にはマクノートンが収容された。増加する触法精神障害者――当時の言葉では犯罪狂人――の難題を解決する切り札としての期待を担って登場した特殊病院であるが，第二次大戦後には厳しい批判に晒されることになった。その1世紀半は特殊病院にとって盛衰の歴史にほかならない。

2．ベスレム―特殊病院の前史

　特殊病院誕生の背景をその前史に遡ってみていきたい。イギリスで最古の歴史を誇るロンドンのベスレム病院（Bethlem Hospital；現在は Bethlem Royal Hospital）がその要にある。まずベスレム病院の発展について，ウォーカーら[1],[2]，アルデリッジ[3],[4],[5],[6]，グラウンズら[7]を参照する。ちなみにアルデリッジはベスレム病院とモーズレー病院の記録保管人を務め，患者の造形作品にも詳しい生き字引的な人物である。彼女の

著書は創設以来の病院史を患者による描画をまじえて記述したもので，いわゆるアウトサイダーアートの観点からも興味深い資料である[8]。

　ベスレム病院の前身は僧院である。1247年，現在のロンドンのリバプール・ストリート駅に近い場所にベツレヘム聖メリー小修道院（The Priory of St Mary of Bethlehem）が建てられた。Bethlehem が Bethlem となり，なまって Bedlam とも称された。1329年にはホスピスあるいはホスピタルと呼ばれていた。1403年には6名の精神病患者（insane）がおり，不正行為が医療過誤として審理された記録があり，19世紀まで相次ぐ病院スキャンダルの始まりという。15世紀にはもっぱら精神病患者を収容するシェルター的な施設となった。1547年にはロンドン市の管轄に置かれた。その時代の患者数は15人から20人で，1630年代には50人から60人に増加した。

　ベスレム病院は犯罪との古くからの因縁という点でも特別な位置を占めている。アルデリッジ[9]によれば次のような経緯があった。国王の

---

(1)　Walker N: *Crime and Insanity in England. Volume one: The Historical Perspective.* Edinburgh University press, Edinburgh, 1968.
(2)　Walker N, McCabe S: *Crime and Insanity in England. Volume two: New Solutions and New Problems.* Edinburgh University press, Edinburgh, 1973.
(3)　Allderidge P: Criminal insanity: Bethlem to Broadmoor. *Proc. roy. Soc. Med.* 67: 897-904, 1974.
(4)　Allderidge P: Why was McNaughton sent to Bethlem? In: West DJ, Walk A(eds.) *Daniel McNaughton. His Trial and the Aftermath.* pp100-112, Gaskell Books, London, 1977.
(5)　Allderidge P: Hospitals, madhouses and asylums: Cycles in the care of the insane. *Brit J Psychiatry* 134:321-334, 1979.
(6)　Allderidge P: *Bethlem Hospital. 1247-1997. A Pictorial Record.* Phillimore, London and Frome, 1997.
(7)　Grounds A, Snowden P, Taylor PJ: Forensic psychiatry in the national health service of England and Wales. In: Gunn J and Taylor PJ (eds.) *Forensic Psychiatry: Clinical, Legal & Ethical Issues.* pp691-731, Butterworth-Heinemann, 1993.
(8)　Allderidge P: *op.cit.*（注6参照）

居所から 12 マイル以内の法域を管轄した裁判所のグリーン・クロス[10]は枢密院[11]の指揮下にあり，迷惑行為から大逆罪，扇動文書のばらまき，王女への結婚の申し出まで，国王や王族を標的とするさまざまな逸脱行動を処理した。これらの者は 17 世紀初めからグリーン・クロスの審査会の責任で，勧告書を付されてベスレム病院に送られた。アルデリッジは 1691 年に熱狂的な扇動文書をばらまいた男がベスレム病院に送られた際の勧告書を実例として紹介している。

　このような経緯からベスレム病院は王宮周辺で問題を起こした人を多数受け入れるようになった。1685 年から 1700 年まで，8 人が王宮で騒ぎを起こしたなどの理由でグリーン・クロスの審査会によりベスレム病院に送られた。当時，これらの人びとの法的な位置づけは曖昧であったが，1733 年に院内に設けられた特別な部門の中で治癒不能患者（incurables）として処遇されたようである。

　1786 年にはマーガレットという名の女性が宮殿のあるセントジェイムズで馬車から降りようとする国王ジョージ 3 世を古びたデザート用ナイフで刺そうとする事件が起きた。計画性のない犯行で，彼女はその場で取り押さえられた。国王は犯人を人道的に扱うように促した。数日にわたる枢密院の調査で彼女はインサニティと判定され，国務大臣命令によりベスレム病院に送られ，終生の隔離に付され，治癒不能患者部門に置かれた。1816 年からは新しく定められた「政府の患者」[12]の扱いを受け，82 歳までの 42 年間をベスレム病院で過ごした。

---

(9)　Allderidge P: *op.cit.*（注 6 参照）
(10)　Green Cloth は王室の財務を担当する官庁であるが，かつては王室周辺で犯罪者を逮捕，処罰する権限も有した。名称はテーブルクロスの色に由来する。
(11)　Privy Council は政治一般に関する国王（女王）の諮問機関。
(12)　犯罪狂人の監置に関する 1816 年の法にもとづく。

3. ハドフィールド事件と1800年の法律

　日本では皇室が妄想や病的行動の標的になりやすいように，イギリスでは歴史上，国王・女王への襲撃が繰り返された。主なものとしてはジョージ3世を襲ったハドフィールド（1800年）の事件，ビクトリア女王を襲ったオックスフォード（1840年）とマクリーン（1882年）の事件が有名である。これらはインサニティに関する制度を変えるきっかけを作ったという点で重要である。

　前章で述べたように，国王暗殺を図るというセンセーショナルな事件の犯人ハドフィールドには明らかな精神疾患の病歴が認められ，彼は無罪の評決を得てベスレム病院に収容された。裁判官は，ハドフィールドは無罪とされるほかないが，社会の安全のためには何らかの法的処置を受けることが絶対に必要だと述べ，また法務総裁[13]は議会の庶民院[14]で，きわめてショッキングな犯罪をおかした者が知性の混乱を理由に無罪放免され，ふたたび同様の凶悪な行為に走ることに注意を促した[15],[16]。インサニティの評決よりも，その後の処遇に関心が集まった。制定された新しい法は「犯罪により告発されたインセインの者に対する安全な保護監督の法（Act for the safe custody of insane persons charged with offences)」である。ウォーカー[17]によれば，ハドフィールドの犯行が国王に対する襲撃でなければ裁判からわずか1ヵ月で新法が制定されることはなかったであろうという。責任能力の基準が焦点となったマク

---

(13) Attorney-Generalは国王の最高の法律顧問として指名された法律家。
(14) House of Commonsは議会で貴族院（House of Lords，上院）と並ぶ下院。
(15) Blom-Cooper L: The criminal lunatic asylum system before and after Broadmoor. *Clio medica* 34:151-162, 1995.
(16) Walker N, McCabe S: *op.cit.* （注2参照）
(17) Walker N: *op.cit.* （注1参照）

ノートン事件に対して，ハドフィールド事件の歴史的意義は無罪とされた者を確実に収容するための法制定の端緒となったことにある。ハドフィールドの奇行があまりに激しいため，マクノートンの場合のようにインサニティが全体的か部分的かという議論が成り立つ余地はなかったと思われる。

1800年の法律が制定された事情は犯罪狂人が当時置かれた状況から理解される。ウォーカーら[18]は18世紀の犯罪狂人が監獄（gaol）[19]と矯正院（house of correction）[20]の厄介者であった状況について，監獄改革者として知られるジョン・ハワードの『監獄の状況 The State of Prisons』(1777年) の記述を引用している。

> 多くのブライドウェル[21]はすし詰めでぶっそうであった。なぜなら囚人用に設えられた部屋がインセインの者で占められていたからである。部屋が別にされていないところでは，彼らは他の囚人たちを悩ませ，脅かしていた。薬と適切な養生を与えれば正気と有益な生活を取り戻せる見込みがあるにもかかわらず，彼らは何の世話も受けていなかった。

18世紀半ばからイギリスでは狂人が引き起こす社会問題に関心が高まった[22],[23]。その結果，放浪者の厳しい取り締まり，聖ルカ病院など

---

(18) Walker N, McCabe S: *op.cit.*（注2参照）
(19) イングランドでは gaol は州などの一般的監獄，prison は貴族などの私的監獄をさした。
(20) house of correction は1576年の救貧法により定められた救貧・矯正施設であるが，実際には浮浪者強制収容所の性格が強く，刑務所との区別が曖昧になった。
(21) bridewell は国王がロンドン市に下賜した王宮ブライドウェルを転用したことに始まり各地に設けられた矯正院。
(22) Walker N: *op.cit.*（注1参照）
(23) Walker N, McCabe S: *op.cit.*（注2参照）

寄付による病院の設立，利潤を目的とする民間の狂人収容所（private madhouse）に対する批判や議会による調査，州の狂人院（county asylum）の増加などの動きが起きた。しかし狂人収容所も狂人院も犯罪狂人を受け入れたがらなかった。貧窮患者を受け入れる救貧院（workhouse）[24]のうち，1696年設立の聖ペテル救貧院（St Peter's workhouse）のように早くからインセインの者の隔離病室を持つところもあったが，多くは犯罪狂人を稀にしか収容しなかった。したがって，裁判所から非公式であるが犯罪狂人を受け入れていたベスレム病院は貴重な存在であったと想像される。ハドフィールドが収容された事情にもそのような背景があったわけである。スキャンダルが相次いだベスレム病院のように問題を抱えた病院が行き場のない患者の受け入れ先として重宝がられるという事態は近年の日本でも見られた。

1800年の法律は次のような規定を持った[25],[26]。インサニティの理由により起訴されない者や無罪の評決を受けた者には「適切な場」において「陛下の御意が示されるまで」保護監督が命じられるとする。法の制定前の行為にも遡って適用された。ただし「適切な場」については具体的規定がなく，実際は大部分の者が監獄に収容され，ベスレム病院に送られたハドフィールドは数からいえば少数派であったという。ハドフィールドが1802年に仲間とドーバーまで逃走した際，捕捉されて送られた先はロンドンのニューゲイト監獄であり，14年後にようやくベスレム病院に戻され，1841年に病院で死を迎えた。

19世紀初頭には犯罪狂人の処遇に関する懸念がベスレム病院の改築とさらなる法整備という二つの方向に向かった。監獄に多数の狂人が置

---

(24) workhouseは健常な貧民を収容して就労させ，労働不能の貧民を保護するための施設。1696年にブリストルで教区が設立した聖ペテル救貧院が始まり。
(25) Allderidge P: *op.cit.*（注3参照）
(26) Walker N: *op.cit.*（注1参照）

かれている問題が認識され，議会の庶民院に特別委員会が設置された[27]。1808年に制定された州狂人院法（County Asylum Act）は犯罪狂人のための独立した設備を設けるように勧告した。折しもベスレム病院はテームズ河畔のサウスワークへの移転を計画しており，政府はこの機会を捉え，病院と交渉の末，新病院の一部を犯罪狂人用に当てることで合意を得た。国は建設費や人件費等を賄うが，運営に干渉しないという条件であった。

4．ベスレム病院の犯罪ウィング

　ベスレム病院に増設された犯罪ウィング（criminal wing）は1815年に竣工した。ウィングの様子をアルデリッジ[28]は次のように描いている。
　運動場を持つ独立した病棟で，定員は男45，女15である。全経費を大蔵省が支出する一方でマネジメントは病院が行う。受け入れは1800年の法律による国王の令状もしくは1816年の法律による国務大臣の令状に従って行われる。1816年の法律は服役中にインセインと認められた囚人の狂人収容院への移送を定め，1840年には死刑囚と裁判待機中の者にも対象が広げられた。犯罪ウィングの患者と他の入院患者との接触はなく，病棟間の移動はすべて内務省の許可を要し，本館のチャペルに出席するなどの機会に限られた。当初は女性患者でも散歩に連れ出すことは許されなかった。四半期ごとにインサニティからの回復に関する報告書が内務大臣に送付されたが，謀殺犯と重大犯は実質的に退院を許可されなかった。それ以外の患者では，セインつまり健常であることが何度か報告されると，医師の書類により退院が勧告され，令状が出された。犯罪狂人監督官（Inspector for Criminal Lunatics）が政府により任命された

---

(27)　Walker N: *op.cit.*（注1参照）
(28)　Allderidge P: *op.cit.*（注3参照）

が，公的義務の定めはなかった。ベスレム病院の資料に詳しいアルデリッジは，初代の監督官は熱心に視察に訪れたが，早朝に婦長室から現れる彼の姿が目撃されたというゴシップを紹介している。

犯罪狂人の中でもとくに危険と思われる者をベスレム病院が受け入れた。1837年の調査では，178人の犯罪狂人のうち55人がベスレム病院へ，残りは州狂人院，監獄，民間の狂人収容所に分散された。それでもベスレム病院の当初の60床がすぐに一杯となり，その後は増床，満床，そして増床という繰り返しであった。わずか数十年で急増したのであるが，ウォーカーら[29]によると，犯罪の種類によっては死刑が廃止されたこと，オーストラリアへの流罪や牢獄船[30]が使われなくなったことなどがその背景要因である。1849年には危険性の少ない患者がイングランド南部のサリスベリのフィッシャートン・ハウス狂人院に移された。それでもベスレム病院の犯罪ウィングは嘆かわしいほど一杯であった。

1852年，医師のチャールズ・フッド卿がベスレム病院に着任し，改革に取り組んだ。彼の目標は病院を「苦行と絶望」の場から「光と慰安」の場へ変えることであった。この場合の「光と慰安」とは花鳥，書籍，絵画，ゲーム，音楽，日光などである。アルデリッジの著書[31]には別荘と見紛うばかりの病院の外観と内部を描いた絵が掲載されている。1862年の幕府ヨーロッパ視察団に加わった福澤諭吉は『西洋事情』[32]の中でベスレム病院と思われる「癲院」の訪問で目にした情景を次のように記している。

　　癲院は発狂せる者を養い治療する病院なり。患者一人毎に一室を

---

(29) Walker N, McCabe S: *op.cit.* （注2参照）
(30) 牢獄船（hulks）は7年以下の流罪で使われた。
(31) Allderidge P: *op.cit.* （注6参照）
(32) 福澤諭吉著作集第1巻　西洋事情．慶應義塾大学出版会，2002．

45

> 与え，病症の軽き者は昼間，室より出し院内を歩行し，或は庭園に遊で花を採り，或は歌舞し鞠を玩び，或は絵を画く者あり，或は音楽する者あり。院内殊に清楚にして〔中略〕人意を楽ましむるを主とす。

フッドによる改革の努力は犯罪狂人の処遇にまで及ばなかった。彼は1859年に犯罪ウィングの女性患者を初めて散歩に連れ出したが，それも内務省の許可を得なければならなかった[33]。監獄を思わせる病棟は悲惨な状態に置かれた。フッドは病院の年報でこう嘆いたという[34]。

> 教育があり優雅な男たちが重いインサニティを病んだがために（犯罪）行為に走ってこの場に置かれ〔中略〕卑しく，これ以上は悪く描けないような男たちと一緒くたにされている。

フッドが懸念を抱いたのは犯罪狂人一般の処遇ではなく，上層階級の患者が下層のものと区別なく扱われることに対してであり，彼の言葉には階級社会の価値観が反映されているように思われる。

1857年，文化的な雰囲気を維持しながら保安の処置を施された通常病棟へ「ましな部類」の患者40名が移された。それでもなお，『クォータリー・レビュー』には次のような犯罪ウィングの探訪記事が載った[35]。

> 控えめにいっても穴（dens）と呼ぶほかないものが旧ベスレムの今でも残る象徴となっている。陰気なアーチで覆われた通廊には両端に一つずつの二重金具の窓からかすかな光が差し込んでいる。この

---

(33) Walker N, McCabe S: *op.cit.*（注2参照）
(34) Allderidge P: *op.cit.*（注3参照）
(35) Allderidge P: *op.cit.*（注3参照）　densは動物の穴あるいは盗賊の巣。

通廊は中央で，動物園の獰猛な肉食動物を閉じこめるような，病に苦しむ人間の拘禁で用いられるとは思えない格子で隔てられている。

5．犯罪狂人と世論

犯罪ウィングの過酷な状況は社会が犯罪狂人に向けたまなざしの厳しさを反映している。猛々しい世論の例としてアルデリッジ[36]は殺人犯タウンレーのエピソードを紹介している。タウンレーは1864年に婚約者を殺害した。著名なウィンスロー医師[37]の証言にもかかわらず，あるいはそれが逆効果となって，インサニティ抗弁は失敗に終わった。処刑を待つ間に再審査が行われ，審査時においてはインセインであると報告された。死刑囚の病院への移送を定めた1840年法にもとづき，ベスレム病院に収容された。この処置に対して憤激する声が雑誌や新聞の紙面に踊った。

この男は狂人収容院で終生，健康と慰安を享受するだろう〔中略〕彼は金で弁護士と著名な医師を雇って処刑を免れたのである。

著名な医師とはウィンスローのことであろう。この記事が権威ある医学雑誌『ブリティッシュ・メディカル・ジャーナル』に掲載されたことをアルデリッジは驚きをまじえて引用している。『マンチェスター・ガーディアン』の記事も同じ論調である。

---

(36) Allderidge P: *op.cit.*（注3参照）
(37) Forbes Winslowの主著『刑事事件におけるインサニティの答弁 *The Plea of Insanity in Criminal Cases*』の出版は1843年のマクノートンの裁判にちょうど重なった。彼はインサニティ問題の権威として名声を博し，法廷の証人を頻繁に務めた（注1参照）。

繰り返していいたい。専門の"狂人医（mad doctors）"が，誰であろうと罪を免じ，誰であろうとインサニティを宣告する。彼らのやりたい放題に重ねて抗議する。

タウンレーは再々度の審査でセインと認められ，終身刑に減刑された上でペントビル刑務所に送られ，騒ぎはようやく終息した。現代でも，精神鑑定の目的が"凶悪犯罪者を刑罰から免れさせる"ことにあるという見方から鑑定医に非難の矛先が向けられる場合があり，タウンレー事件での世論の反発は昔のこととは思えない。

タウンレーはベスレム病院の犯罪ウィングに収容された最後期の患者の一人である。1863年から1864年にかけてベスレム病院のすべての犯罪患者が新設されたブロードムアへ移送された。病院当局はいち早く建物を解体し，跡地を眺めのよいテラスに作り替えた。アルデリッジの論文(38)には広々としたテラスで人びとが遊びに興じる情景を描いたスケッチが載せられている。病院は明るくなった。

ブロードムア犯罪狂人院の開設に触れる前に，ベスレム病院の名物患者についてアルデリッジの論文(39)から紹介したい。ビクトリア女王襲撃事件の犯人である。1840年，18歳のオックスフォードという名の青年がコンスティテューション・ヒル(40)で陽を浴びていたビクトリア女王に向けて銃を2発発射した。弾丸が装填されていたかは不明である。紛れもない大逆罪であるが，犯行の不器用さから犯人にインサニティのあることがうかがわれた。医師を含む多数の証人が彼の狂気を証言した。無拘束の精神医療の開拓者として知られるジョン・コノリーも証言し，

---

(38) Allderidge P: *op.cit.*（注3参照）
(39) Allderidge P: *op.cit.*（注3参照）
(40) Constitution Hill はバッキンガム宮殿とハイドパークを結ぶ道路。オックスフォード事件のほかにも2件のビクトリア女王襲撃の現場となった。

オックスフォードの前頭部が未発達なことを指摘した。首席裁判官は陪審に対してサニティとインサニティの境界にあることを示唆する説示を与えた。評決ではインセインと判定され，オックスフォードはベスレム病院に収容された。しかし病院では異常な徴候が見られなかった。14年間に彼はフランス語，ドイツ語，イタリア語をマスターし，スペイン語，ラテン語，ギリシャ語も学び，バイオリン演奏をものにした。患者の中では最強のチェスの使い手で，手袋，絨毯を見事に縫い，最良の塗装もこなした。ブロードムア移送後の1868年，オックスフォードは改名して国外へ出ることを条件に解放されたが，その際ケンブリッジと名乗ったという。役者よろしく蝶ネクタイ姿で法廷に立つオックスフォードの姿がスケッチで残されている[41]。

　ベスレム病院の犯罪ウィングの歴史は何を物語るであろうか。周知のように，19世紀初頭のヨーロッパではジョン・コノリーや理想的な精神科施設を目指したヨーク隠退所（York Retreat）で知られるウィルヘルム・テュークらが精神病院の改革を進めた。患者の精神面への働きかけを重視するモラル・トリートメント[42]の思想に沿って，病院環境を安らぎを与える場へと改善する試みがなされた。古い狂人施設の代表格で，患者を見せ物に供することで悪評を得たベスレム病院でも改革が図られた。ただ問題は，改革の射程が犯罪狂人の処遇にまで及ばなかったことである。世論の厳しい視線に晒され，犯罪ウィングの存在が病院にとって"お荷物"であったことは想像にかたくない。ブロードムアへの患者移送

---

(41)　Keeton GW: *Guilty But Insane. Four Trials for Murder.* MacDonald, London, 1961.
(42)　moral treatmentは18世紀後半から19世紀前半にかけてイギリス，フランスなどで発展した治療的アプローチ。鈴木はこれを「患者の身体ではなく精神に働きかけ，脅しや暴力を用いるのではなく，残存している理性や感情にアピールして患者自身が自らの狂気を克服することを助けるテクニック」とまとめている。鈴木晃仁：18・19世紀のイングランドの精神医療．松下正明・昼田源四郎責任編集，臨床精神医学講座S1，精神医療の歴史．pp103-128，中山書店，1999．

後，ウィングが速やかに閉鎖されて快適なテラスに衣替えされた事実は象徴的な意味を持つ。第二次大戦後，精神医療の広範な改革の中で触法精神障害者が置かれた不安定な位置については後にくわしく論じるが，問題の起こりが近代精神医学の黎明期にまで遡ることは興味深い。

6. 特殊病院の誕生

　特殊病院の原型であるブロードムア犯罪狂人院の誕生の背景には現代につながるさまざまな問題の萌芽がある。ベスレム病院の機能の一部を当てるだけではインサニティを理由として無罪とされた者の増加に対応できないことが明らかとなり，犯罪狂人専用の施設が構想された。グラウンズら[43]によると，ブロードムアの建設は精神異常の犯罪者をまとめて処遇せよという圧力の結果であり，独立した施設の建設は病院と刑務所の双方の側から要求されたという。先走りになるが，第二次大戦後に特殊病院の弊害が指摘され，機能を小規模の保安ユニットに分散する改革がはかられた。ここで我々が想像を逞しくしなければならないのは，なぜブロードムア建設当時の人びとの目に大規模な集中施設が有効な解決策に見えたかである。

　ウォーカーら[44]によると構想は次のように展開した。検討は1845年に設置された大法官[45]の指名による狂気委員（Lunacy Commissioners）が着手した。時流に押され，政府は独立した施設の建設に前向きになった。ベスレムの病院長フッドは「軽犯罪を犯した紳士淑女を，おぞましい犯罪者である下層の男女と同じ施設に閉じこめることが人間的であろう

---

(43)　Grounds A, Snowden P, Taylor PJ: *op.cit.* （注7参照）
(44)　Walker N, McCabe S: *op.cit.* （注2参照）
(45)　Lord Chancellorはイギリスの最高官職で，はじめは国王の書記長であったが，15世紀半ばから貴族院を主宰した。

か」という反対意見を公表した。先にも触れたが，貴族のフッドの関心は上流の患者の保護にあった。そのほか，犯罪狂人を集中する方式は施設を癒しの場としての病院よりも監獄まがいのものにするのでないか，親族や友人が訪問するには遠すぎるのではないか，という批判も出されたという。

庶民院の委員会は1860年に報告書を公表した[46]。犯罪狂人を同一の施設で他の患者と一緒にするのは双方にとって破壊的で，「重大な害悪」であるが，社会へ解放することはさらに大きな害悪を及ぼすと指摘した。これを受けて犯罪狂人の監置に関する通称ブロードムア法（Broadmoor Act）が同じ年に施行され，内務大臣がすべての犯罪狂人およびそのための狂人院を管轄することになった。委員会は600人を収容できる新しい国家狂人収容院（State Asylum）の建設を打ち出した。

ミシェル・フーコーが刑務所の一望監視装置（panopticon）の特殊なかたちの中に近代の権力構造を見出したように，施設の立地や建築構造はいわば思想が物質化されたものである。ブロードムアの場合も関与者が新施設に向けた期待が現れており興味深い。田舎の大気には癒しの力があるという当時の流行の思想に沿って，ロンドンから50キロメートル余に位置するバークシャイアの丘陵が建設予定地とされた。

パトリッジによると1856年に着工された新施設は次のようなものであった。狂人院を建築するにはこれ以上の健康的な適地はないと思われた。同じ地区に学校が建設されることになっており，狂人院と学校のいずれを丘の上に置くかが議論になった。学生はフットボール，患者は眺望を好むであろうという理由から，狂人院は正面に広々とした風景を見渡す場所に配置された。設計を任されたジョシュア・ジェブ卿はかつてペントビル刑務所を手がけた軍のエンジニアであった。彼が好んだ建築

---

(46) Patridge R: *Broadmoor. A History of Criminal Lunacy and Its Problems.* Chatto & Windus, London, 1953.

スタイルは監獄ロマネスク（prison-romanesque）というべきものであった。風雪に晒されても陰気に見えないように赤煉瓦が用いられた。壁に囲まれた区域がそれぞれ丘の頂上から谷に向って配置され，大きい方は男性用ウィングと施設事務所に，小さい方は女性用ウィングにあてられた。その中間に医学管理官のオフィスが配置された。およそ20メートルの高さの建物は見晴らしがよく，隔離されていることを収容者に意識させないような工夫が境界の壁に施された。裏手には職員の家が，さらにその奥の見えない場には墓地が作られた。農作業用に壁の外のおよそ700平方メートルが内務省の所有とされ，壁の内にはキッチンガーデンと，裁縫，洗濯，製靴，大工仕事などの作業場が設けられた。

7. 増築に次ぐ増築

こうしてブロードムア犯罪狂人院が1863年に開設され，3種類の患者を受け入れた。インサニティを理由として無罪判決を受けた者，罪状認否手続きの段階でインセインと認定された者，インセインと認定された既決囚である[47]。

1863年に患者受け入れが始まったが，壁などが未完成で安全に不備があったことから，女性患者が優先され，90名がベスレム病院，フィッシャートン・ハウスその他の狂人院や監獄から移送された。翌年早々にはさらに男性患者200名がベスレム，フィッシャートン・ハウスから送り込まれ，1860年代の終わりまでには全国の犯罪狂人の3分の2がブロードムアに集められた[48]。

ところがほどなくブロードムアは増築を重ねざるをえなくなった。ブロム・クーパー[49]はこの現象を病院所在地の名から取ってクローソン

---

(47) Walker N: *op.cit.*（注1参照）
(48) Walker N: *op.cit.*（注1参照）

病 (Crowthorne disease) と呼んでいる。他方で患者の逃走も厄介な問題を引き起こした。1864年に男性患者が到着し始めた時は壁がまだ低く、幾人かが逃走した。開設1年後には狂気委員が女性ベッドの増設を求めた[50]。

1892年にはブロードムアが収容の限界に達したと報告され、19世紀の最後の10年は満床の状況が続いた。1900年、80床の男性病棟が増設された。しかし1903年には限界に迫った。男566人、女192人を収容できたにもかかわらず、州の狂人院では109人、イギリス海峡のワイト島にあるパークハウスト刑務所では40人がブロードムアへの移送を待っていた。1910年、急迫した状況に対処するため新しい狂人院がイングランド北中部のノッティンガムシャーに開設された。ランプトン病院である。1913年に制定された精神薄弱法にもとづいて犯罪性の精神薄弱者 (mental defectives) を収容する施設として発展した。しかしランプトン病院も過剰収容を来たし、1914年にモスサイド病院が開設された。モスサイド病院は1974年に開設されたパーク・レイン病院と合体して現在はアシュワース病院となっている。

イギリスでは19世紀から20世紀初頭までに犯罪狂人の専門施設は以上のような紆余曲折を経てきた。専門の病棟に次いで専門の病院が設けられ、それぞれが当初は切り札として期待された。しかし需要に対応できず、増床と増設を重ねる結果となった。その背景にはさまざまな要因があると思われるが、いったん設けられると病院も刑務所も歓迎しない人びとを送り込む恰好の場となるところに最大の問題があるように思われる。司法精神医療の専門施設の宿命ともいえる。

---

(49)　Blom-Cooper L: *op.cit.*（注15参照）
(50)　Blom-Cooper L: *op.cit.*（注15参照）

8. 逃走患者の殺人

　1948年にブロードムアの管轄が内務省から保健省に移され，犯罪狂人，犯罪狂人院という呼称は廃止された。1959年の精神保健法によりブロードムア，ランプトン，モスサイドの3施設が保健省に管轄される特殊病院とされた。危険，暴力的，犯罪的な性行により特別な保安のもとでの治療を要する監置に付された患者が対象である。ここで「特殊病院」と公式に呼ばれる施設が発足した。

　戦後の特殊病院の歴史は度重なるスキャンダルと切り離しては語ることができない。1952年にはブロードムアから逃走した患者が殺人を犯すというショッキングな事件が発生した。事件の経過について法律家のキートン[51]が詳しく述べているので参照する。

　ストラフェンは事件当時22歳であったが，幼いころから発達の遅れが気付かれていた。軍人の父を持ち，インドで6年間過ごした。8歳で帰国すると，盗みで問題を起こすようになり，少年裁判所に送られて保護観察に付された。精神科医は低能者（feeble-minded）と診断した。10歳のとき欠陥を持つ子どものための全寮制の施設に入所した。精神遅滞と会話の遅れが見られるが，臆病で，トラブルを起こすことは少なかった。16歳で退所が決定された時の精神年齢は9歳半と判定された。作業について行くことができず，教育上，なす術なしということが退所の理由であった。縫製工場に勤めた。雇い主を困らせることはなかったが，単独での空き巣を繰り返した。友人は一人もいなかった。

　17歳のとき，少女の口を塞いで脅す，鶏を絞め殺すという行為で警察の取調べを受け，多数の窃盗を自供した。再び低能者と診断され，ブリ

---

[51] Keeton GW: *op.cit.* (注41参照)

ストルのコロニーに送られた。そこでも彼は小心で孤独な印象を与えた。1951年，21歳に達し，母親が処遇の解除を申し立てた。しかし精神年齢が10歳未満という診断結果から，最終的に解除するには時期尚早と判断された。母親のもとに帰されたが，監視が続けられた。キートンは，監視下に置かれたことによって若者の心に怨恨が芽ばえたのではないかと推測する。

　同じ年，ストラフェンは2件の女児殺害事件を起こす。7月15日に森で5歳の女児が，その3週間後には牧草地で9歳の女児が，いずれも絞殺死体で発見され，住民を震え上がらせた。少女を連れた男を見たという目撃情報によってストラフェンが逮捕された。鑑定医の診察で訴訟手続きに適さないと判定され，ブロードムア病院に収容された。

　事件が2件の子ども殺害だけであれば，ストラフェンは被害者の遺族を除く人びとから忘却されたであろう。しかしブロードムアから逃走をはかったという事実が彼の名を記録にとどめたとキートンは指摘する。以前の施設と同様にブロードムアでも彼は臆病で物静かな青年に見えた。複雑な仕事を覚えるには知能が低すぎるとされ，建物内の清掃をあてがわれた。他方，患者仲間に向かって逃走願望を口にしていた。機会は1952年4月29日に訪れた。

　その日，ストラフェンは職員付き添いで，他の患者とサージェリと呼ばれる建物の清掃に出された。サージェリには小さい裏庭への出口があった。裏庭は3メートルの壁で外と隔てられていたが，好都合なことに壁に接して小屋があり，傍らに缶が放置されていた。彼は汚れた箒を庭ではたく許可を職員から得た。まさにチャンス到来で，庭に出た彼は缶を足場にして小屋を越え，地面に下りて一目散に森に走った。あらかじめ作業着の下に平服を着ており，作業着を脱ぎ捨てると普通の若者にしか見えなかった。後に判明したところでは，付近の2軒の民家で水を所望し，通りがかった車に便乗してバスの停留所で下りた。そこでブロー

ドムアの看護師らを見かけると素早く姿を消した。しかしその挙動がバスの運転手に疑念を持たせ，看護師らが追って取り押さえた。ブロードムアに連れ戻される間，彼は「やったぜ（I have finished with crime）」と一言発したという。

逃走から身柄確保までのわずか4時間に，彼にとっては3件目となる少女殺害をおかしていた。被害者は5歳のリンダで，樫の根元に遺体で発見された。しかし当初は凶行を知る者がなく，彼を連れ戻した病院も単なる逃走患者として扱った。ところがリンダを連れたストラフェンを見かけた住民がいたことから警察が動き，翌日に彼を尋問した。初めは否認したが，警察官は彼から全面的な供述を引き出すに至った。

1952年7月に裁判が開始された。ストラフェンが17歳の時にコロニーに収容された際にくわしく診察した精神科医が出廷した。医師は当時のストラフェンに関して，9歳半に相当する知能の低さに加え，道徳感がほとんど欠けており，自分の非行を悔やむ様子がなく，むしろそれを自慢げに語ったと証言した。医師は2人の少女を殺害した事件の際にも彼を診察しており，これらの所見を総合して結論を述べた。すなわち，行為の性状や結果を予測することができず，過度に衝動的で，そうすることで自分がどうなるかを実感することなく行為に走り，健常人であれば罪悪感を感じるはずの行為についても悔悟や呵責を表さないという。事件後にブリストル刑務所で診察した医師もほぼ同様の証言をした。

他方，検察が召喚した医師の1人は，逃走後の行動を合理的に説明できたことなどを根拠に，ストラフェンは低能者ではあるがマクノートン・ルールでいう「精神の疾患（disease of the mind）」には該当せず，行為の邪悪性を弁えていたと述べた。検察側の他の2人の医師も，ストラフェンが低能者としては比較的高い知能を有し，正邪の判断ができたと証言した。

陪審はインサニティの主張を退け，死刑の判決を言い渡した。弁護側

が控訴したが，認められず，その年の9月6日に執行が予定されたが，1週間前に法務大臣が執行延期命令を出した。ストラフェンはブロードムアに戻ることなく，刑務所にとどまった。

9. ブロードムア問題

判決に先立つ説示の中で，裁判官は陪審に対して「あなた方はブロードムア病院ではなくストラフェンを謀殺の罪で裁いているのです」と念を押したが，このことからも病院の不手際への風当たりの強さがうかがわれる。実際，死刑執行延期の決定に対して公衆から強い抗議の声が上がった。キートン[52]のいう「ブロードムア問題」の起こりである。たやすく逃走できたことに公衆は衝撃を受けた。とくに近隣の住民は恐慌に追い込まれ，患者が院外に出ている間は子どもたちを遠ざけたほどである。保健大臣は委員会を設けてブロードムア病院の保安設備や人員の徹底した調査を命じた。調査委員会は，とりわけ若年の攻撃的なサイコパスが増えている状況で，病院の装置が時代遅れになっていること，いくつもの不注意が重なって逃走を容易にしたことなどを指摘した。病院スタッフの治療的熱意は理解できるものの，犯罪をおかした患者である以上は公衆の安全が優先されるべきだと主張した。

ブロードムア問題のさなかに探訪記を著したパトリッジ[53]は，ストラフェン事件が巻き起こした反応を次のように分析した。ブロードムア患者に関して一般人が抱くイメージには「狂気に対する恐怖」と「殺人に対する恐怖」が渾然一体となっている。ブロードムアから逃走があるたびに非合理的な恐怖の波が広がる。夫がナイフをベッドに持ち込んでも平気な女性が，犯罪狂人が逃走して捕まらずにいると聞いただけで，

---

(52) Keeton GW: *op.cit.*（注41参照）
(53) Patridge R: *op.cit.*（注46参照）

あたかも彼らは最初に出会った人を殺すために壁を越えたのだと想像して怯える。

パトリッジの著書はブロードムアの内部を見学した体験をもとに共感的な視線で書かれている。患者らは，実際に接してみると世間でイメージされているような怪物ではないことが強調されている。ところが報道は誤った憶測にもとづいて彼らを人喰い鮫のようにセンセーショナルに描き，「ガス室へ送れ」と叫ぶ者さえいるという。彼は次の言葉で著書を締めくくる。

　　本書の読者がブロードムア患者を前ほど怖れなくなり，彼らをよりよく理解でき，「ある種の状況」に対して備えを固め，彼ら自身や他人の生活でそのことが起きないようにできれば，そして破局を一つでも避けることでブロードムアの集団を一人でも減らすことができれば，本書は無駄にならないだろう。

ここでいう「ある種の状況」はストラフェンの事件を念頭に置いたものであろう。おそらくパトリッジが内務省の特別な許可を得て取材したもので，"謝辞"のニュアンスも感じられないではないが，興味本位の暴露記事とは異なる良心的な著作である。

他方，キートン[54]は法律家の立場から，インサニティと死刑に関する法律が実態にそぐわないことに注意を促した。1957年の殺人法（Homicide Act）は，謀殺（murder）により起訴された者でも，異常性によって行為への責任が重く損なわれていると認定されると，謀殺ではなく故殺（manslaughter）としての判決を受けると定めた。謀殺は予謀のもとで行われた殺人，故殺は予謀なしに行われた殺人である。1965年に死刑制

---

(54)　Keeton GW: *op.cit.*（注41参照）

度が廃止されるまで，謀殺には必ず死刑が科された。ストラフェンの事件は殺人法よりも以前であるため，インサニティの主張の認否がただちに絞首台かブロードムアかの岐路を意味した。キートンは，ストラフェンがマクノートン・ルールが定める意味でのインサニティには該当しないにせよ，金品を奪う目的で計画的に殺人をおかしたような者と同様の厳しい判決を受けることに対して疑問を投げかけている。実際，殺人法が制定されるに至った背景にはストラフェンの事件がいくぶんか寄与したという。

逃走してから短時間で子どもを殺害したストラフェンの早業ともいえる犯行が地域の住民に与えた衝撃は想像に余りある。すでに2件の子ども殺害の前歴を持つ者であればなおさらである。例外的なケースであるにしても，病院の対応には"脇の甘さ"を指摘せざるをえない。特記されるのは，ストラフェンが過去に収容された施設の中ではトラブルを起こさず，シャイな精神遅滞者という印象を周囲に与えていたことである。警察や世間に対して根深い反感を抱いていたと推測されるが，その内面の変化が周囲から把握できる徴候として現れていなかった。リスクを読み取りにくいこと自体がリスクを高める。司法精神医療の永遠の課題である他害行為のリスク評価に関して重い教訓を残したケースである。

10. 相次ぐ不祥事と集中砲火

1959年の精神保健法は特殊病院に対して明確な枠組みを設けた [55]。危険で暴力的であること，あるいは犯罪性の性行により特殊な保安のもとでの治療を要する者が入院命令（hospital order）の対象とされた。さらに法は，自由刑を科しうる者でも精神疾患，精神病質障害，精神的ハン

---

[55] Susanne D, Robertson G: *Sentenced to Hospital. Offenders in Broadmoor.* Institute of Psychiatry Maudsley Monographs, 32, Oxford University Press, 1988.

ディキャップを持つ場合には裁判所が病院へ移送できるとした。患者の退院は病院当局の権限に属するが，裁判所が公衆の保護のために必要と見なすと，入院命令にさらに制限命令が付された。その場合，内務省の同意がなければ病院も外部の委員からなる精神保健審査会も患者を移動させる権限を持たない。新しい規定によりブロードムア患者の大多数が入院命令の対象者となり，さらにその多くは制限命令を付された。1983年に改正された精神保健法は特殊病院に関しては格段の変更を行わず，入院命令の規定も維持した。

　法律上の整備ははかられたが，その後も特殊病院はさまざまな難題に直面することになる。ブロードムア，ランプトン，アシュワースの各病院が不祥事により相次いで告発の槍玉に上げられ，そのたびに調査委員会が立ち上げられ，改善の方策が打ち出された。

　まずブロードムアの退院患者による重大な再犯事件である。グレアム・ヤングは連続毒殺犯として犯罪史に名を残す人物である[56]。14歳のとき，有毒なアンチモンを家族にひそかに飲ませ，義母は死亡し，父親は入院した。ブロードムアへの入院を命じられ，1971年には条件付き退院を許可された。そのわずか9ヵ月後，タリウムを勤め先の同僚らに飲ませて死亡させ，謀殺の罪で逮捕された。世論が憤激し，政府は調査委員会を設けた。1973年に出された報告書は，制限付き命令患者のうちで特別な危険を示す性犯罪者や放火犯について諮問委員会が処遇を検討できる制度を勧告した。設置された委員会は多職種で構成され，定期的な会合と患者の面接を行い，大臣に助言を提出した[57]。

　1980年代から90年代は特殊病院にとって受難の時代であった。ラン

---

(56) Cyriax O: *CRIME — An Encyclopedia by Oliver Cyriax.* Andre Deutsch Ltd., 1993.
　　（柳下毅一郎訳，世界犯罪百科全書，原書房，1996.）
(57) Bartlett A: Rhetoric and reality: What do we know about the English special hospital? *Int J Law Psychiatry* 16:27-51, 1993.

プトンでの悪質な処遇がテレビドキュメンタリーで暴露された。有罪判決を受けた者こそなかったが，多数の看護スタッフが刑事訴追された(58)。病院は査察を受け，マネジメントの欠陥が手厳しく指摘された。病院閉鎖を求める声も上がった(59)。1981年にランプトン病院審査会の設置に引き続いて改革が試みられた。1989年には保健省が特殊病院の専門部局を設けてマネジメントの改革にあたらせた。

　アシュワース病院についても1991年3月にテレビ番組が不当な医療を告発し，翌月の調査委員会の立ち上げに繋がった。翌年に公表された報告書を受けて，著名な司法精神医学者ブルグラスは「特殊病院は閉鎖されるべきだ」(60)という刺激的なタイトルの論評を『ブリティッシュ・メディカル・ジャーナル』に載せた。ブルグラスによると，不適切な治療に関して委員会は徹底した調査を行い，四つのケースで事実を確認した。報告書はアシュワース病院が近代的な治療環境を提供できていないのは恥ずべき欠陥だとして，「患者に対する配慮を欠く，品位を無視した態度」を指摘した。身体的虐待，低水準のケアと治療，臨床的なリーダーシップの不在，確乎としたマネジメントの欠如などにより，病院が「権力の真空地帯」に化した。その一因は，看護スタッフの多くが刑務官協会（Prison Officer's Association）に属し，保安と規律を治療に優先させる雰囲気にあるとする。査察報告はアシュワースを「野蛮で停滞し，閉じられた（brutalizing, stagnant, closed）施設」とまで酷評した(61)。ブルグラスは，報告書が10年以上前のランプトン病院問題の際の調査と大同小異の内容で，その間に対策が進まなかったことが不祥事の再発を招いたとする。三つの特殊病院は地理的にも専門的にも孤立し，度重なる勧告による進

---

(58) 　Blom-Cooper L: *op.cit.*（注15参照）
(59) 　Grounds A, Snowden P, Taylor PJ: *op.cit.*（注7参照）
(60) 　Bluglass R: The special hospitals should be closed. *British Medical Journal* 305: 323-324, 1992.
(61) 　Blom-Cooper L: *op.cit.*（注15参照）

歩はあったにせよ，大規模な精神病院のほとんどが閉鎖された1990年代において「巨大で無様な，時代錯誤」の姿を維持しているという。

調査を受けて改革が進められたアシュワースであるが，再びスキャンダルに見舞われた。1999年の『ナーシング・タイムズ』には興味深いコラムが掲載されている[62]。1996年9月に小児性犯罪者のスティーブン・ダゲットが逃走したうえに病院を告発する書面を配布し，その内容が一般誌に掲載された。同年11月にはダゲットの逃走の際に付き添っていた看護師が重大な過失を理由に免職とされた。翌年2月には保健大臣が公式調査を命じた。2名の看護師が停職の処分を受けた。調査は1997年にかけて行われ，アシュワースのパーソナリティ障害ユニットが崩壊に瀕している事実を明らかにした。1999年1月に500頁に及ぶ調査報告書が公表され，名指しされた数人が辞職した。保健大臣はアシュワース閉鎖の勧告を受け入れない代わりに早急な改革を指示した。

『ナーシング・タイムズ』のコラムによれば，ダゲットが暴露したパーソナリティ障害ユニットを中心とする信じがたい事実が報告書で明らかにされた。病棟で患者らが運営する菓子店ではポルノが売られた。経理のごまかしで病棟が1万ポンドを稼いだ。衝撃的なことに，8歳の女児が複数の有罪確定の小児性愛者を監督なしで120回訪問し，訪問の情景を映したハードコアポルノが摘発されたという。スタッフの中には処方薬を患者に売りつける者がいた。ダゲットによると，病室の点検は茶番で，看護師が腰掛けてポルノ雑誌を読み，15分で「点検終わり」と宣言するに過ぎなかった。1994年に暴力的な人質事件が起きたが，内部調査の結果はぼかして報告された。ハードコアポルノ，ナイフ，弓鋸の発見は闇に葬られた。看護師らは，病棟にめったに姿を現さない医師らに対

---

(62) Nursing Times: Mission impossible? How to move ahead is the question facing nurses at Ashworth Special Hospital following the inquiry report. Rebecca Coombes explains. Jan 20, pp12-13, 1999.

して不信感を募らせていた。

　コラムは1992年の調査委員会の報告とその実施を促した保健大臣の指示が裏目に出たと指摘する。すなわち，報告書は特殊病院での権力の濫用を厳しく禁じ，保護収容的なアプローチから遠ざかるように勧告した。しかしその結果，振り子は保安の極からセラピーの極へと振れすぎ，患者らに過剰な自由が与えられる一方，スタッフからは権限が剥奪された。看護師長はこの事態を「子どもに菓子店の鍵を渡すようなもの」と評したという。

　コラムはさらに，ブロードムア病院に8ヵ月勤めた看護師による次のような談話を添えている。ブロードムアのスタッフクラブでは，看護師らは補助金で得たラガービアを飲みながら，患者に自由が与えられ過ぎた病棟が陥った惨状について愚痴をこぼし合った。数え切れないスタッフが患者から暴行を受けた。顔面が潰れるほど殴られた者がいた。暴力を起こして収容された患者らを自由にする改革は，彼らをさらに危険にするであろうし，アシュワース病院で現に起きている事態はこうした経験が無視された結果なのだと鋭く突いている。

　現場のスタッフの側は集中砲火をどのように受け止めたであろうか。1997年の『ナーシング・タイムズ』には「ブロードムアがまたもや調査を受けた。スタッフは依然，勝ち目なしの状況」[63]と題する記事が掲載された。語り手はブロードムアに25年勤続の女性看護師である。ブロードムアでは1990年以降，さまざまな改革が施されてきた。しかしスタッフは公衆からほとんど共感を受けず，メディアやお偉方の政治家からいわれ放題である。社会から余儀なく隔離された患者に対して，スタッフは制約が多い中でケアの実現に精力を傾けているが，こうした努力は，敵意ある報道がもたらす患者や家族への悪影響によって無にされて

---

(63) Nursing Times: Broadmoor has faced another inquiry but staff are still in a no-win situation, says Jane Mackenzie. May 21, p18, 1997.

いる。ブロードムアを取り上げる新聞記事のほとんどが少数の著名患者を書き立て，「患者の権利は奪われるべきだ」「奴らを吊せ」と叫ぶ。他方，患者憲章を遵守しないなら，行政や人権団体から質の良いサービスを怠っているとして批判される。このような状況を述べて，コラムの語り手は「私たちは，やってもやらなくても，どうせ罵られるのです」と不満をあらわにする。社会の安全確保と患者の権利尊重という容易に両立しない要求の板挟みで苦しむ現場スタッフの本音である。弾が跳ね返ってくるおそれのない外野席の批判者が無責任な発言をする傾向はイギリスに限らないであろう。

　当時の特殊病院の状況についてグラウンズら[64]の解説を参照したい。1983年の精神保健法では，精神障害であること，一般公衆に対して重大で差し迫った（grave and immediate）危険を示すことが特殊病院の入院要件とされた。危険性に関しては，正当な理由なく手当たり次第に公衆に向けられた身体的または性的な攻撃の証拠のあることが要件とされた。1990年現在，特殊病院全体で，内務省の退院制限命令を付された患者が68％という多数を占め，裁判所からの受け入れの多くは性犯罪者であった。平均の在院期間は8.5年，6％強は60歳以上で，17％は特殊病院に15年を超えて入院していた。高いレベルの物理的保安設備が設けられ，隔離が頻繁に使用され，夜間は施錠された個室から生命緊急時以外は出られなかった。しかし相当数の特殊病院患者が実際には高度保安を必要としていないことが多方面から指摘された。それにもかかわらず，患者の他の医療機関への移動は困難であった。決定手続きの複雑さに加え，いったん移動が決定されても待ち時間が長いことが移動を妨げた。1979年には12ヵ月以内に移動が実現したのは決定の40％にとどまった。状況は改善を見ることなく，1988年には28％が2年以上，6％は6年以上

---

(64)　Grounds A, Snowden P, Taylor PJ: *op.cit.*（注7参照）

の待機を余儀なくされていた。受け入れ側の病床，とくに保安設備と閉鎖病棟の不足が遅滞の理由とされた。なおバートレット[65]によると，1991年時点での三つの特殊病院を合わせた入院患者数は1,740である。精神保健法のカテゴリーでは「精神疾患」が60.3％，「精神病質障害」が24.5％，「精神遅滞（mental impairment）」が8.6％，「重度精神遅滞」が3.9％で，男女比は4対1であった。

11．次なる切り札—中等度保安ユニット

特殊病院の閉鎖を打ち出したブルグラスの論説は先に引用したが，彼はそれに代わるものとして小規模の保安ユニットの効用を説いた。特殊病院と異なり，家族や友人に近い場所で，コミュニティでの継続的治療に円滑に移すことができ，患者の権利の尊重やリハビリテーションのために有利であるという。ブルグラスの主張に代表されるように，大規模の特殊病院に対する批判は，より小規模で保安レベルが低く，地方に分散された専門施設への期待を膨らませた。中等度保安ユニット（medium security unit）である。

グラウンズら[66]によると，中等度保安ユニットの構想は1961年の保健省の報告に遡る。本格化したのは1975年の精神異常犯罪者委員会——リーダーの名を冠して「バトラー委員会」と呼ばれる——による報告であり，イングランド・ウェールズに2,000床の中等度保安病床を設置するように勧告した。特殊病院から退院してまもなく再犯を起こしたグレアム・ヤング事件の衝撃は政府に強いプレッシャーを与えていたが，バトラー委員会による計画はヤングの有罪判決のまさにその日に告示された。

---

(65) Bartlett A: *op.cit.*（注57参照）
(66) Grounds A, Snowden P, Taylor PJ: *op.cit.*（注7参照）

精神異常犯罪者が施設不足のため不適切に処遇されているという認識から，政府は保安ユニット建設の財政措置を地域保健機関に対して行った。1976年から過渡的対策として既存の病棟に安全設備を施した暫定的保安ユニット（interim security unit）が設置された。次いで人口300万につき50床から100床の地域保安ユニット（regional secure unit；RSU）が1980年に開設された。グラウンズらが示している1990年のデータでは，イングランド・ウェールズに655床のRSUが存在した。1983年の精神保健法による強制拘禁（compulsory detention）のための基準を満たし，RSUがアセスメントと治療に適しており，1年半から2年以内に退院が見込める患者を受け入れていた。患者の4分の1が女性である。主な移送元は裁判所，刑務所，特殊病院であるが，4分の1は国民保健サービス（NHS）の病院から送られた，犯罪性はないが危険で難しい患者であった。特殊病院から移送された患者は非常に重い犯罪歴と移送されるまでの特殊病院での長期入院を特徴としていた。中等度保安ユニットの導入後も特殊病院からの患者受け入れは滞り，多くの患者が特殊病院で移送を待っている状況はバートレット[67]が指摘している。

12．特殊病院の歴史は何を語るか

イギリスの精神医療は第二次大戦後に大きく変貌した。クラウンズら[68]によれば，薬物療法の導入と福祉の発展，1959年の精神保健法施行により，サービスの重心は総合病院と地域に移り，巨大な精神病院の存在は疑問に付された。1962年から精神病院の縮減が図られ，ピーク時の1954年には約15万を数えた精神病床が，1974年には95,000に減少した。1863年のブロードムア犯罪狂人院に始まり，20世紀初頭にかけて設

---

(67) Bartlett A: *op.cit.*（注57参照）
(68) Grounds A, Snowden P, Taylor PJ: *op.cit.*（注7参照）

置された特殊病院は，精神医療の全般的改革の中で取り残された——ブルグラスの言葉を借りれば「巨大で無様な，時代錯誤」の——施設というべきであろう。それに代わる小規模の保安ユニットの有効性は未知数である。しかし大を小に替えたからといってすべてが解決するわけではないであろう。特殊病院も開設当初から無用の長物あるいは必要悪と見なされていたわけではない。むしろ逆に，事態解決のための新機軸として人々の目に映った。現代の価値観を基準にして否定するのは簡単であるが，当時の人びとの実感を追体験することが教訓を汲み取るうえで有益であろう。

第3章
モラルインサニティ, 変質, サイコパシー

1. 反社会人の系譜

　アメリカ精神医学会の『精神疾患の診断・統計マニュアル』は1980年の第3版（DSM-III）以降、反社会性パーソナリティ障害を診断カテゴリーの一つに採用している。社会規範に対する不適合を基本特徴とするもので、診断基準を一瞥すればわかるとおり、反社会的な行為の繰り返しが診断の根拠とされる。これと一部共通するが、行動特性よりも心理特性に重点を置いた概念が北米を中心に発展したサイコパシーである[1]。サイコパス、つまりサイコパシーと診断される人は冷酷、利己的で良心を持たない。

　反社会性パーソナリティ障害もサイコパシーも、現代の精神医学・臨床心理学において公認されたカテゴリーである。さらに近年では脳科学者がこの領域に注目し、道徳的欠陥を脳の異常から解明しようとしている。しかしこれらの概念は、ある時代や社会の価値規範という経験科学を越える次元と不可分であり、科学の知の限界にあることも忘れてはならない。反社会性パーソナリティ障害はいわば"期待される人間像"の裏返しであり、サイコパスのイメージは現代人の犯罪不安を反映した

---

[1]　psychopathyはドイツ語ではPsychopathieであるが、前者は北米、後者はヨーロッパを中心に発展した概念である。本書では、両者を区別するために、前者を「サイコパシー」、後者を「精神病質」と表記する。

"凶悪犯"そのものである。そして，これらのカテゴリーに関わる時，精神医学・臨床心理学の役割も微妙に変化せざるをえない。病んだ人，苦しむ人に対する援助の学ではなく，危険な人を的確に識別して社会の安全の守り手となること，刑事政策や犯罪捜査に資することが期待されるのである。

これら，一言でいうなら"反社会人"というべき人間類型は，すぐれて現代的な表象であるとともに，歴史に深く根を下ろしている。まず，モラルインサニティと変質に関する説が，それぞれ19世紀のイギリスとフランスで発展した。近代犯罪学の祖とされるイタリアのチェザレ・ロンブローゾは1876年の著書[2]で「生来性犯罪者」の概念を提唱した。彼はこれを素質的に犯罪への傾向を持ち，系統発生的に古い段階が隔世遺伝により再生された人類の変種と見なした[3]。ドイツ語圏では，第4章で詳しく述べるように，20世紀初頭に精神病質が議論の的となり，その過程で今日の反社会性パーソナリティ障害の原型がつくられた。ナチスドイツによる障害者安楽死計画に最悪の結実を見た優生学の思想が欧米に広く行き渡ったのも世紀の転換期である。

近代精神医学が形成される時期に，刑事司法との接点において，反社会人をめぐる多様な言説が同時代的に広く流布したわけである。文脈は異なるものの，同じ底流の現れと理解される。そして現代，この底流は装いを新たにして蘇っているように思われる。

本章ではモラルインサニティと変質に関する学説を，その主唱者である人物に焦点を当てて論じる。その上で，世界的に目覚ましく展開しているサイコパシーの理論について批判的に検討する。

---

(2) Lombroso C: *L'uomo delinquente studiato in rapporto alla antropologia, alla medicina legale ed alle discipline carcerarie*. Bocca, Torino, 1876.
(3) ロンブローゾの人と業績については次を参照．中谷陽二：Lombroso, Cesare——身体と表徴．松下正明編：続・精神医学を築いた人びと．pp85-98, ワールドプランニング，1994．

2. モラルインサニティ―プリチャードからモーズレーへ

　エジンバラの医師ジェイムズ・プリチャードは1835年の『心をおかすインサニティおよび他の障害に関する概論』(4)（以下，『概論』）の中でインサニティの一形式であるモラルインサニティ（moral insanity）を記載した。もはや医学史の文献でしか見ることのない言葉であるが，精神病質・パーソナリティ障害の源流を知るうえで重要な概念である。moral insanityは日本では明治初年に神戸文哉がヘンリー・モーズレーの著書を翻訳した際に「徳行狂」とされ(5)，その後は「悖徳狂」，「徳義狂」などと訳されることもあった。吉益の『犯罪学概論』(6)では「背徳狂」の訳語が当てられている。

　このように訳語が一定しないところにモラルインサニティの概念の特質が現れている。もともと，プリチャードが提唱した概念の定義が明瞭ではなかった。そのうえ，プリチャードから後の世代に移ると，モラルインサニティの意味に一定の変遷が生じた。刑事司法と精神医学の関わりという視点からはこの意味の変遷に興味が持たれる。原語の多義性を損なわないために，ここではmoral insanityを片仮名で表記したい。

　さて，プリチャードの著書は包括的な精神病論というべきもので，その中で彼はインサニティを次の変種に分類した。

1. モラルインサニティ
2. 知的（intellectual）インサニティ

---

(4)　Prichard JC: *A Treatise on Insanity and Other Disorders Affecting the Mind.* Sherwood, Gilbert, and Piper, London, 1835. Reprint edition by Arno Press, New York, 1973.
(5)　神戸文哉：精神病約説. 京都癲狂院蔵書，1876. 復刻版，精神医学神経学古典刊行会，1973. Henry Maudsley の著書 *Insanity* (1872) の翻訳である。
(6)　吉益脩夫：犯罪学概論. 有斐閣，1958.

(1) モノマニア

(2) マニア

(3) インコヘレンス（incoherence）

　おおまかにインサニティが「モラル」なものと「知的」なものに二分されている。プリチャードの説明によると，後者のうちのモノマニアは悟性（understanding）が部分的には障害され，特定の観念や錯覚の影響下にあるが，他の領域では障害を免れているもの，マニアは悟性が全般的に混乱した「荒れ狂う狂気」，インコヘレンスは主にディメンチアである[7]。

　さて，モラルインサニティをプリチャードは次のように定義した。

> 　知的能力の損傷がないかわずかであるように見え，障害が主として，もしくは唯一，感情，気性，習慣に現れるような精神的混乱の一形式が存在する。記述された例では，心のモラルで能動的な原理が奇妙なかたちで歪み，堕落している。自己統御の力は失われるか，著しく損なわれている。与えられた課題を語り推論することについては無能ではない。しばしばかなりの鋭敏さと流暢さでそれをこなす。無能なのは生活の営みにおいて品位と作法に適って振る舞うことについてである。願望，性向，愛着，好悪はすべて病的な変化を被り，この変化は障害を発生させる原因か，もしくはその根本にあるように思われる。この混乱は，分別が被っている混乱，疾患の唯一の現れのように見える混乱である。

　プリチャードによる解説と多数の症例記述からモラルインサニティの

---

[7] dementia は病の残遺として現れる場合と初期から現れる場合があるとされ，今日の認知症と統合失調症の人格荒廃の両方を含むと考えられる。

具体像をある程度イメージすることができる．すなわち，振る舞いや習慣が奇妙で強情でエキセントリックであり，そのため完全に正気なのか疑わしい人びとである．気まぐれにさまざまなことに手を出す．御しがたく，社会的感情が乏しく，近親者や友人を嫌悪し，周囲の人にとっては頭痛の種となる．とくにその人が家長である場合，向う見ずな企てや投資により破産に陥ることを防がなくてはならない．相当数は「煩いと悲哀を特徴とする人びと」である．すなわち，病的悲哀とメランコリーへの傾向を示し，自分が義務を果たせないのではないか，自殺や犯罪に駆られるのではないか，という観念に付き纏われる．逆に並外れた興奮がメランコリーに取って代わることがあり，その場合は上機嫌で活動的となる．

　モラルインサニティの病因としては，遺伝，破産，失恋，てんかん発作，熱性疾患による体質の変化など，雑多なものがあげられている．過去に明らかな狂気の発作が認められる場合と，単に本来の特徴が強められたに過ぎない場合とがあるという．

　プリチャードは著書の巻頭にエスキロールに対する深甚な謝意を掲げ，ピネル，ジョルジュなどフランスの学者の説をさかんに引用している．とくにピネルによる「デリールを欠くマニー」[8] の記述に注目する．すなわち，認めえるような悟性の障害を欠き，情緒とモラル感情の障害のみから構成されるインサニティが存在するというピネルの観察は非常に重要であるという．

　今日の概念との対応にはあまり意味はないであろうが，モラルインサニティを強いて疾患分類に当てはめるなら，パーソナリティ障害，器質性パーソナリティ障害，双極性障害を含む気分障害，強迫性障害など非精神病性の疾患が考えられる．

---

[8] délire は妄想と錯乱を包括する広い概念．

他方，プリチャードの記述では反社会性や犯罪性がモラルインサニティの本質特徴とは見なされていないことがとくに注目される。日々の暮らしであらわになる「品位と作法に適って振る舞うこと」の次元の逸脱が問題であり，散財することで家族を窮地に追いやるような人が典型である。法律上の紛争を引き起こすとしても，刑事ではなく民事の問題である。この意味では，神戸による「徳行狂」の訳語は原義をうまく言い当てている。

 それではプリチャードの学説や関心はどのような背景を持ったのであろうか。オーグスティンはモラルインサニティを人間の本性の退廃 (corruption) に関する医学理論と捉え，時代の思潮との関連で次のように論じている[9]。

 プリチャードは聖書を字義どおり信じる，信仰心の篤い人物であった。医学のみならず人類学や文献学などに興味を持ったが，学者としての熱意は霊魂を救済する，つまり"to save one's soul"という4語に尽きた。関心は何よりも，当時の唯物論的風潮，とくに骨相学を排撃することにあった。動機の一つは，彼が宗教への帰依から抱いた時代の病に対する危機感にあった。その過程でインスピレーションを与えたのはドイツのロマン主義精神医学であり，彼はそこに深い宗教性を見出した。インサニティを脳の局在的な損傷によるものと見なし，知性の障害を重視する立場に対して，ロマン主義者はインサニティを生ける心身の全体を侵す感情や情念の病と見なしたからである。プリチャードにとって，モラルインサニティは脳に限局される病ではなく，誰もが襲われる可能性のある普遍的な病であった。とりわけ富める者，満ち足りた者，文明によって洗練された者ほどモラルの退廃に陥りやすいことから，モラルインサニティは上層階級の病であり，野蛮な人には稀であると見なされた。

---

(9) Augstein HF: J C Prichard's concept of moral insanity—A medical theory of the corruption of human nature. *Medical History* 40: 311-343, 1996.

オーグスティンは，このようなところにプリチャードが患者の財産保護を強調した理由があると指摘する。要するに，宗教的，保守的な立場からの社会病理現象に対する危機意識にもとづく学説であった。この点は，次に述べるフランスで変質学説を発展させたモレルと共通し，国境を越えた興味深い同時代性がうかがわれる。
　ただし，プリチャードがモラルインサニティについて，反社会性，犯罪性という側面を度外視していたかというと，そうではない。たとえば『概論』にある次の記述である。

>　ある種の情念と精神的習慣が顕著であるような驚くべき例では，挑発や教唆がなくても，怒りと悪しき感情が頻繁に生じる。病気全体が怒りの激しい発作から構成され，理由のない危険で重大な犯罪遂行に至る場合がある。病的現象がもっぱら，現実的な挑発も想像された挑発もなしに起き，根拠のない強度の悪意の現れであるとき，それは厳密な意味でモラルインサニティの本性の一つをなす。多くでは，感情・気性・習慣よりも衝動・習癖が主要な特徴である。よく知られた多数の例では，その他の面では正気で知性が十分にあると思われる人で，残虐な行為への突発的衝動が起こり，彼らは理性と意志的努力によって衝動に抵抗できなかったことを悔やみながら告白する。他の例では，しっかりした目標や動機なしに犯罪が遂行される。また悪しき感情を持たずにあらゆる種類の迷惑行為をなす人もいる。しばしば盗みの性癖がモラルインサニティの──唯一ではなくても主要な──特徴をなす。

　これは悪意や犯罪への根深い傾向を本質とするモラルインサニティのサブタイプというべきものであろう。今日の反社会性パーソナリティ障害，衝動制御の障害，窃盗症というカテゴリーが連想される。プリチャ

第3章 モラルインサニティ,変質,サイコパシー

ードはあくまでこれを「驚くべき例」として例外扱いしているのであるが,19世紀の後半以降,このタイプがモラルインサニティの中核と見なされるようになるのである。

この変遷はイギリスを代表する精神医学者の一人であり,現在もモーズレー病院の名称に名を残すヘンリー・モーズレーの論述に見ることができる。人物像と業績については黒川の解説[10]にくわしい。多方面にわたる旺盛な著作活動と歯に衣着せぬ発言で毀誉褒貶の激しい人物であった。進化思想に親近感を持ち,神学や創造説には体質的な嫌悪感を向けたという。宗教に関してプリチャードとモーズレーが相反する態度を取ったことは興味をそそる。モーズレーは司法や犯罪についてもいくつかの論著を著している。1874年に発刊された『精神疾患における責任能力』[11]には次のようなモラルインサニティをめぐる論述がある。

モラルインサニティは,悪徳や犯罪という外観で現れるため,根拠のない医学の発明品,犯罪者に刑事制裁を免れさせる避難所と見なされ,批判を招いている。裁判官たちはこれを社会の利益に反する「きわめて危険な医学的教義」と見なして排斥している。

このモーズレーの指摘は,プリチャードの著作から40年を経て,モラルインサニティの意味が「品位と作法」の次元から「犯罪」の次元へと移行した状況を推測させる。

モーズレーは世間の非難に抗してモラルインサニティという精神異常の一形式が実在することを強く主張した。「錯覚,妄想,幻覚がなく,症状が主として能動的でモラルな力――感情,情緒,性癖,気性,習慣,振る舞い――の歪みに現れる心の障害」という彼の定義は明らかにプリ

---

(10) 黒川正則:Maudsley, Henry (1835-1918):その生涯と業績.松下正明編:続・精神医学を築いた人びと.pp53-84,ワールドプランニング,1994.
(11) Maudsley H: *Responsibility in Mental Disease*. King, London, 1874. Authorized edition, D. Appleton and Company, New York・London, 1900.

チャードを踏襲している。しかし、「品位と作法」の次元から「犯罪」の次元へという重点移動はさらに次の記述から明らかである。

　真のモラルな感情（moral feelings）を欠く，驚くほどの鈍感さ。知性はたいてい鋭敏で，行動を説明し，弁明し，合理化する優れた才覚を持ち，自分が迫害の犠牲者であるかのように見せかける。知的能力のすべてが利己的願望の合理化と満足に費やされる。しかし，彼らの知性が常に正気であるかは疑わしい。病的感情や情念の影響が判断と理性を惑わすからである。彼らは義務や責任に従わず，身近の愛すべき人びとに害を及ぼす。生活の決まりを守れない。慎重さを欠き，みずからの行為が自身にとって有害であることを認識できない。他人を信用せず，それと同じほど彼ら自身も信用されない。行為の責任を認めず，弁解し，正当化する。情緒の性質が根本から乱れており，邪悪な満足は彼らの本性をさらなる変質へと導く。ついにはみずからを，社会組織から排除して隔離することによってしか無害化されない病んだ存在へと変えてしまう。

　ここでは知的鋭敏さと利己性，邪悪さとの奇妙な混淆がモラルインサニティの本質と見なされている。プリチャードの視点では文明の好ましくない影響のもとで誰でもが罹りえる病とみなされたものが，モーズレーでは特定の人を宿命的に襲う病のように理解されている。
　それでは，そのような人びとを法はどのように扱うべきであろうか。モーズレーはモラルインサニティと責任能力の関係について次のように述べるが，歯切れの悪さは否めない。

　彼らはなるほど，モラルな責任に関して真の意味での能力を持たない。彼らが責任を感じるとしても，それは懲罰に対するおそれに

よるものでしかない。経験的には，懲罰を科すことが彼らによい影響を及ぼす場合があり，少数例においては最良の手段ですらある。病んだ心は病んだ心臓と同様に，何らかの行為については無能にすることはありえても，あらゆる行為に関して能力を奪うわけではないであろう。競走には耐えられない心臓病患者でも穏やかな日常の仕事なら務まるように，完全には正気でなく，重い責務を負えない者も，生活のより軽い責任には耐えられるのである。明らかにどのような懲罰にもふさわしくない例もある。おそらくどのような例でも，最良の判断は，事例ごとの状況に応じて決定される，斟酌された責任というものであろう。

　以上のようなモラルインサニティの本質と刑事責任の理解は，モーズレーの独創というよりも，当時の一般的論調であったと推測される。"モラル"の内実は人間性の感情的側面という広い領域から"道徳的"という価値判断を伴う領域へと傾斜した。日本語に訳せば，まさに"背徳狂"である。次項で述べるフランス語圏の変質学説，さらに下って北米を中心に発展したサイコパスの概念とのつながりが見て取れる。ちなみにドイツ精神医学ではクラフト‐エービングやクレペリンが moralisches Irresein を疾患の一つに数えているが，これもモーズレー的な意味での moral insanity である。

3．変質──モレルからマニャンへ

　反社会人のもう一方の源流はフランス語圏を中心に発展した変質に関する学説である。英語圏のモラルインサニティの学説との間に興味深い同時代性，並行性が見出される。
　英語の degeneration，フランス語の dégénérescence，ドイツ語の

Degenerationは生物学の用語では"退化"であるが，精神医学では"変質"と訳されている。語源はラテン語のdegenerare——法則や規範からの好ましくない逸脱——である。ドイツ語ではEntartungも同様の意味で用いられるが，これは本来，個人の道徳的欠陥や文明の衰退を指した。19世紀にこれらの言葉は人類学，民俗学，解剖学など多様な領域で術語となった[12]。変質の概念を精神医学に導入したのはフランスのモレルであり，その混沌とした理論を同じくフランスのマニャンが洗練し，体系化した。シューレ，クラフト‐エービング，メビウスらがドイツ精神医学に持ち込み，クレペリンにも大きな影響を与えた。つまり，変質学説の発展は19世紀におけるフランス精神医学とドイツ精神医学の交流に負うところが多いが，イタリアのロンブローゾらによる犯罪人類学も寄与している。

　一般に変質学説は，メンデル法則以前の未熟な遺伝理論にもとづき，ペシミズム，宿命論，差別的な人種観に刻印された疑似科学的思想と見なされ，精神医学の歴史の片隅に追いやられている。たとえば，ジルボーグの浩瀚な医学史研究[13]は変質学説の解説に数頁をさいているに過ぎない。アカークネヒト[14]によれば，変質学説は当時のダーウィンの進化思想と結びついたからこそ影響力を持ちえたという。さらにヤンツァーリク[15]は，変質の概念は20世紀に科学的根拠を奪われて存在意義を失ったことを手短に述べている。

---

(12) 　Hermle L: Die Degenerationslehre in der Psychiatrie. *Fortschritte der Neurologie und Psychiatrie* 54:69-79, 1986.
(13) 　Zilboorg G: *A History of Medical Psychology.* W. W. Norton, 1941. （神谷美恵子訳，医学的心理学史．みすず書房，1958.）
(14) 　Ackerknecht EH: *Kurze Geschichte der Psychiatrie.* Zweite, verbesserte Aufl. Ferdinand Enke, Stuttgart, 1967. （石川清・宇野昌人訳，精神医学小史，第2版．医学書院，1976.）
(15) 　Janzarik W: *Themen und Tendenzen der deutschsprachigen Psychiatrie.* Springer, Berlin, 1974. （大橋正和訳，ドイツ精神医学史．創造出版，1996.）

第 3 章 モラルインサニティ，変質，サイコパシー

　一言でいうなら，変質学説は近代精神医学の継子扱いされている。しかし，言葉が消滅したからといって存在意義がなかったわけではない。ひとたび過去の人びとの視点に立ち返ると，変質学説は 19 世紀後半から 20 世紀初めにかけてヨーロッパの科学界を風靡した思想の枠組み，いわゆるパラダイムであったことがわかる。当時の文献を一瞥すれば明らかなように，変質の概念は国境を越えて医学的言説の隅々に浸透していた。精神医学者を引き付けた理由は，この学説が精神疾患の病因論に踏み込み，さらには予防の学を発展させる機縁をつくったからである[16]。この予防的視点は 20 世紀に欧米諸国に広がった優生学（eugenics）の思想と結びつき，ナチスドイツにおける断種法施行などの精神障害者対策にもつながった。

　日本への紹介者である吉益の指摘[17]にもあるように，変質学説では，民族全体の健康悪化と個々の疾患の遺伝という異なる次元が混同されてきた。しかし，多義的で曖昧さを含む概念であったがゆえに広範な浸透力と長い射程を持ちえたという見方も許されるであろう。

　精神医学における変質概念の生みの親であり，早発性痴呆（démence précoce）という疾患名の提唱者としても知られるベネディクト・モレルはチャールス・ダーウィンと同じ 1809 年に生まれた。彼の主著『人類の身体的，知的，モラルな変質の概論』[18]（以下，『変質概論』）は『種の起原』発刊 2 年前の 1857 年に世に出された。このことから両者に直接のつながりが想像されるのであるが，モレルはダーウィンに言及しておらず，実際に影響を受けたのはビュフォン[19]など 18 世紀フランスの博物学者

---

(16)　Huertas R: Madness and degeneration, I. From 'fallen angel' to mentally ill. *History of Psychiatry* iii, 391-411, 1992.
(17)　吉益脩夫：社会防衛としての断種の問題（二）．脳 4:11-21, 1930.
(18)　Morel BA: *Traité des dégénérescences physiques, intellectuelles et morales de l'espèce humaine et des causes qui produisent ces variétés maladives*. J. B. Baillière, Paris, 1857. Reprint, Arno Press, New York, 1976.

であったという(20)。

　『変質概論』はさまざまな視点が錯綜した著作である。根底において一貫しているのはヨーロッパの現状に対するモレルの鋭い危機意識である。前書きの中で彼は，各国の精神病院を訪問して神経疾患患者の実態を目の当たりにし，それが「人類およびその子孫の変質」について彼が抱いていた観念をまさに裏付けたと述べる。そして，慢性疾患の広範で急激な増加，自殺，犯罪，兵役に耐えられない若者の増加が相俟って人類の将来を脅かしていると強調する。

　次いでモレルは諸科学の発展へと目を転じ，医学，動物学，植物学，民族学，骨相学，胎生学，生理学など，きわめて広範囲の科学の現況を展望している。動植物と等しく人間にもさまざまな変種（variétés）つまり人種が存在し，それらの体型・肌色と風土の間には一定の関係が見出される。これは自然環境への適応的変化であり，普遍的な現象である。それに対して変質は「病的原理にもとづく深く根本的な変化」である。つまり人類の変種には自然なものと病的なものがあり，後者が変質にほかならない。「人間の正常型からの病的偏倚」という言い方もされている。

　16世紀以降，人びとの視線が旧大陸を越えて非文明世界へと広がり，人間の多様性が認識されたことがモレルの思想の背景にあったであろう。それとともにモレルの学説をとりわけユニークにしているのはキリスト教の信仰との深い結びつきである。人間の正常型もしくは原初型（type primitif）は神による創造の賜物であり，変質は人間世界にもたらされた根源的堕落であるとされる。フエルタスによれば，モレルにとって変質とは堕天使（fallen angel）に均しいものであった[21]。またリエジュワに

---

(19)　Georges Louis Leclerc Buffon (1707-88) は王立植物園園長を務め，全44巻の『博物誌』で知られる。

(20)　Liégeois A: Hidden philosophy and theology in Morel's theory of degeneration and nosology. *History of Psychiatry* ii, 419-427, 1991.

よれば，モレルの変質学説と疾病学には神学が隠されており，"創造"と"原罪"をその基礎にしていた(22)。モレルに影響を与えたビュフォンに代表される18世紀の自然科学も創造説やカトリシズムと両立するものであったという。

このようにモレルの思想の根本にある勃興期の自然科学とキリスト教の複雑な関係は，本章で述べるには手に余る科学史の問題である。ただ，変質学説をダーウィンに始まる進化思想の亜流に過ぎないとする見方は，少なくとも学説の起こりに関しては的外れであることは指摘してよいであろう。そのことと関連して，プリチャードとモレル，つまりモラルインサニティと変質の提唱者2人がキリスト教をバックボーンにしていた事実は興味深い。

さて，モレルの学説の内容であるが，実は非常にわかりにくい。体系性が乏しいのである。変質という概念自体が両義的で，人類の進行的衰弱というマクロな現象のようでもあれば，疾病や奇形という個別的な現象のようでもある。"個"と"種"が錯綜している。モレルが好んで取り上げるクレチン病を例にあげれば，クレチン病患者とは「変質者の大きな科（famille）を構成するもので，身体的および知的に特定の明瞭な傾向を示し，人類学的には亜種族（sous-race）をなす」とする。この場合，クレチン病患者の増加という統計的現象を指して変質と呼ぶのか，クレチン病という疾患の本態が変質であるのか，あいまいである。「精神疾患は一つの変質でもある」とも明言されている。人類全体の変質は疾患の増加などから証明され，疾患が変質であることはそれが人類の堕落の現れであることからわかるという，一種の循環論法が見出される。

モレル学説の体系性の乏しさがよく現れているのが変質の発生因（causes génératrices）についての説明である。変質の分類の基準は頭蓋の

---

(21) Huertas R: *op. cit.* （注16参照）
(22) Liégeois A: *op. cit.* （注20参照）

形態異常などではなく原因の違いによるべきだとして，それを以下のように列挙している。

① 中毒：アルコール，麻薬，沼沢土壌，栄養不良など
② 社会環境：産業，有害な職業，都市の不潔な住居など
③ 既存の疾患および病的気質：精神・神経疾患，腺病質など，
④ 道徳的欠陥：悪しき熱情など
⑤ 先天的もしくは早期の障害：頭蓋の形成不全など
⑥ 遺伝的影響

なかでも重視されているのは各種の中毒性物質や風土的要因である。後者はたとえば沼沢地から発生する病原性の気体と見なされたミアスマ（miasme）や鉱毒物，ペラグラの原因となる栄養の欠陥である。アルコールの有害性はとくに強調されている。産業革命後の社会問題がおそらく背景にあったと思われるが，モレルの関心は今日の社会医学の萌芽といえる側面がある。

　環境的要因と並んで遺伝による伝達も変質の基本的条件と見なされている。一人の変質者には数代前からの悪性の器質的素因が凝縮されており，形態異常や知能，感情の偏りなどの典型的特徴が見出される。変質者ではない人も，有害な影響に曝されると障害を発し，その障害が悪性の遺伝となって子孫に伝えられる。"変質の発端者"というべきものであろう。また，アルコール症の親から白痴（idiot）の子が生まれるという場合のように，ある病的過程が遺伝的に伝達されると別種の疾患となって現れることもあるとされ，後天的性質の遺伝に関するラマルクの説が想起される。

　モレルの学説は宗教と不可分であったが，次に紹介するマニャンらが変質の脱宗教化をはかることとなった。ピネルの後継者であるエスキロ

第3章　モラルインサニティ，変質，サイコパシー

ールは，臨床的な観察と記述をもとに症状や症候群を重視する精神疾患の分類を打ち立てた。このような症候学的分類は 19 世紀中葉に袋小路に落ち込み，変質学説はそれに代る原因論的分類つまり多様な疾患に対する包括的な説明モデルを提供するものとして期待を集めた。この動きを担った一人がパリのサンタンヌ病院[23]の豊富な症例をもとに臨床精神医学を体系化したマニャンである。ここでは弟子のポール・ルグランとの共著で著した『変質者』[24]を取り上げ，モレルの学説との対比を念頭に置いて検討しよう。

　ピネルに続くエスキロールの疾病学の独自性が精神機能の部分的障害を指すモノマニーの定式化にあったことはよく知られている。モノマニーは殺人や放火など個々の行為つまり症状ごとに細分化され，その結果，全体的視点が危うくなった。マニャンらは『変質者』の中で，モレルがエスキロールによる症候学的分類を乗り越えたことを高く評価する。すなわち，「モレルは人類の変質について考察し，遺伝性精神異常（aliénations héréditaires）を記述することによって，モノマニー説に対してほとんど致命的な打撃を与えた」という。モレルが先鞭をつけた変質と遺伝の説は諸家に注目され，教科書の大部分がこの問題に言及し，影響はドイツにまで及んでいる。そして 1885 年のフランス医学心理学会ではモレルの遺伝性精神異常が論議の的になり，下位類型については賛否が分かれたものの，基本的なカテゴリーに関しては全員が賛同したという。マニャンらの現状分析は 19 世紀後半のフランスで変質学説が広く浸透していた状況をうかがわせて興味深い。

　マニャンとルグランはモレルの先駆性を高く評価したうえで，変質を

---

(23)　1867 年に開設された Sainte Anne 病院は大学や研究施設と連携してフランス精神医学における指導的役割を果たし，サンタンヌ学派と呼ばれる伝統を形成した。

(24)　Magnan V, Legrain PM: *Les dégénérés (Etat mental et syndromes épisodiques)*. PFEFF, ET Cie, Paris, 1895.

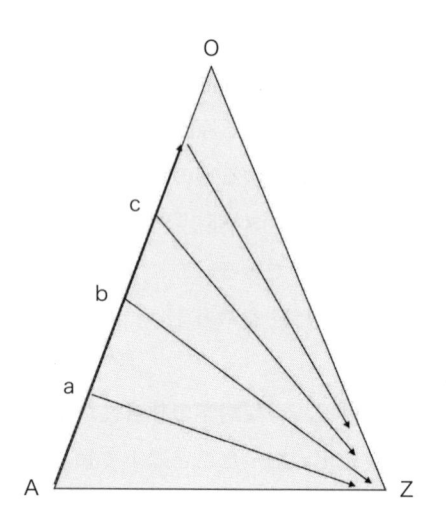

変質の模式図 Magnan et Legrain（注 24）より改変。

精神疾患の分類原理として明確に組み込むことを目指した。彼はまず変質の模式図を提示する。図のAにおいて出現した人類は理念上の究極の完成点であるOに向かって進む。その途上にあるa, b, c, ……で種々の変質原因が発生すると変質者が生じ，彼らの家系は世代を重ねるにつれて衰退し，ついには生殖不能となってZで消滅する。マニャンとルグランがとくに強調しているのは，Zへ下降する斜線が示すように，変質は単にAへの後戻りではないことである。Aが自然な原始的状態を指すのに対して，Zはあくまで病理的な状態なのである。Zについては次のような説明も加えられている。

> 直近の先祖に比べ，精神的・身体的抵抗の面で体質的に劣り，生存のための遺伝的闘いという生物学的条件を不完全にしか実現できない。衰弱は恒常的なスティグマのかたちで現れ，再生 (régénérations) がなされない限り，本質的に進行性で，多少とも速やかに種の消滅を招く。

モレルでは，人類全体が退廃に陥りつつあるという終末論的でペシミスティックな認識が根本にあった。それに対してマニャンらは，人類全体は完成の途上にあるという，進歩に関するオプティミズムが前提とされている。人間社会が単純で低次の段階から複雑で高次の段階へと発展すると説いたハーバート・スペンサーの進化の原理を想起させる。進歩の熱に浮かされたヨーロッパ世紀末の思潮が色濃く反映されている。

　臨床のレベルでは変質とはどのように理解されるであろうか。マニャンらはまず疾患分類の新しい原理を提示する。従来は，症候学的方法，原因を主とする方法，病理解剖学を主とする方法という三つの原理が存在したという。それに対してマニャンらは，日常的に起こるありふれた原因を含むさまざまな病因の連鎖を病因論の軸に据えているようである。なかでも病気が発生する基盤としての素因が重要とされ，その観点から精神異常(aliénations)が次の二つの大カテゴリーに分けられる。①遺伝を負った人すなわち素因者（prédisposés）に生じる精神異常，②健常人において生活上の偶発的事態により起こる精神異常。①では原因は個人に内在的，②では外在的である。

　変質との関連では①すなわち「素因を持つ人」が問題となる。この場合，素因は「遺伝的または後天的な素因」を含むとされる。その理由は，精神的ショック，中毒，身体疾患なども長期間積み重ねられることにより遺伝的原因と同じように精神病発現の基盤を形成するからであり，飲酒癖がその好例であるという。素因を持つ人はさらに2種に分けられる。「単純な素因者」と「変質を伴う素因者」である。前者では「単純で要素的な精神病」，後者では「変質状態」が生じる。「単純で要素的な精神病」が一時的な混乱であるのに対して，「変質状態」では「知的・精神的な人格全体が根底から，かつ出生時から，素因的要因の悪化により根本的に変形される」という。この場合の素因は強度で，脳は例外なく修復不能の障害を示し，精神的・身体的スティグマが明瞭であり，素因は遺伝的

欠陥のみでなく胎生期と幼児期に被った有害な影響にも帰せられる。

　マニャンらは変質状態をさらに下位類型に分けているが，煩瑣となるため説明は省略する。

　それでは結局，"変質"とは何なのであろうか。マニャンらは，変質と遺伝を混同してはならないとしたうえで，変質について発生様式から二つを区別している。①先行する各世代が負った欠陥の総和が遺伝を介して一個人に現れる変質，②人生途上で蒙った影響による欠陥としての変質——次の世代に遺伝される場合とされない場合がある。

　モレルのいう変質は"人類全体の宿命的な堕落"というニュアンスが強かったのに対して，マニャンらは変質をより臨床的なレベルに位置付けている。とはいえ，依然つかみどころのない概念であることは否めない。あえて要約すれば，まず，変質を伴う素因者という特殊で異質な集団，「健常人や単純な素因者と同じように考え，行動することは決してない人びと」が存在すること。異質性は遺伝的つまり生物学的に伝達されるのであるが，個人が陥った飲酒などの悪癖も遺伝に取り込まれることによって後の世代に伝えられること。マニャンらが考える"遺伝"とは，あえて喩えるなら，汚水を次々に取り込んで太くなっていく下水の流れのようなものであろう。したがって，環境的要因と遺伝的要因，あるいは生物学的脆弱性と心理社会的ストレスを相互に独立したものと捉え，それらの複合に精神疾患の発生メカニズムを見出す現代的な観点とは必ずしも一致しない。

　それでは変質への対策はどのように考えられたのであろうか。

　まずモレルであるが，彼は『変質概論』の最終章を「人類における再生的要素の研究への取り組み」に当てている。ここでいう再生は先にも触れた régénérations であり，変質 dégénérations つまり退行への流れを本来の方向に戻すことを意味する。具体的には，身体とモラルの衛生，急性状態の治療，予防の3点である。当時発展していたモラルトリートメ

ントとの関連では，個人よりも変質的素因を考慮した集団を対象とするモラル化（moralisation des masses）を主張し，それを新しい科学であるとして自負する。急性状態の治療については，アルコールその他の物質の危険性を説いている。

　予防（prophylaxie）はモレルの真骨頂というべき部分である。人類の将来にとって有益な，科学が何よりも力を発揮する領域であり，さまざまな原因から生じえる結果を予測して闘うことであるとする。自然な種族と，病的な種族の区別を踏まえ，後者が前者の健康な人びとと混じりあうと進行性の堕落が生じる。もっとも，幸いにして不妊が生じるためにどこかで子孫が絶え，堕落の最終段階までは行き着かない。このような混じり合いを防ぐことが重要であるとして，変質の予防的治療の方策を次のように説く。変質した人に相応しい場所は拘禁施設か精神病院であり，これらの施設の進歩が病的変種の治療と改善のための衛生に貢献する。実際，より多数の病的変種の人びとに病院の恩恵が与えられるべきである。先天的な聾唖と盲は変質の原因と関連することが多いが，彼らを精神病患者の施設に受け入れることに何ら不都合はない。これらの不幸な者たちに教育を施し，役立たずの危険な存在から社会の有用な成員に変えるのであるという。

　モレルは，医師が関わるべきプログラムが「人間の知的，身体的，モラルな改善——あえていうなら人間の再生」であるという気宇壮大なマニフェストで『変質概論』を締めくくる。ここでモレルは"再生"をRégénérationと，とくに大文字を付して強調している。

　マニャンとルグランも『変質者』の最後で治療の方向性を論じている。「変質者に関して，治療は，何よりも社会の将来を左右する予防に関わる」と述べ，モレルと軌を一にして予防の重要性を説く。治療の基本的方略として三つがあげられ，それぞれが変質者の特性に対応する。①脆弱で不完全な者：生得の能力を発展させ，欠陥を代償させる。②外的影

響に敏感な者：不均衡をもたらす原因から防御する。③堕落して，種にとって危険な者：害の拡散を防止する。

　治療の各論では，小頭症に対する早期の開頭術，低知能者への特殊教育，知的発達を促すさまざまな刺激の効果，厳格な規律のもとでのモラルトリートメントと職業教育などをあげ，精神病院の中に設けられた特殊な部門がこれらの方策に適しているという。

　とくに重視されているのはアルコール症[25]への対策である。すでにモレルが『変質概論』で文明化，産業化の産物であるアルコール，麻薬，重金属などの中毒物質に注目した。これらは「脳を直接かつ頻繁に侵襲することを通じて特殊な状態を生じさせ，中毒物質の使用者を繰り返し一時的な狂気に陥れる，人類の変質の最も強力な原因」であるという。「一時的な狂気」とはアルコールによる離脱せん妄や幻覚症を指すと思われる。そして，慢性アルコール症の親からは飲酒癖を持つ子孫ばかりでなく，「出生時から完全な変質の萌芽を示し，痴愚 (imbécile)，白痴 (idiot) へと進んでいく者」も生まれるという。アルコール症こそ，世代を重ねるごとに弊害が拡大再生産される変質の典型例というわけである。

　モレルに続き，フランスではアルコールに関する医学研究が活発になった。マニャンを先頭とするサンタンヌ学派の貢献が突出している[26]。彼らは多数の臨床例をもとにして，蒸留酒アブサントの影響やアルコールせん妄に関して，それまでの道徳的な対応とは異なる実証的な研究を進めた。とくにマニャンと『変質者』を共同執筆したルグランによる『社会的変質とアルコール症』[27]は注目を集めた。その一節を引用する。

(25)　alcoholism（アルコール症，アルコール中毒）の概念はスウェーデンの内科医マグヌス・フスによって1849年に提唱された。モレルは『変質概論』でフスを引用している。

(26)　Huertas R: Madness and degeneration. II. Alcoholism and degeneration. *History of Psychiatry* iv, 1-21, 1993.

(27)　Legrain PM: *Dégénérescence sociale et alcoolisme*. Paris, 1891. （注26より引用）

第3章 モラルインサニティ，変質，サイコパシー

　アルコール症は，精神的変質との関連において最も興味ある問題である。とりわけ今日，アルコールは人口のあらゆる階層において日々猛威を奮っているのであるから。〔中略〕過剰な飲酒がもたらす脳の劣等性の最大のものは遺伝である。言い換えれば，飲酒者は変質者なのである。アルコール症が精神的変質の最も強力な原因となるばかりでなく，アルコール症患者の息子たちも変質者となる。かくして，アルコール症と精神的変質の関係は恐るべき悪循環をなす。

　ルグランは3世代にわたる214家系を調査し，814人に何らかの遺伝性疾患を見出し，アルコールと変質の密接な関係を証明したという。そして「遺伝性アルコール症患者」の標識となる五つのキーワードをあげる。変質者，脆弱性，アルコール症，けいれん，精神病患者（aliéné）である。アルコールは人口減少，社会への危険性，無用な財政支出を引き起こしていると主張する。

　フエルタス[28]によると，19世紀後半には酒害防止の運動，「アルコールとの戦い」が活発に繰り広げられた。ワイン醸造の商業化や濃度の高い蒸留酒の生産に矛先が向けられ，過剰な飲酒は都市プロレタリアの典型的な悪癖と見なされた。社会ダーウィニズムと政治的保守主義が手を組んで，アルコール症者は「生存競争の無能者」と見なされたという。

　アルコール症に関してルグランが強調したように，変質はそれが悪循環を引き起こすがゆえに焦眉の課題となる。拡散，伝播を防がなくてはならない。このような危機感には，直接言及されてはいないが，西欧社会を繰り返し襲ったペストやコレラなどの疫病の流行に対する恐怖と一脈通じるところがある。『変質者』の中でマニャンとルグランは，変質者の特質は彼らが群れをなし，結婚して子孫を増やしたがる習性を持つこ

---

(28)　Huertas R: *op. cit.*（注26参照）

とにあると指摘し，医師は原則として変質者の結婚を許してはならないと述べる。変質者という価値の劣った者(moins-valeur)を有効に抑制することによって社会の進歩が保障されるという。

　ここで，精神医学の視線は病む人の利益から社会の利益へと移動している。行き着くところ，医師は癒やす人から社会の番人へと変身する。ちなみに「価値の劣った者」は，ナチスドイツで障害者安楽死の理論的根拠とされたビンディングとホッヘの著作（1920年）にある「価値なき生命（lebensunwertes Leben）」[29]という言葉を想い起こさせる。関連については詳らかでないが，きわめて似た発想が国境を越えて現れた事実には驚かされる。

4．サイコパシー理論は現代の魔女狩りか

　サイコパシー・サイコパスは北米を中心に精神医学，臨床心理学の領域で近年目覚ましく発展している概念である。カナダの心理学者ロバート・ヘアが開発したサイコパシー・チェックリスト（PCL，改訂版は1991年のPCL-R）は犯罪者の特性や再犯リスクを評定するツールとして多くの国で使用され，日本語版も発行されている[30]。ヘアの著書『診断名サイコパス――身近にひそむ異常人格者たち』[31]は日本語にも訳され，一般読者に広く読まれている。彼のサイコパシー理論のもとにあるのは，日本ではあまり知られていないアメリカの精神科医ハーヴェイ・クレクリーの臨床記述である。両者には連続性，共通性がある反面，視点の重

---

[29]　小俣和一郎：ナチス　もう一つの大罪――「安楽死」とドイツ精神医学．人文書院，1994．

[30]　金子心理研究所：PCL-R（http://www.kanekoshobo.co.jp/pcl-r.htm）．

[31]　Hare RD: *Without Conscience. The disturbing world of the psychopaths among us*. Pocket Books, New York, 1993．（小林宏明訳，診断名サイコパス――身近にひそむ異常人格者たち．早川書房，1995．）

要な移動が見出される。そしてこの点は，サイコパシー概念が現代社会でなぜ受け入れられているかを解き明かす糸口を提供する。

　北米のサイコパシーは，言葉が示すようにドイツ語圏の精神病質（Psychopathie）に起源を持つが，これとは別の流れを形成した。ドイツ語圏の精神病質の概念は，次章で詳しく述べるが，ユリウス・コッホが1891年の著書で記述した精神病質低格（psychopathische Minderwertigkeit）を端緒とする。これを1892年にスイスからアメリカに渡ったアドルフ・マイアーなどが紹介した。精神病質低格はpsychopathic inferiorityと英訳されたが，inferiorityの語が捨てられ，constitutional psychopathic stateまたはpsychopathic personalityの呼称がアメリカで一般化した[32]。

　サイコパシーを世に広く知らしめたのはジョージア医科大学の精神神経科臨床教授を務めたクレクリーの著書『正気の仮面——いわゆるサイコパシック・パーソナリティのいくつかの問題を解明する試み』[33]である。初版は1941年で，2003年まで版を重ねたロングセラーである（以下，1976年の第5版を参照する）。

　クレクリーが普及させた「サイコパシー」と，ドイツ精神医学の影響下にあった日本の精神医学が伝統的に用いてきた「精神病質」は区別されなければならない。クルト・シュナイダーの古典的な精神病質の定義や記述に馴れ親しんだ感覚でクレクリーやヘアの論述を読むと誤解を生じる。クレクリーはドイツやフランスの精神医学に通暁していなかったのか，あるいは関心がなかったのか，著書で参照されている文献はすべて英語圏のものである。ちなみにカナダの研究者がシュナイダーの精神

---

[32]　Millon Th, Simonsen E, Birket-Smith M: Historical conceptions of psychopathy in the United States and Europe. In: Millon Th, Simonsen E, Birket-Smith M, Davis RD (eds.) *Psychopathy: Antisocial, Criminal, and Violent Behavior.* pp3-31, The Guilford Press, New York・London, 1998.

[33]　Cleckley H: *The Mask of Sanity. An attempt to clarify some issues about the so-called psychopathic personality.* 5th ed, The C. V. Mosby Company, Saint Luis, 1976.

病質を論じた論文(34)で，日本でシュナイダーの説がクレクリーの説よりも強い影響を持っているという現状が驚きをまじえて紹介されている。それほど彼我の差は大きい。

さて，クレクリーの『正気の仮面』であるが，初版序文には執筆の動機がおよそ次のように語られている。

本書は数年来，巨大な神経精神科病院のスタッフミーティングで育んできた確信をもとにする。その場では数百のケースが検討され，さまざまな意見が出された。総合病院や外来神経精神科クリニックでも同様のケースが多いことがわかった。医療機関からは満足のいく対処法が示されなかったし，法の観点からも彼らサイコパスへの対応は不可能であった。治療に関して，手段はもちろん施設を見つけることすら難しいのである。近親者，裁判所，治療医に対してサイコパスの持つ障害の性質を説明することも容易でなかった。サイコパスは病院と地域に対して深刻な問題を突き付けている。

この文章からうかがわれるように，クレクリーの意図はサイコパスの存在を医療者ばかりでなく司法や地域の関係機関に熟知させ，関心を喚起することにあった。

それではサイコパスとはどのような人びとであろうか。クレクリーがその特徴点としてあげている項目を表に整理する。構成からわかるように，クレクリーはサイコパスの特有な二面性を強調する。最初の3項目は，妄想などの精神病的な徴候を欠き，むしろ知識が高く魅力的でさえあることを示す。これらはサイコパスを正常に見せかける特徴であり，彼らがまとう"正気の仮面"にほかならない。それに対して項目の4番目以下は彼らの病理を証拠立てるネガティブな特徴である。すなわち，

---

(34) Crowhurst B, Coles EM: Kurt Schneider's concepts of psychopathy and schizophrenia: A review of the English literature. *Canadian Journal of Psychiatry* 34:238-243, 1989.

第3章　モラルインサニティ，変質，サイコパシー

サイコパスの特徴

Cleckley (注33より作成)	Hare (注31より作成)
浅薄な魅力と良好な知能	〈感情／対人関係〉
妄想，非合理的思考の不在	口達者で皮相的
精神神経症症状の不在	自己中心的で傲慢
信頼できない	良心の呵責や罪悪感の欠如
不誠実	共感能力の欠如
悔恨・羞恥心の欠如	ずるく，ごまかしがうまい
不適切な動機の反社会行動	浅い感情
経験から学べない	〈社会的異常性〉
自己中心性、愛せない	衝動的
感情反応の貧困	行動をコントロールすることが苦手
洞察の特異な消失	興奮がないとやっていけない
対人反応における非共鳴性	責任感の欠如
空想的行動	幼いころの問題行動
完遂されにくい自殺	成人してからの反社会的行動
統合されない性生活	
人生を計画できない	

　重い不適応を示し，馬鹿げた行為を繰り返しながらも失敗から学習できない。自身の経験に対して，それにふさわしい実質や意味あるいは深い感情を付与することができない。

　クレクリーの観点では，正気の仮面が狂気を隠蔽しているという二面性こそがサイコパシーの本質であり，この点が周囲の対応を混乱させる要因となる。彼らは精神病院では正気（sane）で法的能力があり（competent），入院治療に馴染まないと見なされる。ところが地域で反社会行動を起こすと，狂って（insane），法的に無能力（incompetent）と見なされ，刑罰を免除されて病院に送りこまれる。彼らは医療機関，司法機関，地域社会のいずれにとっても頭痛の種なのである。

　ここから「彼らの何が病んでいるのか」というクレクリーの考察が始まる。それによると，妄想や非合理的思考を欠いていながら行動はきわめて馬鹿げているというパーソナリティの断片化（fragmentation）が重要

である。健康と病気の境界にあるという説明では不十分であり，特別な能力障害，欠陥，逸脱の存在が推定される。精神病性（psychotic）という点を除けば統合失調症のすべての特徴がサイコパシーに当てはまる。それだけ重い欠陥を有していながら，彼らの異常性は精神病患者とは別種のものである。他人を容易に信じこませ，パーソナリティを即座に演出できる巧妙な反射機構（reflex machine）を備えている。他方，通常の統合されたパーソナリティとの違いは，人生の重要な経験の意味に気づく能力が彼らには常に欠落していることである。経験に対して実質と現実性を付与することこそ，彼らが入り込めない次元である。入り込むように見えても，余りに表面的で中身がなく，現実性が希薄である。認識は正確であっても情緒が伴わないか薄弱であり，そのうえ彼ら自身がこの欠落に気づいていない。もちろん感情はあるが，深い感動，満足，愛情，憎しみなどを感じているようには見えない。重大な個人的，社会的事柄に関して通常なら起こるはずの強力な感情成分が欠如している。真の分別ではなく，分別の模倣があるに過ぎない。要するに，経験が深い意味を持つことを妨げる深いレベルでの障害が存在する。

　以上のような記述を踏まえて，クレクリーは改版の過程で意味論や言語理論を援用するなどして，サイコパシーの本態の解明を試みている。しかしその考察は冗長で，成功しているとは思われない。彼は理論家というよりも臨床現場の人であり，実際，『正気の仮面』は大部分がサイコパシーの症状の具体的記述に当てられている。

　注目される点は，次に紹介するヘアの理論と異なり，クレクリーではサイコパシーが凶悪犯罪とは直結されていないことである。反社会行動を懲りずに繰り返すことがサイコパスの本性であるが，その多くは迷惑行為（distress）である。ヘアが描く，著名な凶悪犯罪者をプロトタイプにしたサイコパスの像とはかなりの隔たりがある。

　クレクリーの病院臨床を立脚点にした発想は治療論にも反映されてい

る。当初は適切な隔離施設を用いた治療に期待を向けていた。しかし最終的には楽観論を捨て，精神医学はこれらの破壊的な人びとを根本から治癒させる方法を見出せないであろうと述べて，彼らを適切な法律の統制下に置くことを提案した。このようなところに病院臨床医としての苦渋が現れている。彼の臨床観察はアメリカで1960年代に始まった脱施設化すなわち精神病院の大幅な縮小の政策よりも以前になされたものである。つまり，まだ病院の敷居が低く，地域社会の"困り者"が容易に病院に送り込まれ，医療者を悩ませる事態が日常的に起きていたと想像される。さらに1981年のレーガン大統領襲撃事件を契機としてインサニティ抗弁が問題視されるよりも以前であり，刑罰を免除されて医療に送り込まれる精神障害者が少なくなかったことも考えられる。

次に登場するヘアは，インターネットの紹介[35]によれば，カナダのブリティッシュコロンビア大学の名誉教授であり，30年以上をサイコパシーの研究に費やした。アメリカ連邦捜査局（FBI）での幼児誘拐・連続殺人捜査，イギリスの刑務所でのサイコパシー犯罪者の治療プログラム開発などに研究者として関わってきたとされる。このような犯罪心理学のバックグラウンドはヘアの研究の意図を理解する上で参考になる。

ヘアは1970年の著書[36]で，サイコパシー概念を明確で客観的なものにする目的で英語圏の研究をレビューし，とりわけクレクリーの仕事に注目するに至った経緯を語っている。1993年の『診断名サイコパス——身近にひそむ異常人格者たち』では独自のサイコパシー理論を展開した。その中でヘアが注目しているのは，サイコパスが与える脅威や彼らが手を染める犯罪の飛躍的増加である。『サイコ』，『羊たちの沈黙』などの小説や映画のモデルになった連続殺人，性欲殺人，快楽殺人の著名な犯罪

---

(35) Ramsland K: All about Dr. Robert Hare. Expert on the Psychopath.
  (http://www.crimelibrary.com/criminal_mind/psychology/robert_hare/index.html).
(36) Hare RD: *Psychopathy. Theory and Research.* John Wiley & Sons. New York, 1970.

者たちが分析されている。

　サイコパシー・チェックリスト（PCL）を開発するにあたり，ヘアはクレクリーの記述した症状リストを臨床家チームにガイドラインとして配布し，長時間の面接を行い，彼らの見解の間に高い一致率を見出した。その結果，受刑者の中からサイコパスを探し出すことを目的とする信頼性の高い診断技法として完成したのが PCL であるという。サイコパシーは一つの症候群であり，93 頁の表にあるように，感情・対人関係，社会的異常性の二つの領域にわたっている。特記されている点は，サイコパスが「魅惑を振りまくカメレオン」であること，彼らの行為には「計算された冷たい理性」と，「他人を血のかよった感情のある人間として扱えないおぞましい特質」が結びついていることである。良心の欠如にサイコパスの驚くべき特徴がある。

　ヘアの努力は何よりも，人びとの中からサイコパスを検出することに注がれた。検出に失敗すれば個人も社会も彼らの餌食となるからである。サイコパスは北米に少なくとも 200 万人，ニューヨーク市には控えめにみても 10 万人が存在する。我々の手の触れるところにまで蔓延し，まさに身近に（among us）潜んでいる。彼らが投げる大きな網に捕えられる危険は誰にもあるのだと主張する。

　このような研究意図は 1998 年の論文[37]ではいっそう鮮明になっている。それまでの 20 年間にサイコパスの犯罪は軽いものから冷酷な暴力にまで広がり，とりわけ新聞のヘッドラインを飾る特異な事件が彼らによってなされてきた。魅惑，詐術，脅し，暴力を使って他人をコントロールし，利己的欲求を満たす種族内の捕食者[38]なのである。そこで PCL-R というチェックリストが威力を発揮するわけである。ヘアは，あ

---

(37) Hare, RD.: Psychopaths and their nature: implication for the mental health and criminal justice systems. In: Millon T, Simonsen E, Birket-Smith M, Davis RD (eds.) *Psychopathy. Antisocial, Criminal, and Violent Behavior.* pp188-212.（注 32 参照）

第3章　モラルインサニティ，変質，サイコパシー

る国際学会で彼の研究を「いかさま科学（bad science）」と決めつけた司法精神医学者に対して強い言葉で反論し，PCL-Rが刑事司法システムに強力な武器を提供していると強調する。多くの研究が信頼性や妥当性を証明しており，法的能力の評価，治療への適合性，釈放後の再犯予測などを高度に予測できるというのである。

　以上，クレクリーからヘアへの流れを見ると，確かに一面では，前者での素朴な臨床記述が後者では統計的技巧を駆使して科学的に洗練されている。しかしこうした方法論の相違だけでなく，サイコパスのプロフィールが微妙に変容している点が見逃せない。表（93頁）に示したサイコパスの基本特徴を比較してみよう。重なる特徴がある一方で，クレクリーでは，「妄想，非合理的思考の不在」「精神神経症状の不在」「経験から学べない」「洞察の特異な消失」「空想的行動」「完遂されにくい自殺」「統合されない性生活」「人生を計画できない」という項目がある。他方，ヘアでは，「衝動的」「行動をコントロールすることが苦手」「興奮がないとやっていけない」「幼いころの問題行動」という項目がある。

　比較から浮かび上がる相違は，クレクリーは精神病の徴候を欠くが重い不適応を示すことに力点を置いているのに対して，ヘアは衝動性や興奮性を重視し，"捕食者"の比喩が表すように，犯罪への強い傾向を特筆しているところにある。クレクリーの立脚点はあくまで病院医療にあり，一般の精神疾患との対比でサイコパシーの独自性を理解しようとしている。彼らは"地域の困り者"ではあるが，社会的危険性は控えめに語られている。それに対して，犯罪の科学捜査に深く関わってきた心理学者ヘアは危険性の検出を重視している。

---

(38)　predatorは捕食動物，肉食動物であり，ここでいうintraspecies predatorは人間という同一の種の中での捕食をイメージしているのであろう。なおアメリカでは性犯罪の累犯者を刑期終了後も監視する法（sexual-predator law）が1990年代から各州で制定された。

結局，問題はサイコパスの「正気の仮面」の裏に何が隠されているかである。それはクレクリーでは特異な病理である。精神病の病理とは異質であるが，それに劣らず重い障害と見なされている。それに対してヘアの場合，仮面が隠しているのは"邪悪な犯罪性"というべきものである。このような両者の落差は臨床医と犯罪心理学者というバックグラウンドの違いによるところが大きいであろう。また欧米でサイコパシー理論がポピュラーになっている現状は，犯罪の脅威や社会の安全に対して人々がいっそう敏感になっている時代感覚を反映しているように感じられる。

　さて，次はたびたび引用したマニャンとルグランの1895年の著書[39]の一節である。

　　　変質は個人の病気以上のもの，社会にとって悪（mal）であり害（péril）である。それには厳格な社会衛生で対抗することが肝要である。変質者はしばしば危険な存在で，社会はそれに対して防備の権利を欲し，またそうせねばならないことを忘れるべきではない。同時に社会は，濫用の非難を受けることなく権利を自由に行使したいなら，変質者を前にして――社会がみずからを前にして，といってもよいが――悪を根本から断ち切る義務を持たないだろうか。

　ここで強調されているのは，放置しておけば社会を浸食する変質者の脅威であり，それに対して社会がガードを固めることの必要性である。

　ヘアは1998年の論文[40]で，なぜ身近のサイコパスを研究しないのかという読者の疑問に答えるかたちで次のように述べている。

---

(39)　Magnan V, Legrain PM: *op. cit.*（注24参照）
(40)　Hare, RD.: *op. cit.*（注37参照）

第 3 章　モラルインサニティ，変質，サイコパシー

　この読者たちは逃げ場のない危険な状況に捕えられているように見える。したがって，研究が急がれるのは，一般人口の中のサイコパシーの有病率，そして，彼らが刑事訴追を免れながら及ぼしている個人的，社会的，経済的ダメージである。被害者に救いの手を差し伸べるには，地域社会に住むサイコパスを研究する方法を見出さなければならない。

　"変質"と"サイコパス"という言葉こそ違え，驚くほど似た論調が 1 世紀という時代を越えて生き続けている。ヘアが描くサイコパスのプロフィールは，科学的装いがほどこされてはいるものの，詰まるところ"邪悪さの人格化"である。邪悪な加害者 vs. 無辜の被害者（地域住民）というクリアカットな対立図式が見て取れる。そして地域社会の平和と安全を脅かす存在をチェックリストによって炙り出すことがためらいなく推奨されているのである。

　PCL-R の有用性それ自体を否定する意図はないが，その由来や根底にある理念を問うことなくツールとしての便利さに目を奪われるとき，それは"魔女狩りツール"に堕すであろう。司法精神医学関係の国際学会では PCL-R は花形テーマの一つである。日本では関心はそれほど高くはなく，筆者はそのことに安堵を覚える。ただ，PCL-R を医療現場で用いる動きが見られる。たとえば，日本語版の解説[41]では対象として「心神喪失者等医療観察法などの臨床場面」があげられている。このことは触法精神障害者の医療と社会復帰を謳う法の理念とどのように両立するのであろうか。ヘアはサイコパスの脅威を繰り返し説いており，彼がプロトタイプとして挙げている著名な犯罪者たちの多くは刑事責任を認められて厳罰を科せられている。医療観察法現場での PCL-R の使用目的

---

(41)　金子心理研究所：前掲．（注 30 参照）

は，社会復帰に適さない触法精神障害者を発見し，刑事司法に送り返すことであろうか。

　モラルインサニティと変質からサイコパシーへの流れは"社会的危険性を刻印された特殊な人間類型"がどのようにして差異化されてきたかを浮き彫りにする。

第4章
精神病質─コッホとクレペリン

1. 保安処分と精神病質

　今日では忘却されようとしているが，日本では1970年代から80年代にかけて保安処分制度新設に反対する運動が精神医学界を中心に展開された。1971年の日本精神神経学会総会では，保安処分制度新設に反対する案が超圧倒的な多数（可446票，否2票，保留4票）で決議された[1]。以来，保安処分に反対する姿勢は，いわば日本の精神医学界の国是となった。保安処分は，もはやその是非は問題外であり，アプリオリに否定されるべきものなのである。かつて日本精神神経学会に「保安処分に反対する委員会」が置かれていたことがその端的な現れである。医療観察法が制定される過程では保安処分について語ることすらタブーとされる雰囲気があった。しかし，第7章でくわしく論じるように，日本の精神医学界では伝統的に保安処分待望論が根強く存在したのである。また医療観察法を推進した原動力は保安処分待望論と決して無縁ではない。

　日本の精神科医療関係者は保安処分をどこまで正しく理解しているのであろうか。仄聞するところ，誤解が少なからず存在する。第一に，保安処分は，違法行為を実行していなくてもその徴候が認められさえすれば予防的に拘束できる方式，たとえば戦前の治安維持法のようなものと

---

(1) 日本精神神経学会総会：保安処分に反対する決議．精神神経学雑誌 73：537-538, 1971．

してイメージされやすい。第二に，保安処分はもっぱら精神障害者を標的にした強制措置と考えられる傾向がある（これらが誤った先入見であることは第5章で明らかにする）。

保安処分は刑法学者により19世紀末から構想された。1930年のイタリア刑法，1933年のドイツ刑法を始めとしてヨーロッパの多くの国で制度化されている。したがって，保安処分はおよそ80年の歴史を有し，廃れることなく，ドイツの例に見るように今日むしろ強化される動きすらある。多くの国では司法風土に深く根付いているといえる。刑法に保安処分に類する規定を持たず，これをアプリオリに否定する風潮のある日本は，良くも悪しくも例外的な存在なのである。

保安処分という法制度と精神医学をリンクする重要な問題は精神病質である。周知のようにパーソナリティ障害（人格障害）は今日の疾病分類の主要なカテゴリーであり，日常臨床の場でも診断，治療の対象とされている。その原型が，ドイツの伝統的な精神医学およびその影響下にあった日本の精神医学で精神病質（Psychopathie）と呼ばれたカテゴリーである。

刑事司法と精神医学の接点において精神病質の概念はつねに論争の火種であった。上に述べた日本の保安処分論争の過程でも精神病質の概念が大きな争点になった。精神病質を否定する主な論拠は，それが医学的というよりも刑事政策的な概念であり，精神障害の範囲を拡大することによって一般市民の権利を医療の名のもとに侵害する危険性があるという点にあった[2]。これに対して，精神病質は疾病学のレベルの概念であり，その意味では他の精神疾患と何ら変わるものではないとする擁護論もあった。

精神病質を，社会に不都合な人物を診断に名を借りてラベリングする

---

[2] 学会での議論の争点は第68回総会シンポジアム「刑法改正における保安処分問題と精神医学」（精神神経学雑誌 74：189-230，1972）に集約されている。

目的で恣意的に創り出されたカテゴリーと見なすのは極論であろう。とはいえ，そのような不純さをまったく否定するのも一面的である。これから歴史に沿って見ていくように，精神病質の学説が刑事政策，犯罪対策とのつながりの中で発展したことも認めざるをえない。より正確にいうなら，精神科医の犯罪対策への強い関心が精神病質の学説に反映している。精神病質の定義と類型を打ち立てたクルト・シュナイダー[3]が刑事政策的観点の排除に腐心したことにも問題の根の深さが表れている。今日の疾患分類にある反社会性パーソナリティ障害の診断基準にも"危険人物のラベル"の側面がないとはいえない。精神病質・パーソナリティ障害の概念にまつわる政治性は洗っても落ちないシミのようなものである。

　本章では，保安処分と車の両輪の関係にある精神病質概念が形成される過程を，コッホとクレペリンという二人の人物を中心に考察する。かたや生粋の病院精神科医，かたや生粋の大学アカデミシャンである。

2．"中間者"の発見――コッホの精神病質低格

　ドイツ語圏における精神病質概念の直接の起源はコッホの著作『精神病質低格』(1891-93年)[4]とされている。シュナイダーは『精神病質人格』[5]の中でコッホに触れて，「精神病質を最初に総括的に叙述し，且つ，その意義を認め〔中略〕全領域を開拓した」（懸田らの訳による）と述べ，その先駆的な業績を高く評価した。シュナイダーの著書の初版（1923年）では見開きにコッホの文章を掲げているほどである。日本では中田[6]

---

(3) Schneider K: *Die psychopathischen Persönlichkeiten*. 1923, Franz Deuticke, Wien. 9 Aufl. 1950.（懸田克躬・鰭崎轍訳，精神病質人格．みすず書房，1954．）

(4) Koch JLA: *Die psychopathischen Minderwertigkeiten*. 3 Bände. Otto Maier, Ravensburg, 1891-93.

(5) Schneider K: *op. cit.*（注3参照）

103

が「精神病質問題の1原点」と位置付けて紹介している。

　グートマン[7]によると,コッホの説は同時代の精神科医にはほとんど注目されず,むしろ教育家,神学者,法律家の間で熱く論じられた。その理由は,彼が当時ドイツ全国に勃興していた大学医学部のどこにも所属せず,地方都市の精神病院[8]を終生の活動の場にしたことにあるという。このようにコッホは一匹狼的で地味な存在であったが,なかなかに興味深い人物である。とくに,プリチャード,モレルと同じようにキリスト教の信仰をバックボーンとしたことが注目される。そこで,学説の中身に入る前にコッホの人と業績についてグートマンの論考を参照しておきたい。なおグートマンはレムナーによる追悼文（1908年）とガウプによる評伝（1924年）を伝記の主な典拠としている。

　ユリウス・コッホは1841年,ドイツ南西部に位置するヴュルテンベルクで生まれた（細菌学者のコッホとの縁戚関係はないようである）。父は医学と哲学の博士号を持ち,母方には牧師が多く,教養のある家系であった。始め牧師か教師を志したが,チフスに罹患して果たせず,薬剤師として働いた。当時,精神病院を経営していた父を助けるべく,21歳で大学入学資格を取得して,1867年までチュービンゲンで医学を学んだ。牧師の娘を妻に迎えた。ゲッピンゲンの私立病院の助手を経て,32歳から56歳までヴュルテンベルクの小都市ツヴィーファルテンにある州立精神病院に勤めた。幼いころから父の病院で精神疾患の患者に接した体験に影響され,病院長に就任すると精力的に病院の拡張に努めた。平均入

---

(6) 　中田修：J. L. A. コッホの精神病質低格―精神病質概念の1原点. 臨床精神医学 5：79-86, 1976. 精神病質低格については武村も解説している。武村信義：精神病質の概念. 金剛出版, 1983.

(7) 　Gutmann P: Julius Ludwig August Koch (1841-1908): Christian, philosopher and psychiatrist. *History of Psychiatry* 19:202-214, 2008.

(8) 　Irrenanstaltを「精神病院」と訳したが,実体としては現代の精神科病院よりもイギリスの狂人院（lunatic asylum）に近い。

院患者数は1874年には190人，彼の引退時には560人に達していたという。

　コッホは博物学，芸術など幅広い知識を持つ教養人で，自身も詩作を手掛けた。控えめな人物であり，明らかに不当な評価に対しても沈黙を守った。この姿勢は宗教的信念に裏付けられていた。宗教は彼の家庭生活でも強い力を持った。非常に信心深い一方で，自然科学に魅せられた。短期間，ツヴィーファルテンの病院でコッホの指導を受け，後にチュービンゲン大学精神科教授となり，パラノイア問題の論客として名を馳せたロベルト・ガウプはコッホの人物像を次のように描いている[9]。

　　彼は神の啓示を堅く信じていた。率直な敬虔さと豊かで活発な精神はとりわけ彼の宗教詩に表れている。〔中略〕多くの人に医術を施す者として，とりわけ精神を病む人に対して信仰が持つ癒しの価値を強調した。このことは信仰の確かさから生まれる"確乎たる信念"であった。控えめなユーモアと堅い信念により，彼は暗示でうまく患者に影響を与えることができた。強迫観念の傾向を持つ彼自身の心の問題が，精神病質低格者の内面的な要求と不均衡に対する共感に向かわせ，これを彼は特別に好んで記述したのである。

　コッホは精神医学的著作の出版に先立って，『現実とその認識——哲学の主要問題の体系的考察および批判的な比較研究』ほかの哲学研究を著した。グートマンによればこれらの著作に表されたコッホの哲学とは次のようなものである。
　彼の思索の根本にはキリスト教の信仰があり，カントの批判哲学をこれと和解させることを意図し，その際，信仰をつねに上位に置いた。自

---

[9] Gaupp R: Julius Ludwig August Koch, 1841-1908. In: Kirchoff T (ed.) *Deutsche Irrenärzte*. Vol. 2, pp195-202. Springer, Berlin, 1924.（注7より引用）

己の存在と世界の表象のみが意識の確実な要素であるとし，外部世界の存在を認めない主観的現象主義を厳しく拒んだ。他方，カントに対しては，超感覚的経験を否定し，人間を超えた世界の存在と精神の自由を論じなかったとして批判した。コッホの思考には二つの中核問題があった。すなわち，神に対する信仰と，精神（Geist）は身体と心（Seele）から独立しているという非決定論である。彼は自然科学者として，身体と心は機械的法則により働く知覚可能な物質的世界に属すると考えた。しかし精神はこれとは別のものであり，精神を通じて人間は自由を獲得し，神の道徳的要請に応えると見なした。

グートマンは，コッホが「まったくもってドグマチック」で，キリスト教の信仰と両立しない哲学のすべてを危険視したと評する。すなわち，信仰に反する哲学的潮流が優勢となれば，人間は苦難と危険に陥るに違いないと語り，同時代のニーチェへの言及はないものの，あらゆる無神論と唯物論を忌避した。人類が道徳的な困難に直面している単純な事実こそ，神の存在を証すると主張したという。

哲学者としてのコッホの評価は別として，ここで我々は興味深い歴史的事実に気づかされる。すでに触れたように，プリチャードもモレルも敬虔なキリスト者であり，文明のもとで人類が堕落へと突き進んでいるという危機意識からモラルインサニティや変質の学説に向かった。コッホの場合，それは世界が無神論や唯物論に支配されることに対する危機意識であった。精神病質・パーソナリティ障害の理論が宗教的，保守的立場に源流を持つことは見逃せない。道徳や罪の問題と切り離すことの難しい問題なのである。

さて，グートマンによればコッホは次のようなテーマで精神医学論文を著した。チュービンゲンでの学位論文では脳の解剖学的研究を扱い，続いてヴュルテンベルクでは精神疾患の統計的研究を発表した。前記の哲学書の出版を挟んで，1889年に『精神医学綱要』を出版し，そのほか

の著作と併せて独自の疾病学的体系の構築を目ざした。

　グートマンが指摘するように，同時代人も読解に難渋したであろう独特な用語法がコッホの疾病学をとりわけ難解なものにしている。まず疾病学は三つの主要単位から構成されるとした。

1. 個別の精神病質現象とそれらの精神病質状態における結合，個別の幻覚，強迫現象
2. 精神病質低格
3. 精神病
   イディオシー
   イルジン [10]
   本態性精神病／体質性精神病／一過性精神病質状態

　本題である精神病質低格に絞って検討したい。コッホの『精神病質低格』は3巻で構成されている。全編が亀の子文字つまりドイツ語の旧字体で書かれており，読解に骨の折れるテキストである。
　まず精神病質低格の定義に相当する記述である。

　　精神病質低格という言葉によって私は以下のものすべてを包括する。先天性であれ，後天性であれ，その人の人間生活に影響を及ぼす心的変則性（psychische Regelwidrigkeiten）。悪性の症例においては精神疾患となる。しかし最も良性の場合でも，それを病む人は精神的正常性や作業能力を完全に保持しているようには見えない。

　　原因が生理学的な範囲を超えた器質的な状態と変化にあり〔中略〕

---

[10]　Irrsinn は英語の insanity に対応する。

表1　コッホの精神病質低格の分類
(注4より作成)

```
Ⅰ　持続性
　A　先天性
　　1　精神病質傾性
　　2　精神病質負荷
　　3　精神病質変質
　B　後天性
　　1　精神病質傾性
　　2　精神病質負荷
　　3　精神病質変質
Ⅱ　一過性または過渡的
　A　先天性
　B　後天性
```

傾性：Disposition　負荷：Belastung
変質：Degeneration

脳における体質つまりもっぱら神経系に起きる先天性もしくは後天性の低格を病むものすべてである。

漠としてつかみどころがない定義であるが，整理すると表1のようになる。先天性／後天性，持続性／一過性のすべてにわたっている。Disposition, Belastung, Degeneration はコッホ独特の術語法で，ここでは「傾性」，「負荷」，「変質」と訳す。後者になるほど病態は重くなる。個々のカテゴリーの解説では多彩な現象が並べられている。たとえば「先天性，精神病質負荷」のところでは，精神興奮性の異常，均衡の欠如，ひねくれ，本性の矛盾，周期性の現象が記述され，とくに強迫思考を伴う状態が詳しく記載されている。また「変質」が精神病質低格の一段階と位置付けられた点は，変質概念が精神病質の理論に吸収された経緯を示している。

　雑多とも思える種々の病態に共通点を見出すなら，精神病でもなければ正常でもない"中間性"というべき特質であろう。次のように述べている。

　　それら（精神病質低格の諸状態）は一方ではきわめてなだらかに精神疾患へと完全に移行していき，他方では正常者の広がりの中に完全に没していく。

第4章 精神病質

　精神病質低格から精神疾患への移行は二つの意味でいわれている。第一は横断的な病像の類似，第二は縦断的，時間的な変化である。いずれの場合も移行は目立たず，確実な線引きは難しいとされる。

　それでは精神病質低格者とは具体的にどのような人であろうか。シュナイダーは『精神病質人格』[11] の中で，コッホがさまざまな類型的な形態を描いているとして，それを次のように引用している（懸田らの訳による）。

　　繊細な神経の細い人，涙脆い情性の人，夢想家と空想家，人嫌いの人，憂苦の人，良心の人，感じやすい人や邪推深い人，むら気の人，のぼせ者と常軌はずれの者，正義屋，都市改良屋と世界改良屋，我執の人と独善家，高慢の人，不作法の人，皮肉屋，見かけ倒しの人と気取り屋，のらくら者と新しがり屋，不穏な人，悪漢，変り者，蒐集屋と捏造屋，失敗に帰した天才の持ち腐れと失敗せぬ天才など

ありとあらゆる奇人・変人がリストアップされている。コッホによれば，これらは精神病質低格の第二の段階である負荷者（Belasteten）で観察される典型的形態である。「良心の人」の場合のようにプラス方向への偏倚も含まれている点が注目される。シュナイダーは精神病質人格の上位概念である異常人格を，人格の平均範囲からの偏倚と定義し，偏倚は高い方にも低い方にも起こるとした。この点についてはおそらくコッホから示唆を得たのであろう。また，先に触れたように，シュナイダーは『精神病質人格』初版の見開きでコッホの言葉を引用したが，それは人間

---

(11) Schneider K: *op. cit.* （注3参照）．シュナイダーは臨床経験で得られる人物像をもとにして直感的，非系統的に精神病質人を分類した。発揚情性型，抑鬱型，自己不確実型，狂信型，自己顕示型，気分易変型，爆発型，情性欠如型，意志欠如型，無力型である。これらは今日のパーソナリティ障害の類型にも取り入れられている。

の生における「天才性と弱さの驚くべき混合」に関するものである。芸術にも造詣の深かった教養人コッホの創造性への関心が示唆される。「失敗に帰した天才の持ち腐れと失敗せぬ天才」という類型はロンブローゾの著書『天才論』(12) がベストセラーになった当時の風潮を彷彿とさせる。「都市改良屋と世界改良屋」は1989年のパリ万国博覧会とエッフェル塔建築を連想させる。精神病質・パーソナリティ障害の概念が時代を反映する一面を物語っている。なお周知のようにシュナイダーは精神病質人格を10の類型にまとめ上げたが，その際に下敷きの一つにしたのがこれらコッホの記述である。

　精神病質低格の原因としては異質な現象が列挙されている。グートマンは「ここにおいて彼の術語法は拷問と化す」というガウプの言葉を引用して，読者を困惑させるコッホの記述の難解さを指摘している。ここではコッホの論述の密林に分け入ることは避け，刑事司法との関連という側面を見ていきたい。

　先に触れたように，精神病質低格は一方では精神病，他方では正常に漸次移行するとされ，二つの領域に対していわばシームレスのかたちで連なっている。精神病質低格者は一言でいえば"中間者"である。中田(13)によれば，コッホの時代には精神病と正常との境界領域に精神科医の目が向けられていたという。そのような精神医学全般の関心がコッホの理論の背景にあったであろう。精神病質低格者の処遇に関するコッホの主張はその"中間者"という位置づけの延長上にある。これはコッホの独創というよりも，ある程度は同時代者に共有されていたと想像される。コッホによる"中間者の発見"は次章の主題である保安処分へと一本の線でつながっている。

---

(12)　Lombroso C: *L'uomo di genio*. Bocca, Torino. 1894.（辻潤訳，天才論．第5版，春陽堂，1916.）

(13)　中田修：*op. cit.*（注6参照）

後にくわしく論じるが，世紀の転換期のドイツでは精神医学を巻き込んだ刑事政策論争が展開された。1871年の帝国刑法典は責任無能力を定めたが，責任能力が有るか無いかの二分法であった。それに対して，精神医学の側で，中間に限定責任能力の規定を置くべきであるとする主張が高まった。しかしその場合，累犯傾向を持つ者を限定責任能力者と見なして刑罰を軽くすることが結果的に公共の安全を脅かすのではないかという懸念が持たれた。

　コッホは『精神病質低格』の「変質と責任能力」という章で次のように論を展開した。一方には，脳の疾患のため精神活動が障害されることにより自由な意思決定が不可能な人がいる。他方には，精神活動が障害されず，完全な意思決定の自由を持つ人がいる。ところが，脳の疾患を持ち，欲動への抵抗が不可能ではないものの，器質‐病理学的な条件により困難な人，すなわち精神病質低格者が存在する。このような人びとに対しては，「傾性」，「素質」，「変質」という段階に応じて限定責任能力が考慮されるべきだという。

　ここで念頭に置かれているのは1871年の刑法典51条が責任無能力の要件とした「自由な意思決定（freie Willensbestimmung）」である。コッホは「可罰的行為への欲動を抑制し，法意識にふさわしく行為する」という法律上の意思概念を経験的な所与から明らかにすべく，さまざまに考察している。明言されてはいないが，強迫現象に対する彼の特別な関心が「欲動への抵抗」を強く意識させた可能性がある。彼自身が強迫観念という問題を抱えていたというガウプの指摘も気になるところである。いずれにせよ，哲学の著作の中で人間の自由や決定論・非決定論の問題について考察したコッホにとって，責任能力論は格好のテーマであったであろう。グートマンは決定論に関するコッホの議論が今日の神経科学的な自由意思問題にもつながると指摘している。

　処遇に関してコッホの筆は熱を帯びる。「先天性精神病質性変質者，

とりわけより重い程度の者」，つまり精神病質低格者の重度の者に対しては特別な施設の設立が望ましいと主張する。それは精神病院でも刑務所でもなく，Bewahl゠, Schutz゠ und Besserungsanstalten である――日本語では "保護・防衛・改善院" と訳せようか。被収容者は「定まった期間ではなく，本人の利益と公共の安全，風紀と秩序への顧慮が必要とする限り長く」収容される。保安対策と医学的配慮という二重の意味で有効性を持つという。

要するに，"中間者に対しては中間的処遇を" という主張である。保安処分（刑事政策）と精神病質（疾病学）を 2 本の軸とするプロトコルがコッホによって提起されたわけである。

3. 犯罪学者クレペリン

コッホにやや遅れて精神病質概念の形成に寄与した人物はエミール・クレペリンである。クレペリンの名は，1883 年の『精神医学提要』に始まり，存命中の第 8 版まで版を重ねる毎に膨れ上がりながら内容もリニューアルされた『精神医学教科書』，その中での疾病分類とりわけ早発性痴呆と躁うつ病という二大精神病の確立により余りにも有名である。まさにジルボーグ[14]のいう精神医学の「体系の時代」の最後を飾る人である。他方，司法精神医学者，犯罪心理学者としてのクレペリンのプロフィールは多くの解説書では余白で触れられるに過ぎない。彼が弱冠 24 歳で著した処女著作は刑事司法の核心を衝く内容であったし，その後も一貫して司法と精神医学の橋渡し役を担い続けた。ところが戦後のドイツ精神医学の代表者の一人であるヤンツァーリクの著書[15]――いわばドイツ精神医学の正史――は司法・犯罪へのクレペリンの関わりにつ

---

(14) Zilboorg G: *A History of Medical Psychology*. W. W. Norton, New York, 1941.（神谷美恵子訳，医学的心理学史. みすず書房，1958.）

いてはほとんど触れていない。ヤンツァーリク自身が司法精神医学に関心が深かったことから見ると意外に思われる。

その意味で，2001年に刊行された『エミール・クレペリン　犯罪学・司法論集』(以下，『犯罪学・司法論集』と略)[16]は貴重な情報を提供する。これはクレペリン論集の第2巻として編集されたもので，編者らによれば，犯罪心理学と司法精神医学の領域における重要でありながらほとんど知られていないクレペリンの業績を知らしめることを目的としている。

犯罪問題へのクレペリンの関心は精神病質概念の構築と深く関わっている。保安処分については，制度が具体化される以前の1926年に他界したこともあり，立法に直接関与することはなかった。しかし彼の司法制度に向けたさまざまな発言は，保安処分への流れに理論的な根拠を与えるものであった。

クレペリンの犯罪・司法に関する活動について論じる前に，アルコール問題への関わり，つまり禁酒運動に触れておきたい。ここに彼の社会的関心，さらには社会運動家としての側面，あえていえば"人間臭さ"をうかがうことができる。クレペリンの禁酒運動についてはエングストロームの論考[17]に詳しいので，参照する。

クレペリンの酒害への関心は医薬品が精神過程に与える影響を論じた1881年の論文に始まる。1990年代を通して多数の実験研究を報告し，アルコールを精神疾患の重要な原因と見なすに至った。彼自身，若いころは酒を嗜んだが，飲酒習慣とアルコールがもたらす悲惨との闘いを決意

---

(15) Janzarik W: *Themen und Tendenzen der deutschsprachigen Psychiatrie.* Springer, Berlin, 1974.（大橋正和訳，ドイツ精神医学史．創造出版，1996.）
(16) Burgmair W, Engstrom EJ, Hoff P, und Weber MM (Hrsg.) *Emil Kraepelin. Kriminologische und forensische Schriften. Werke und Briefe.* belleville Verlag Michael Farin, München, 2001.
(17) Engstrom EJ: Emil Kraepelin: psychiatry and public affairs in Wilhelmine Germany. *History of Psychiatry* ii, 111-132, 1991.

した1895年以降は，みずから範をとるべく妥協なき禁酒家に変じた。ここから彼の関心は医学を超えて社会へと向かった。一般人に向けた講演で禁酒の福音を説き，アルコール症のサナトリウムをバヴァーリア中に建設せよと政府に迫った。酒害との飽くなき闘いは宗教的色彩すら帯び，ハイデルベルク大学でクレペリンの後継者となるボンヘッファーは，クレペリンの弁舌について「話題がアルコールに及ぶや否や狂信の調子を帯びた」と語ったという。クレペリンの禁酒運動は，ドイツ民族の弱体化への憂慮とともに「なかば宗教的な科学的使命感」にもとづいていたとエングストロームは評している。

「なかば宗教的な科学的使命感」という言葉は，犯罪学者・司法精神医学者としてのクレペリンの行動を読み解くキーワードでもある。一面で科学者であり他面で社会運動家でもあったという表現は不適切で，彼にとって理論と政策的主張は不可分のものであり，科学的客観性に裏付けられない社会改革はありえなかった。ただそれが時に過剰とも思えるほどの熱と信念を帯びたところにクレペリンのユニークさがある。

さて，クレペリンの処女著作『刑量（Strafmaß）の廃止』[18]はミュンヘン近郊のオーベルバイエルン郡精神病院の勤務医であった時代に書き上げられた[19]。まだ無名の存在であった彼の発言は専門家のみならず公衆の間にもセンセーションを巻き起こした。『犯罪学・司法論集』の編者らの解説によると[20]，次のような背景があった。

18世紀後半のヨーロッパでは刑法や監獄の改革の機運が高まった。

---

(18) Kraepelin E: *Die Abschaffung des Strafmaßes. Ein Vorschlag zur Reform der heutigen Rechtspflege.* Enke, Stuttgart, 1880.（注16, pp13-97）
(19) クレペリンの伝記については次を参照．Hoff P: *Emil Kraepelin und die Psychiatrie als klinische Wissenschaft. Ein Beitrag zum Selbstverständnis psychiatrischer Forschung.* Springer, Berlin, 1994.（那須弘之訳，クレペリンと臨床精神医学．星和書店，1996.）
(20) 『犯罪学・司法論集』（注16）の前書き・後書きの解説を参照．

第4章　精神病質

裁判官の恣意による判決や過酷な刑罰を改め，囚人の権利や衛生を尊重する改良運動である。この波は19世紀を通じてドイツに及び，新しい刑事施設が建設され，多くの州で1830年代から40年代にかけて刑事立法が進められた。監獄改革者らは，犯罪者を道徳的に改善する方法として暴力的刑罰に代わる宗教的教戒，良き習慣，労働，秩序などを重んじた。しかし改革は順風満帆とはいかなかった。反対派の急先鋒はハンブルクの法律実務家ミッテルシュテットであり，彼は監獄改良運動を批判する著作[21]を世に問い，改良主義者らによる教育的なアプローチや社会復帰のための労働を馬鹿げているとして論難した。公共の自由を守ることが国家による懲罰の目的であると述べ，伝統的な刑罰への回帰を主張した。当時のドイツは，ビスマルクによる社会主義者鎮圧法制定などをきっかけにリベラルな運動が退潮に向かった時代であり，ミッテルシュテットの論調は世論に歓迎された。

クレペリンは著書『刑量の廃止』の中でミッテルシュテットの主張にあからさまに反駁し，また「今日の司法改革への提案」という副題にもあるように，刑事法の論議に彼独自の立場から切り込んだ。刑量とはおかした罪の重さで刑罰を量って定めることであるが，その場合，刑罰は報復行為つまり応報を意味する。クレペリンは，応報的な裁判は人間の原始的復讐心が形を変えたに過ぎないという。刑罰を応報と威嚇という目的によって正当化する立場を彼は断固として退ける。それに代わるものは犯罪者の無害化（Unschädlichmachung）であり，刑罰の教育効果である。犯罪者の改善が目的である以上，刑罰の重さはおかした行為にもとづいて算定されるのでなく，個々の犯罪者の性格や彼らの社会的態度をメルクマールにすべきであるというのがクレペリンの唱える改革プランの基本線である。

---

[21] Mittelstädt OSL: *Gegen die Freiheitsstrafen. Ein Beitrag zur heutigen Strafsystem.* Hirzel Verlag, Leipzig, 1879.（注16より引用）

とくに興味が持たれるのは，クレペリンが精神病院を刑罰の改革のモデルと見なしていることである。彼は精神病院が持つ癒しの力に熱い期待を寄せた。作業場，庭園，コロニーを付設し，労働を通じて個人を社会の有益な成員に変える新しい病院の姿である。退院が患者の回復に応じてなされるように，刑罰の長さは犯罪者の改善度に対応する。つまり裁判官が刑量によって決定すべきではなく，刑の執行吏が収容者の改善と公共への危険性を継続して観察することによって決められる。刑期を不確定とすること自体が改善のための有益な武器なのだという。

このように，すでに最初の著作でクレペリンの犯罪・司法に向けた基本戦略が据えられた。1880年代から90年代にかけて，クレペリンの犯罪問題への関心は実験心理学の研究およびイタリア犯罪人類学派との交流に沿って発展している[22]。ロンブローゾとは個人的にも接触し，イタリア実証主義犯罪学のエポックをなす1885年のローマでの国際犯罪人類学会に出席した。ただ一方では，精神的な面での人格を重視する観点から，犯罪者の類型を顔貌などの身体徴候から識別できるとする犯罪人類学に対して批判的距離をとった。実験心理学は思弁を排するクレペリンにとって有力な研究手法であり，彼はそれによって得られる精神活動のデータを犯罪心理学にも適用した。犯罪者は健康と疾病の中間領域に属するとされ，その人格や行動の偏倚は作業能力などの実験により鑑別され，その結果は効果的な処遇に生かされるというわけである。

クレペリンは1891年からハイデルベルク大学，ついで1903年からミュンヘン大学で精神医学教室の主任教授を務め，その間も司法と精神医学の橋渡しを実現すべく心血を注いだ。彼が目標としたのは，精神疾患患者を刑務所の医療的でない環境から大学のクリニックに移すこと，また大学での精神鑑定ケースを供覧に付することにあった。ドイツでの精

---

(22)　注20参照。

神鑑定の需要の全般的な高まりがその背景にある(23)。

　司法当局への働きかけはハイデルベルクでは効を奏したが，ミュンヘンでは難航した。クレペリンの赴任後の1904年に大学の精神科クリニックが開設されたが，鑑定業務は郡病院が受け持っており，大学では司法ケースにアクセスできなかった。クレペリンの要請に対して司法省は難色を示した。しかし大学での司法精神医学実習を裁判官にも門戸を開くという条件で司法省の承認を取り付け，バイエルンの鑑定のかなりの部分を大学が担当できることになった(24)。

　このように書くとクレペリンの企てが順調に実現されたように思われるが，周囲の反響は決して芳しくなく，ハイデルベルクでもミュンヘンでも司法精神医学の受講者は多くなかったという。その中で彼は，司法と精神医学の橋渡しを実現するために二重の戦略を据えた。日々の交流から裁判官の信頼を得て精神鑑定の機会を確保し，その一方では司法改革の議論をめぐって強固に自説を主張した。したたかさと粘り強さがクレペリンの持前であったといえる。

　1904年に行った司法精神医学の公開授業で，クレペリンはみずからの意図を明確に述べている。授業は論文化されて『月刊犯罪心理学・刑法改革』(25)に掲載された。クレペリン門下のアシャッフェンブルクが編集する雑誌であり，上記の論文はその記念すべき第1巻を飾った。まさにクレペリン犯罪学・司法精神医学派のマニフェストである。

　論文でクレペリンは体験を踏まえて語っている。刑法学において支配的な見解と自然科学的に思考する精神医学の間に「深くて架橋できない

---

(23)　プロイセンでは精神鑑定を受けた被告人の数が1895年から1905年の間で倍増し，年間500例に達した（注20）。

(24)　現在のミュンヘン大学司法精神医学部門（Abteilung für Forensische Psychiatrie）であり，最近までNorbert Nedopil教授が主宰していた。

(25)　Kraepelin E: Der Unterricht in der forensische Psychiatrie. *Monatsschrift für Kriminalpsychologie und Strafrechtsreform* 1:141-157, 1904.（注16, pp191-204）

溝」があることを指摘し，相互の誤解のさまざまな例をあげ，対話を阻む原因は双方にあるとする。その上で橋渡しの具体案を示す。ハイデルベルクで実践した司法精神医学演習では医師と法律家が共同でケース検討を行った。ただ，とくに法律の側からは熱心な聴講者が少なく，法律家の協力を諦めようとさえ思ったことがあるという。授業は大きな負担であったが，自分にとってこの上ない満足と刺激の源になったという感想を交え，医師と法律家が継続してともに学習する機会がいかに実り多いかを縷々語り，ミュンヘンの地でもその時期が到来していることをアピールする。医師と法律家に対等に呼びかけているところに，意志と情熱に加えて現実感覚も備えたクレペリンの卓抜なオーガナイザーぶりが現れている。

4．社会病としての犯罪

同じ雑誌に1907年に掲載された「社会病としての犯罪」[26]はクレペリンの社会政策への介入が最も先鋭に示された論考であろう。社会病 (soziale Krankheit) の言葉の意味を彼は次のように説明する。生命の目的を損なう身体過程が疾患であるとすれば，共同体の目的を損なう犯罪は利益社会の身体（Gesellschaftskörper）の疾患と理解せねばならない。とするなら，我々は病気の場合と同様に現象を特定の法則に帰着させ，そこから犯罪の害悪の克服法を導き出すことができる。「刑法を確実な基盤，すなわち健康な人や病んだ人の心性に関する自然科学的知識の上に構築する」ことが可能なのであるという。

クレペリンはここでも，科学的な医学の進歩と，彼のいわば宿敵である応報原理にもとづく刑法を対比させる。論文中では言及されていない

---

(26) Kraepelin E: Das Verbrechen als soziale Krankheit. *Monatsschrift für Kriminalpsychologie und Strafrechtsreform* 3:257-259, 1907. （注16, pp227-255）

が，発想にはスペンサーらが唱えた当時の流行思想である社会有機体説の影響が明らかに見出される。

ここでクレペリンが最も重視している犯罪原因は変質（Entartung）に他ならない。彼はさまざまな犯罪統計を根拠にして，道徳的抵抗力の弱さが先天的な低格（Minderwertigkeit）に帰せられることを次のように力説している。

> 100人余りの囚人あるいは放浪者を間近に見たときの印象にはまったく圧倒される。特別目立たない外見の者も確かにいる。だが全体として見るとき，困惑するほどの明白さで現れてくるものがある。まさに人間社会から一つの選択がなされているのであり，彼らの低格性は身体的特徴の中にすでに現れているのである。

クレペリンによれば，累犯者の外見には驚くほど多数の奇形つまり変質徴候が認められる。断頭台に消えた二人の犯罪者の脳に微細な変化を見出したという。ただ，彼はロンブローゾらのイタリア人類学派とは距離を置いて，決定的な意味を持つのは身体的特徴よりも犯罪者の精神的な人格あるいは心性であるとする。そこからさらに，精神的な健康と疾患の間には広大な中間領域が横たわるという持論を展開する。この中間領域こそが「変質状態」と彼が呼ぶものなのである。

彼は弟子アシャッフェンブルクの調査などをもとに「累犯－習慣－職業犯罪者」に注目する。プロイセンの統計では囚人18,049人のうち94.4％が累犯，92.3％が改善不能であったという具体的数値をあげ，これらの人びとは「内的基盤から精神的・道徳的低格をきたし，持続的かつ根本的に社会敵対的」であり，その多数において変質を証明しえるという。

次の問題はこれらの危険な犯罪者に対する法的処置である。クレペリ

ンは伝統的な刑法思想を執拗に攻撃し,「応報思想は消え去るべきだ」と明言する。「犯罪という社会病」を克服することによる社会秩序の防衛がそれに代わるべきだという。疾病に対して医師が行う予防や治療と同様の対応が犯罪に対してもとられるべきである。すなわち,犯罪の防止,犯罪者の改善,そして改善が不可能の者を無害にする処置である。とりわけ重要な課題は犯罪の発生を防ぐことであり,その実質は「変質との闘い」に他ならない。闘いの具体的な方策として,低格性の遺伝の防止,アルコール濫用の防止,労働を通じた意志の鍛錬,青年を危険な誘惑の感染から守ること,売春対策などをあげている。犯罪者の改善については,「改善可能者は自由な生活に向けた教育を,改善不能者は社会からの持続的な隔離を」という一刀両断の結論を示す。

　先述のように,クレペリンは『刑量の廃止』(1880年)の中で,精神病院をモデルに改良された刑罰と監獄が持つ教育効果を強調した。他方,"改善不能者の社会からの隔離"という構想はまだ現れていなかった。したがって,『社会病としての犯罪』では,彼の視線は犯罪者個人から社会の利益へと大きく旋回したということができる。『犯罪学・司法論集』の編者らはこれを,治療的視点から社会・国家的視点への突然変異,保守的なエリート主義への転向と評している[27]。

　個人から社会・国家・民族へというクレペリンの視点転換の触媒として働いたのは変質学説である。「社会病としての犯罪」と同時期に書かれた「変質問題について」[28]にはこの面での彼の関心の所在がうかがわれる。彼はまず,入院が必要な精神病患者がヨーロッパ各地で急速に増えているという「恐るべき」統計的事実を指摘する。増加の主要な原因は2種類の民族毒 (Volksgifte),すなわち梅毒とアルコールであり,大都

---

(27)　注20参照。
(28)　Kraepelin E: Zur Entartungsfrage. *Zentralblatt für Nervenheilkunde und Psychiatrie* 19:745-751, 1908.

市がその温床になっているという。その傍証としてクレペリンは，1904年の東南アジア調査旅行で明らかにした，ジャワ島では梅毒もアルコール症も少ないという知見を援用する。とくに梅毒とアルコールに注目した理由は，それらが胚種を傷つけることによって次世代に悪しき影響を与え，ひいては種族全体の変質すなわち進行性の劣化を招くからである。これらに加えて，大都市という環境が住民の生命力，抵抗力を弱めることも文化による傷害であるとも述べている。

　マニャンの変質学説をドイツに紹介したメビウスは 1892 年の論文[29]で，外因性と内因性，つまり病因が有機体の外にあるか内にあるかという基準による疾患分類を提唱した。内因性疾患群では変質が絶対条件であり，変質の実体を「種の欠陥的偏り」と定義した上で，それを遺伝性の要因とアルコールなどの文化毒(Culturgifte)による後天性の要因が積算されたものと考えている。おそらく，変質の原因を都会的環境に求める発想はクレペリンに独自というよりも同時代者に多少とも共有されていたのであろう。変質の提唱者であるモレルが人間の堕落を示すさまざまな現象に注目したように，変質学説は文明の弊害に対する危機感と不可分なのである。

　クレペリンの方向転換はどのように説明されるであろうか。監獄改良運動に共感した若きクレペリンは科学の力による犯罪者の改善を目指した。改善を問題にする以上，改善が不可能な者の存在も見えてこざるをえない。改善がもはや問題外であるような人びとに対しては，社会はみずからを守るしかないという結論に至る。ここにさらに変質学説という理論的な支柱が加わった。『精神医学教科書』第 8 版[30]では精神病質人

---

(29) Moebius PJ: Ueber die Einteilung der Krankheiten. *Centralblatt für Nervenheilkunde und Psychiatrie* 15: 289-301, 1892. 変質問題をめぐる独仏間の交流については次を参照。中谷陽二：近代精神医学と変質学説―独仏間の交流から．精神医学史研究 1：29-35, 1998.

格との関連でフランス学派の変質学説の寄与を高く評価して次のように記している。

　　この人類の病的な変種の発見と追跡を，その最初の極めて軽い兆しに至るまでさかのぼって求めることが，この上なく重要な課題となることは自明である。〔中略〕ここには，純粋に医学的な問題を越えて，人間の最奥の本質に関する教えに到達する，精神医学的研究領域が存在する。

　個人を超えた人類の次元を示唆している点は変質学説の核心を表している。しかしこの点は同時に変質学説の陥穽でもある。個人の病の積算が種族あるいは民族全体を劣化させ，全体の劣化が次には個人の病の原因となるという負のスパイラルが変質学説の基本的な発想であった。個の次元と全体の次元が容易にすり替わる構造である。改善不能者が変質者であるとするなら，彼らは民族劣化の原因である。民族の利益という視点に立つと，改善不能者への対応は隔離以外にないという結論が容易に導き出される。
　クレペリンの方向転換は基本的には理論上の帰結であるが，同時に私的な面では彼の保守的な感性あるいは信条と無縁ではない。「社会病としての犯罪」の中で，刑罰に代わる保護処分の必要性を説いて，「我々には法だけでなく崇高な義務がある。我らが良俗の利点を敵対的な力から守ること——このことは何ら証明を要しない」と述べる。「変質問題について」では，種の進行性の悪化の例として「神経精神疾患の強い素因を持つユダヤ人」をあげている。さらに，第一次大戦直後にドイツを襲っ

---

(30)　Kraepelin E: *Psychiatrie. Ein Lehrbuch für Studierende und Ärzte.* Achte, vollständich umgearbeitete Auflage, Band 4, Barth, Leipzig, 1915.（部分訳，遠藤みどり・稲浪正充訳，強迫神経症，みすず書房，1989.）

第4章　精神病質

た政治的混乱の渦中でクレペリンが地方紙に寄せた「時代精神に関する精神医学的注釈」(31) には次の一節がある。

> 民族の心への絶え間ない圧迫はストレスを生み，それがついには巨大な威力で爆発し，盲目の怒りとなって，もはや理性では制御しえなくなる。日常の精神科診療でこれに対応するのはヒステリー性障害である。この障害が起きるのは，情動ショックが冷静さと落ち着いた判断を奪い去り，決然たる行動が内的緊張の本能的放出に取って替わられる時である。

この論説でクレペリンは，革命指導者はしばしば「明らかなヒステリー傾向」を示し，群衆は「知的で未発達な田舎者」で「飢餓，快楽，憎しみ」に駆り立てられ，革命に加わったユダヤ人は「精神病質的素因」を有し，失業デモの参加者は「労働嫌悪にもとづく事故神経症」に罹っているという，読者を唖然とさせる語句を並べている。エングストローム(32) はこれらの記述を，教養エリートが労働階級の蜂起という想像を絶する事態に直面して陥った混乱であり，教養中産階級に共通する反応の現れであろうと述べている。別の見方をすれば，クレペリンの犯罪学理論の底にある保守的信念が政治動乱の衝撃によって端無くも露呈されたといえるであろう。

5. 精神病質と社会敵対者

クレペリンの関心が犯罪研究を媒介にして精神的な健康と疾病の中間

---

(31) Kraepelin E: Psychiatrische Randbemerkungen zur Zeitgeschichte. *Süddeutsche Monatsschrifte* xvi, 2:171-183, 1919. （注16より引用）
(32) Engstrom EJ: *op cit.* （注17参照）

領域に向けられた経緯はこれまで述べたとおりである。次に，疾病分類の変遷という視点から，精神病質，なかでも社会敵対者と名付けられた類型について検討したい。

周知のようにクレペリンの疾病分類は『精神医学教科書』の版が重ねられるたびに大きく改訂された。その過程で精神病質の位置づけはどのように変わったであろうか[33]。萌芽は第4版（1893年）に現れており，公表されて間もないコッホの精神病質低格に触れている。変質狂（degeneratives Irresein）の軽微な形態がコッホの先天性持続性精神病質低格にあたるとされている。

「精神病質状態」の語が登場するのは第5版（1896年）である。この版で，精神障害は後天性のものと先天性すなわち病的素因にもとづくものに分けられた。注目される点は変質と疾病分類の関係である。第4版では早発性痴呆は精神的変質過程の一つとされたが，第5版では後天性の代謝性疾患に含められた。早発性痴呆は変質と切り離されたわけである。他方，先天性の疾患の中に「精神病質状態または変質狂」のカテゴリーが置かれた。生活刺激の持続的で病的な加工が全病像の本質的な内容を形成するもので，生涯にわたる思考，感情，意志の病的な非目的性がすべての状態に共通し，同時に心的生活の統一性が失われるとされる。精神病質状態は，体質性気分変調，強迫狂，衝動狂，性的倒錯の四つから構成される。

早発性痴呆と躁うつ病という二大精神病が確立された第6版（1899年）でも精神病質状態の分類は変わらない。第7版（1903年）に至り，「精神病質人格」のカテゴリーのもとに，生来性犯罪者，軽佻者，病的虚言者・詐欺師，仮性好訴者があげられている。生来性犯罪者（geborener Verbrecher）という犯罪に特化した類型の登場が注目される。

---

(33) Hoff P, *op. cit.*（注19），武村信義：*op. cit.*（注6）を参照。

実質的にクレペリン体系の集大成となった1915年の第8版(34)では精神病質人格は表2に示す7類型から構成された。精神病質人格には二つの場合があるという。第一は，精神病の前段階，すなわちきわめて軽い兆しが目立たずに持続する状態や，躁うつ病の中間期，早発性痴呆の不完全な治癒で見られる軽い人格的特異性である。第二は，限局的発達抑制，すなわち精神発達の何らかの停滞である。発達抑制の原因としては遺伝的変質，胚種損傷，胎生期の疾患などが考えられている。

表2　クレペリンの精神病質人格
(注30より作成)

興奮者　(Erregbare)
軽佻者　(Haltlose)
欲動者　(Triebmenschen)
奇矯者　(Verschrobene)
虚言者と詐欺師　(Lügner / Schwindler)
社会敵対者（反社会人）
(Gesellschaftsfeinde 〈Antisoziale〉)
好争者　(Streitsüchtige)

　精神病質人格の多様な状態を網羅することは不可能であるため，クレペリンはこれらの7類型を臨床的な重要度と頻度を基準に選択した。医師のもとに来ることが稀なもの，たとえば耽美主義者や狂信者は除外したという。厳選された中に社会敵対者が含まれ，驚くべきことに，最も多い紙幅がその記述に当てられている。クレペリンの犯罪学的関心がここに色濃く反映されているといえないであろうか。

　社会敵対者（Gesellschaftsfeinde）もしくは反社会人（Antisoziale）とはどのような人であろうか。「その人たちの素質がそもそもはじめから，彼らを共同社会の要請との決定的な対立物にするような精神病質者の一群」であり，「彼らには明白な道徳的鈍感さが存在し，自分の周囲の人との情緒的つながりが発達しないままである」という。特徴は多様であり，仕事嫌い，見通しのなさ，不正直，いらだちやすさ，うぬぼれ，情緒的鈍感，教育不能，冒険好き，享楽癖，性的傾向（若年からの乱交など），

---

(34)　Kraepelin E: *op cit.* (注30参照)

犯罪性，悔恨のなさなどがあげられる。具体的には次のような例が描かれている。「遅刻，欠勤，むら気，眠そうでだらけた様子，努力・興味なし」という怠惰な労働者，「読書，とくにインディアン物語や盗賊物語のような読物を好み，映画に情熱を傾ける」堕落した若者，逃亡兵，美食・メリーゴーラウンド・映画・ビールに散財する快楽追求的な人，男娼，生まれつきの売春婦など。

とくに身体の変質徴候は重要とされている。若干の患者には平らで幅が広く不恰好な頭蓋，突き出した耳，急傾斜の口蓋，吃音，斜視などが認められる。ほとんどの場合は素因の上に生活の影響が加わっている。悪い教育，放任，孤児や私生児であること，親のアルコール嗜癖や犯罪である。しかし，「すべての知見の評価のもとに，社会敵対性人格になることには，環境の影響よりも素因の役割が明らかに大きいという結論に人は到達する」という。ただ，クレペリンの記述を読む限り，このように断定しえる根拠は明らかではない。

社会敵対者の治療はどうであろうか。できるだけ若い時期に治療が始められるべきであるが，教育施設などへの収容は「明白な犯罪的変質性がない単なる回復可能な発達障害や，教育可能な軽度の情性欠如者」のみに持続的効果を期待できるという。他方，「漸進的に完成する職業的犯罪者」については，刑務所もしくは精神病院の保護室でむなしい日々を送らせるべきかという問題だけが残る。「彼らを何らかの方法で社会生活から遠ざけ，できるだけ長く，破壊的でない生活を送らせる」ことが問題の本質であるという。クレペリンは最後に，北アメリカではすでに1899年から，それに続いてスイスでも実施されている精管切断術に触れ，当時起こりつつあった優生対策の可能性に言及している。

以上のようにクレペリンは社会敵対者を独立した重要なカテゴリーとして扱った。環境要因よりも素因を重視し，改善については悲観的に捉えている。すでに述べたように，後期のクレペリンは変質学説を踏まえ

第 4 章　精神病質

て社会や民族の健全さの維持を優先する立場をとった。その姿勢が精神病質の記述にも明らかに反映されている。注意を引くのは，"怠惰な労働者"や"享楽的な若者"が社会敵対者の例にあげられている点である。そのような人びとは確かに非生産的であろう。しかし彼らを社会の敵（Feind）と呼ぶべきであろうか。これに関しては，クレペリン自身あるいは彼が属した教養中産階級の勤勉と禁欲という価値観が疾患概念の中に持ち込まれているのではないであろうか。次章で述べるように 1933 年に制定された常習犯罪人法には"怠け者取締法"的な一面があったが，クレペリンの発想と通じるところがある。

　これも次章で論じるが，第一次大戦前後のドイツでは，クレペリンを筆頭として多くの精神科医が精神病質概念を手がかりとして刑事政策にコミットした。そのような風潮に距離をとったのがクルト・シュナイダーである。彼は精神病質を定義するにあたり，価値中立性すなわち社会的価値判断の厳格な排除にこだわった[35]。彼は精神病質人格の中に「苦悩者」と「妨害者」を区別した。妨害者の場合，妨害という行為によってただちに精神病質と診断されるわけではなく，人格の平均範囲からの逸脱という異常人格の基準がまずクリアされなければならない。彼のあげる類型には反社会性をメルクマールとするものは含まれていない。最も近い類型は「情性欠如者（Gemütlose）」であるが，これに関連して，クレペリンの「社会敵対者」という概念は性格学的でなく社会学的であるという理由で避けると述べている。1950 年の『精神病質人格』第 9 版[36]の序文にある言葉，「往々にして，今日でも人々は精神病質人を第一に非社会的の人として考えるきらいがあるのである。これに対して反対しているのはひとり本書のみである」は孤高の人シュナイダーの控えめな自負である。

---

(35)　中谷陽二：クルト・シュナイダーを再読する．臨床精神病理 25：99-107，2004．
(36)　Schneider K: *op.cit.* （注 3 参照）

さて，コッホおよび初期のクレペリンにおいては，個人の利益（改善）と社会・民族の利益（安全）とがそれなりに均衡を保っていた。しかし後期のクレペリンの理論では振り子が大きく後者に振れた。精神医学が保安処分の理論的基盤を準備したといってよいであろう。

第5章
保安処分とは何か

1. 刑法論争と精神医学

　コッホとクレペリンは精神病質の臨床概念の下地をつくった。同時に，両者に共通して，精神医学の立場から刑事政策に対して積極的に発言した。彼らの主張は，つまるところ，精神病質は健康と疾病の間にあり，精神病質者という中間者に対しては刑法上も中間的な処遇が必要であるという点にある。それは一方では限定責任能力の規定，他方では医学的治療と行刑が結合した特殊な処遇方式の新設を意味した。コッホもクレペリンも並々ならぬ情熱をもって主張したのであるが，このような姿勢は両者に限ったものではなく，当時のドイツ精神医学の趨勢であったように思われる。刑事司法に対する精神医学の介入あるいは越境である。それについて述べる前に責任能力に関わるドイツの法制史を見ておきたい(1)。

　ドイツ帝国刑法典の成立は1871年である。1851年のプロイセン刑法典，1870年の北ドイツ連邦刑法典を受け継いだものとされる。第一次大戦後，政治的革新や近代刑法学派の影響の下で全般的な改正が進められ

---

(1) 法制史については次を参照した。浅田和茂：刑事責任能力の研究，上巻．成文堂，1983. Jescheck H-H, Weigend Th: *Lehrbuch des Strafrechts, Allgemiener Teil,* 5 Aufl., Verlag von Duncker & Humblot, Berlin, 1996. （西原春夫監訳，イェシェック＝ヴァイゲント，ドイツ刑法総論，第5版．成文堂，1999.）

たが，ワイマール共和国の終焉とともに中断された。ナチスドイツの時代には1933年の法改正とこれに伴う常習犯罪人法の制定，1943年の少年裁判所の新設などの改革が図られた。1949年の東西ドイツの分割に伴い，連邦共和国では1950年代からの国際的な改革運動の一翼を担う刑法改正作業が進められた。1969年の第一次，第二次の刑法改正法を経て，1974年の刑法施行法によって刑法典の全面改正が実現し，1975年に新刑法典の施行を見た。新刑法典では総則が一新されるとともに各則の大幅な改正が加えられた。このように，1871年の帝国刑法典成立，1933年の刑法改正，1975年の新刑法典施行が大きな節目をなしている。

責任能力の規定はどのように変遷したのであろうか。ランゲリュデケ[2]によると，1827年にヤルケの刑法学書の中で初めて「意思自由の欠如 (Mangel an Willensfreiheit)」という用語が使われた。以来，これが責任無能力の基準と見なされ，プロイセン刑法典にも取り入れられた。1870年代までの刑法理論は観念論に支配され，刑罰とは応報であり，罪の重さによって決定されるべきものであった。このような流れで，1871年帝国刑法典はその51条で次のように「自由な意思決定 (freie Willensbestimmung) の阻却」を責任無能力の要件とした。

　　行為の当時において意識喪失または精神活動の病的障害の状態にあり，自由な意思決定が阻却される時，罪となるべき行為は存在しない。

刑罰は応報 (Vergeltung) を基本思想として，一般予防すなわち社会一般の人の犯罪抑止を目的とした。人間は本来，自由な意思決定者であり，違法行為は自由に選択された行為として道義的非難を向けられる。一方，

---

[2] Langelüddeke A: *Gerichtliche Psychiatrie*. Dritte, vollständig neuarbeitete Aufl., Walter de Gruyter & Co., Berlin, 1971.

精神病とは意思自由の喪失とみなされた。ここから非決定論と決定論の対立が生じた。ウィッター⁽³⁾を参照して二つの立場を要約すると，非決定論では，自由な意思決定を前提として，違法行為者は刑罰に"値する"と見なされ，犯罪に対する応報が前景に立つ。それに対して決定論では，行為者は刑罰を"必要とする"と見なされ，刑罰は再犯抑止に向けた動機づけを目的とし，教育や治療が前景に立つ。行動の決定要因をどこまで重視するかによって刑罰の意義も変わってくる。決定論と非決定論のいずれが正しいかは形而上学の議論に入り込み，フーバー⁽⁴⁾がいうように，人間行動のすべてが因果律に支配されているとすると，道徳の存在基盤そのものが失われる。

　帝国刑法典に対して，社会変化や犯罪学の登場を背景とする批判が起きた。教育と再社会化を通して行為者個人の犯罪を防止する特別予防に関心が向かった。自由意思を犯罪の前提に置き，刑罰を道義的な応報とみなす旧派と，犯罪者の教育や社会防衛を目的とする刑罰を主張する新派との論争である⁽⁵⁾。

　リスト⁽⁶⁾を旗頭とする新派の刑法学者は刑事政策と犯罪者処遇の目的性に関心を向けた。政府の刑法改正草案に影響を与えたリストは，帰責能力⁽⁷⁾の本質を「動機による正常な決定可能性」と捉えた。それに

---

(3) Witter H: Zur gegenwärtigen Lage der forensischen Psychiatrie. In: Witter H (Hrsg.) *Der psychiatrische Sachverständige im Strafrecht.* S.1-34, Springer, Berlin・Heidelberg・New York・London・Paris・Tokyo, 1987.
(4) Huber G: Das Problem der Schudfähigkeit in der Sicht des psychiatrischen Sachverständigen. *Fortschritte der Neurologie und Psychiatrie* 36:454-473, 1968.
(5) 浅田和茂：*op. cit.*（注1参照）
(6) Franz von Liszt（1851-1919）はドイツの刑法学者で，ピアニスト・作曲家のリストの従弟。ベルリン大学等で教授を務め，犯罪防止のための社会改良を提唱した。リストの説については，浅田和茂：*op. cit.*（注1参照）
(7) "責任能力"を表すドイツ語として，帝国刑法典51条の「罪となるべき行為は存在しない」に対応するZurechnungsfähigkeit，新刑法20条の「責任なく行為した者」に対応するSchuldfähigkeitがある。前者は"帰責能力"とも訳される。

よると，この可能性は心的生活のさまざまな障害によって欠落することがある。未熟と成熟，健康と精神病，清明と錯乱の間には無限の移行があるが，これら移行状態での犯罪に対しても応報的な正義の立場から刑罰が加えられている。しかし刑罰によって精神的な障害が改善されるわけではなく，結果として社会の安全は維持されない。したがって，帰責能力が限定され，公共に対する危険性が認められる者については，施設への監置が不可欠となる。リストは，その場合の施設は刑務所であってはならない，なぜなら「正義の剣でなく医師の技こそが，施設の目的に適った象徴」であるからと主張した。

2. アシャッフェンブルク vs. ウィルマンス

　新派の刑法学者の声に呼応して精神医学と心理学の側でも動きがあった。クレペリンについてはすでに述べた。浅田[8]によれば，学会レベルでは次のような展開が見られた。すでに 1887 年のドイツ精神科医学会で，犯罪者の一定の精神状態を刑罰軽減事由と見なすための成文化が必要であるという主張が賛否を呼んだ。その後の討論は 1899 年の同学会で以下のようにまとめられた。精神的な健康と病気の中間的状態が存在し，これを限定帰責能力と見なすのが適当である。しかるに帝国刑法典はこのことを斟酌せず，累犯から社会を保護していない。彼らに対する特別な処遇が必要であり，監禁所（Detentionanstalt）が最適である。一方，1897-98 年の司法心理学会では，刑罰の終了後も犯罪が懸念される者は後見裁判所へ引き渡され，犯罪の懸念が存続する限り限定帰責能力者のための施設に収容されるべきであるという提案が決議された。

　刑法学と精神医学の蜜月ともいうべき局面が生まれたわけである。し

---

(8)　浅田和茂：*op. cit.*（注 1 参照）

かし限定帰責（責任）能力の主張に対する批判ないし慎重論を唱える学者もいた。ヤンツァーリクの『ドイツ精神医学史』[9]には次の一節がある。

> 限定責任能力の法律的配慮を支持する研究者らの代表的人物はアッシャッフェンブルク（V. G. Aschaffenburg）であり，その反対の立場をウィルマンス（K. Wilmanns）が代表していた。1933年の刑法51条の再起草は，アッシャッフェンブルクの以前の見解に従っている。

1933年の刑法改正で限定責任能力の規定が新設されるが，精神医学の中で支持派，非支持派のそれぞれを代表したのがアシャッフェンブルクとウィルマンスであった。そこで，この二人の学者に焦点を当てて，当時のドイツ精神医学が刑法問題にどのようなスタンスを取ったかについて検討したい。

グスタフ・アシャッフェンブルクは1891年にハイデルベルク大学の助手，1901年にハレ大学の司法精神科病棟医長となり，1904年からケルン大学の精神科主任教授を務めた。ユダヤ人であることから，ヒトラー政権が1933年に施行した公務員法——官公吏から非アーリア人（ユダヤ人）を追放する——のもとで1934年に職を追われ，1939年にスイスへの移住を余儀なくされた。さらにアメリカに渡り，1944年に死去するまでジョンズ・ホプキンス大学などで犯罪心理学を講じた[10]。

アシャッフェンブルクのハイデルベルク時代はクレペリンが教授を務めた期間と大きく重なる。クレペリンは自伝[11]の中でアシャッフェン

---

(9) Janzarik W: *Themen und Tendenzen der deutschsprachigen Psychiatrie.* Springer, Berlin・Heidelberg・New York, 1974.（大橋正和訳，ドイツ精神医学史．創造出版，1996.）
(10) 小俣和一郎：アシャッフェンブルク．加藤敏・神庭重信・中谷陽二ほか編，現代精神医学事典．pp12-13, 弘文堂, 2011.

ブルクを「およそ10年間，私の誠実な同僚であった」と呼び，彼と協働した二つの活動に言及している。第一は，躁病患者の観念奔逸に関する連合心理学的な研究である。第二は，ともに行った犯罪心理学の講義である。アシャッフェンブルクが講義録をもとに1923年に著した『犯罪とその制圧』(12)を「素晴らしく実りのある」，「私の初めの講義で脳裏に浮かんだ考えを熟したかたちで表現してくれた」著書として紹介している。たいした持ち上げ方である。『犯罪とその制圧』はアシャッフェンブルクが編者の一人である『犯罪科学叢書』の第3巻として出版されたもので，彼はこれを師クレペリンに捧げた。第4章でも触れたように『月刊犯罪心理学・刑法改革』(13)はクレペリン犯罪学のマニフェスト的な雑誌であるが，編集したのはアシャッフェンブルクである。こうして見ると，アシャッフェンブルクは，ハイデルベルクで司法精神医学を広めるべく苦闘するクレペリンを支えた存在，いわば懐刀であったと想像される。

　アシャッフェンブルクの主張の中核にも"中間者"の処遇の問題がある。『犯罪とその制圧』の中で次のように述べている。精神的に病んでいることと健康であることの中間にある人びとに関して，刑法典に限定責任能力を設けることには十分な根拠がある。当該の人びとは三つに分類できる。①精神病質人格，②慢性中毒および急性中毒に引き続く状態（Folgenzustände），③健康と疾病の移行（老人性・動脈硬化性の退化の初期，先天性・てんかん性の精神薄弱）。これらは，無条件に——あらゆる犯罪に関してではないが——限定責任能力の理由となりうる。現行法では短期

---

(11)　Hippius H (Hrsg.) *Emil Kraepelin. Lebenserinnerungen.* Springer, Berlin・Heidelberg・New York・Tokyo, 1983.
(12)　Aschaffenburg G: *Das Verbrechen und seine Bekämpfung.* Carl Winters Universitätsbuchhandlung, Heidelberg, 1923.
(13)　現在は『月刊犯罪学・刑法改革（*Monatsschrift für Kriminologie und Strafrechtsreform*）』と名称を変え，心理学，社会学，精神医学，法学，刑事政策等の学際的雑誌として発刊されている。

の刑に処せられているが，それは無益である。なぜなら，精神病質人は短期の刑では改善されないからである。むしろ，治療，教育，隔離という三つの面で適切な施設に彼らを持続的に収容することが望ましい。このような処分方式では，その前提として限定責任能力を認定しなければならない。それに該当する者には「無害な知恵遅れ」もいれば「悪質で抑制不能な易刺激者」もいる。したがって，中間施設（Zwischenanstalt）として次の2種類が考えられる。①精神病院に付設され医学的視点が優先される施設，②精神病院には相応しくない者に対する，行刑の枠内での施設。また飲酒者に対しては飲酒者保護施設が必要となる。精神疾患患者であれ健康な犯罪者であれ，社会防衛の方策は彼らの個人特性に合致させなければならない。

　コッホやクレペリンと同様に，キーワードは"中間（Zwischen）"である。三つの異なるレベルでの中間がセットをなしている。疾病学のレベル：健康と疾病の中間とりわけ精神病質。法的判断のレベル：完全責任能力と責任無能力の中間すなわち限定責任能力。処遇レベル：刑務所と病院の中間の施設。後述するように1933年の改正法では限定責任能力と常習犯罪者の処遇が抱き合わせのかたちで法制化されるが，アシャッフェンブルクは精神医学の立場から基本構想を作成したといってよい。

　アシャッフェンブルクの見解は1934年の論文[14]ではいっそう明確となっている。すなわち，限定責任能力は多くの場合，高度の公共危険性に対応する。精神医学的に最も重要なのは精神病質人格であり，犯罪への抵抗力が弱い者では刑罰は軽いほど効果が薄い。刑は長いほど改善と威嚇の効果を発揮する。限定責任能力者については刑を軽減するのと同時に適切な監置により長く拘束すべきである。犯罪者群とりわけ常習

---

(14)　Aschaffenburg G: Strafrecht und Strafprozeß. In Hoche A (Hrsg.) *Handbuch der gerichtlichen Psychiatrie,* 3. vollständig neubearbeitete Aufl., S.1-154, Springer, Berlin, 1934.

犯罪者群との闘いでは，精神的に十分な価値がない者（geistig nicht Vollwertigen）に最大の注意を向けなければならない。そのような人びとについて「人格と数を把握し，常習犯罪者の保安のための処置という大問題に我々は首尾よく突き進むことができる」と述べ，1933年の改正法については個人の利益よりも民族共同体の利益を前面に押し出したとして評価する。

　この論文を収めた教科書の編者であるホッヘ(15)は，ナチスの障害者安楽死計画の源流として後世に悪評を残した1920年の『「生きるに値しない命」とは誰のことか』(16)の著者の一人である。この「生きるに値しない命（lebensunwertes Leben）」と上記のアシャッフェンブルクの言葉「精神的に十分な価値がない者」は，国家あるいは民族を基準にした人間の価値づけという点で一脈通じるものがある。

　以上述べたように，精神医学界では〈中間者－限定責任能力－中間施設〉をセットとする主張が強まった。このような潮流に対して異論を唱えたのがカール・ウィルマンスである。

　ウィルマンスは第一次大戦後にハイデルベルク大学でヤスパースらといわゆるハイデルベルク学派を率いた(17)。ブムケ編『精神疾患便覧』の一部をなす統合失調症論(18)がよく知られており，そのほか浮浪者や

---

(15)　Alfred Erich Hoche(1865-1943)はフライブルク大学の精神科教授を務め，クレペリンの疾患単位説の批判に立つ症候群学説を提唱したことで知られている。

(16)　ビンディングとホッヘの共著は邦訳され，評注が付されている。カール＝ビンディング/アルフレート＝ホッヘ著，森下直貴/佐野誠訳著，「生きるに値しない命」とは誰のことか―ナチス安楽死思想の原点を読む．窓社，2001.

(17)　ウィルマンスの人と業績については下記を参照。Hermle L: Karl Wilmanns (1873-1945) — bibliographische Betrachtung einer psychiatrischen Ära. *Fortschritte der Neurologie und Psychiatrie* 56:103-110, 1988. 影山任佐：Wilmanns, Karl (1873-1945). 時代精神と精神医学．松下正明編，続・精神医学を築いた人びと，下巻. pp15-32, ワールドプランニング，1994. Mundt CH, Hoffmann K, Wilmanns J: Karl Wilmanns' theoretische Ansätze und klinische Praxis. Ihre Bedeutung für die heutige Psychiatrie. *Nervenarzt* 82:79-89, 2011.

拘禁精神病に関する論文がある。ブレーメン，ボンの病院で働いた後，1901年からハイデルベルク大学の精神科に無給医として所属した。クレペリンがハイデルベルクからミュンヘンに移るのが1903年であるから，短期間ながらクレペリンの下で働いたことになる。いくつかの勤務地を経て1918年にハイデルベルク大学の教授として迎えられた。

　ウィルマンスについて語るとき，彼が大学から追われたエピソードについて触れないわけには行かない。以下，彼の娘ルート・リズの回想[19]などによる。

　ウィルマンスはナチスによる政権奪取の年である1933年の7月，アシャッフェンブルクの場合と同じ公務員法により教授の身分を奪われた。発端は彼がヒトラー批判を公言したことにある。地元紙が「アドルフ・ヒトラーへの恐るべき侮辱」という見出しで大々的に報じた。ウィルマンスが講義の中で，第一次大戦に従軍したヒトラーの失明は「典型的なヒステリー反応」，ヘルマン・ゲーリングは「モルヒネ中毒者」と主張した。彼はこうした侮辱を公衆の面前でも口にし，1933年3月の総選挙の前日には，講演でヒトラーを大衆を教唆するセクト指導者と同列に置き，果ては「いつかヒトラーが精神病院に行き着いたとしても私は驚かないだろう」とまで広言したというのである。ウィルマンスは学生らの抗議にも屈せず，ヒトラーが有能な指導者ではないと主張して憚らなかった。彼の自宅は深夜にナチスの制服隊員の捜索を受けた。隊員らはウィルマ

---

(18)　Wilmanns K: Die Schizophrenie. In: Bumke O (Hrsg.) *Handbuch der Geisteskrankheiten,* Bd. 9, Spezieller Teil V, Springer, Berlin, 1932.

(19)　Lidz R, Wiedemann HR: Karl Wilmanns (1873-1945) ...einige Ergänzungen und Richtigstellungen. *Fortschritte der Neurologie und Psychiatrie* 57: 161-162, 1989. Wilmanns-Lidz R: Ein erfülltes Leben. In:Hermanns LM (Hrsg.) *Psychoanalyse in Selbstdarstellungen* II, S.277-311. edition diskord, Tübingen（Mundt CH et al.，注17，より引用）。ウィルマンスの娘 Ruth Lidz は1917年生まれで，夫の Theodor Lidz とともにアメリカに渡り，精神分析的志向の精神療法を専門とし，イェール大学の精神科臨床教授を務めた。

ンスに「ユダヤ人の片割，コミュニスト」という罵声を浴びせた。3回目の捜索で身柄を拘束され，投獄された。解職されたウィルマンスは家族と離れ，友人を頼って居所を変えた。ドイツの敗戦後，アメリカ軍政部はウィルマンスがハイデルベルク大学に復帰するように勧告したが，彼は健康上の理由で辞退した。学部長あての書簡では次のように記している。

> 今一度，若手医師たちの前で精神医学の諸問題について論じ，束の間であれ，長きにわたって助手，上級医，指導医として働いたクリニックの業務を手掛けることが，私にとっては望外の願いでした。ですが，これまでの年月，とりわけかつての出来事は，私の健康をもはや緊張に立ち向かえないほどに損なってしまいました。

ウィルマンスは敗戦の年の8月に世を去った。迫害の12年間に健康を蝕まれたのであろう。

さて，ウィルマンスは法改正の問題にどのように関わったであろうか。1927年の『ドイツ刑法典の草案における中心問題としてのいわゆる限定責任能力。刑執行と精神病院における現行法と将来の法でのいわゆる精神的低格者に関する30講』[20]は法改正の草案が出され，論争が白熱化する中で執筆された。400頁に及ぶ大著を貫く姿勢は実証性・科学性と新しい疾病概念である。次のように基本的立場を明らかにする。

> 私は政治的あるいはその他の先入観からは自由になり，科学の経

---

[20] Wilmanns K: *Die sogennante verminderte Zurechnungsfähigkeit als zentrales Problem der Entwürfe zu einem Deutschen Strafgesetzbuch. Dreißig Vorlesungen über die sogenannten geistig Minderwertigen im geltenden und künftigen Recht im Strafvollzuge und in der Irrenanstalt.* Springer, Berlin, 1927.

験を客観的に示す。精神医学的知識を規範や刑法の領域に適用するさいの不明瞭さや曖昧さを隠すとか，困難を取り繕うことはしない。報告するのが私の責務である。

　ウィルマンスは浮浪者や拘禁精神病を実証的に研究しており，限定責任能力の問題についても行刑と被拘禁者の実態に関する豊富な統計データを駆使している。議論が経験的知見を疎かにして空転していることへの危惧があったのであろう。新しい疾病概念はハイデルベルク学派をともに担ったヤスパース，シュナイダーと共通するもので，「中間的」と曖昧に呼ばれていたさまざまな状態の間に明確な線を引いた。
　そこで限定責任能力であるが，ウィルマンスは1860年代に遡る精神科医と法律家の議論を次のようにまとめている。
　これは精神医学界で繰り返し論じられ，徐々に法律家の関心を呼ぶようになった。これほど活発で多様な立場から論じられた司法精神医学の問題はない。法律家と精神科医の多数は次の点で一致した。精神的健康と疾患とは移行し，両者の間に広い中間領域が存在する。部分的であれ行為の可罰性を理解できないか犯罪的欲動を制止できない者は限定責任能力者というべきである。しかし現行法ではこれらの者に十分な考慮が払われず，裁判官は軽減事由として考慮するしかなく，鑑定医も境界状態が存在することに注意を喚起するしかない。
　ウィルマンスは議論の現状をこのように捕えた上で，限定責任能力が今や刑法の中核問題となっており，それだけに最大限の慎重さで扱われなければならないという。そして以下の主要な検討事項を挙げる。①限定責任能力と見なされる精神状態。②限定責任能力者の一般人口や施設での広がり。③裁判官による被告人の精神的欠陥の認知の程度。④精神的欠陥を持つ被拘禁者の行刑での扱い。⑤精神病院と社会における限定責任能力の違法者の扱い。

これに対して次の問いが立てられるという。①限定責任能力の規定は濫用されるか。②限定責任能力の認定が保証されるように裁判の調査手続を改革しえるか。③限定責任能力の被拘禁者に対する配慮は行刑や精神病院でどこまで可能か。④公共に危険な限定責任能力者に対する監置（Verwahrung）にはどの程度期待してよいか。

他方，精神医学の側の議論の混乱も指摘されている。諸家が列挙する多種多様の状態を通観した上で，「精神病医はこれらきわめて多様な精神像をどのような観点から限定責任能力の状態として総括するのか」と問い，独自の観点すなわち過程（Prozessen）と異常素質（abnorme Anlage）の区別を対置する。両者を量的相違ではなく質的間隙で隔てられたものとする，ハイデルベルク学派の中核的な理論である。何らかの身体的過程を基盤とする本来の「疾病」に対して，異常素質は正常な精神生活と量的に相違するに過ぎない。この視点から責任無能力と限定責任能力に該当する疾患や状態が詳しく検討されている。

ウィルマンスは次いで司法，行刑，精神病院における病的犯罪者の実態に目を向ける。精神病質者を主要部分とする限定責任能力と見なされる者は「哀れむべき病人ではなく，医学的治療よりも教育と訓練の対象である」とした上で，監置の効果が吟味される。公共への危険性を持つ者の監置にはいくつかの前提条件がある。彼らの犯罪性は多くの場合，素質と環境の産物である。多数は害の少ない軽佻者や精神薄弱者であることから，監置の適用は「最高度に危険な社会の敵」に限るべきである。「私は監置の執行は控えめであることが望ましく，正しいと思う。時間をかけてゆっくりと発展させるのが理に適う」という。そして特別な法のもとでの保安裁判所の設置や，近代的精神病院を手本とした行刑施設の改善について言及している。

それではウィルマンスは法改正に対してどのような対案を提示するのか。彼は現行法の欠陥は十分理解できるが，限定責任能力の導入は次の

理由から是認されないという。①概念が不確実であること。②その条件となる精神状態の証明がきわめて困難なこと。③司法の公平を侵害し，不平等と恣意をきたすこと。それに対して，現行法の規定が理性的に運用されるならば犯罪の制圧と違法者の改善の優れた手段となり，裁判や行刑のあり方を改善することが先決であるという。ただ，現状分析の筆鋒が鋭い割に結論の論述は迂回が多く，真意を読み取ることは容易でない。アシャッフェンブルクの「ウィルマンスは結論の前でたじろいでいる」(21)という批評もうなずける。こうしてみると，急進的な批判派というよりも慎重な漸進的改革論者と呼ぶのがウィルマンスにふさわしい。

アシャッフェンブルクは1934年の論考(22)で，限定責任能力を認知させる闘いに対して抵抗が起きていることを認め，「その発言代表者はウィルマンスと目される」とした上で，その主張の一つ一つに長文の反論を加えている。

後世から見るとウィルマンスはナチスの圧迫で大学の職を失うという経歴ゆえにアウラを放っており，彼に体制抵抗者のラベルを貼ることはたやすい。しかし彼の見解は大局的には当時の精神医学の潮流と大きく隔たるものではなかったと思われる。つまり応報に代わる改善効果を刑罰に期待し，常習犯罪者などの危険な犯罪者群を標的とする特別な法規や保安裁判所の必要性を認めており，実際的な対策に関してはアシャッフェンブルクらの推進論と大きな隔たりはない。ただ，法改正へ向かう滔々とした流れに抗して彼のように慎重な態度を堅持すること自体，決して容易ではなかったと想像される。流れに棹さして時代の先端を歩みたがる専門家はいつの時代にもいるが，ウィルマンスは少なくともそのようなタイプではなかった。

ちなみに法改正の旗頭であったアシャッフェンブルクもナチスに迫害

---

(21) Aschaffenburg G: *op. cit.* （注14参照）
(22) Aschaffenburg G: *op. cit.* （注14参照）

される身であった。彼は自身がユダヤ人であるため，ヒトラー政権下の公務員法にもとづき，1934年という司法精神医学者としての絶頂期に大学を追われ，さらには国外へ去ることを余儀なくされた。『「生きるに値しない命」とは誰のことか』の著者ホッヘも，妻がユダヤ人であったことからフライブルク大学の教授職を奪われた。間接的であれナチスの政策に貢献した学者たちが迫害に追い込まれたという事態はいかにも皮肉に感じられる。しかしこれもあくまで後世の視点からいえることであって，歴史の複雑さを思い知らされる。

　ケルン大学では主任教授アシャッフェンブルクに，次いでハイデルベルク大学では主任教授ウィルマンスに師事したビュルガープリンツは，『ある精神科医の回想』[23]で二人の素顔を描いている。アシャッフェンブルクはよく肥えており，「都会人らしい優雅さと心暖まるおおらかさ」が印象的で，「皮のソファーに心地良く身を沈め，葉巻をくゆらせて」いた。すらっとして修道僧のように彫の深いウィルマンスは，冷静な立居振舞いが「磨きつくされた合理性といういわば大理石ずくめの外壁」をなし，その雰囲気が教室全体の厳格さを決定づけた。彼は深夜11時に図書館に現れ，その場の一人一人に何を勉強しているのかたずねるのが習慣であった。司法精神医学との関係でビュルガープリンツは，アシャッフェンブルクがなした「人道的な飛躍発展」をウィルマンスは単に「一種の社会精神医学的なロマン主義」と見なしていたと回想する。

　このような対照から連想すると，アシャッフェンブルクとウィルマンスはそれぞれ循環気質者と統合失調気質者，言い換えれば熱いロマンチストと超然とした理性の人であり，時代の流れに対して前者は同調的に関わり，後者は孤立をものともせず批判の矢を放ったといえるかも知れない。

---

(23) Bürger-Prinz H: *Ein Psychiater berichtet.* Hoffmann und Campe, Hamburg, 1971.（福田哲雄監訳，ある精神科医の回想（上）．佑学社，1977．）

3. 保安処分の立法化——常習犯罪人法

　以上の経緯から，刑法に限定責任能力の規定を，またその対象と想定される人びとに対して特別な監置制度を設けることを焦点として，ドイツの精神医学が刑事司法に深く入り込んだことがわかる。限定責任能力者は刑罰を軽減されるが，現実には，彼らの多くは累犯の精神病質者であり，刑期の短縮は公共の安全に対する脅威につながる。そこで刑罰とは異なる制裁，つまり将来の危険性を除去する目的を持つ制裁が不可避となるわけである。そして，1933年の法改正において，限定責任能力の導入および保安と改善を定めた常習犯罪人法の制定が抱き合わせのかたちで実現の運びとなった。
　まず刑法51条の責任能力の規定が次のように変更された。

1. 行為者が行為の時に意識障害，精神活動の病的障害もしくは精神薄弱のために行為が許されないことを弁識し，またはこの弁識に従って行為することができないとき，罪となるべき行為は存在しない。
2. 行為の時に行為の許されないことを弁識し，もしくはこの弁識に従って行為する能力が著しく低下していた時，未遂の処罰の規定[24]により刑は軽減されうる。

　このように第2項として新しく限定責任能力の規定が加わり，第1項でもいくつか重要な変更がなされた[25]。
　それとともに，"責任には刑罰を，危険性には保安処分を"という二元

---
[24] 未遂犯処罰の規定にならって，刑の軽減が裁判所の裁量に委ねられるとした。

表1 ドイツ──1933年常習犯罪人法 (注14より作成)

保安と改善の処分
1. 治療看護施設への収容
2. 飲酒者治療施設もしくは禁絶施設への収容
3. 労働所への収容
4. 保安監置
5. 危険な風俗犯罪者の去勢
6. 国外追放

主義もしくは"制裁の複線方式"が採用された。保安処分を規定するのが常習犯罪人法である。正式名称は「危険な常習犯罪人および保安と改善の処分に関する法律」(26)である。ここから，保安（Sicherung）と改善（Besserung）すなわち社会の安全と犯罪者の矯正・治療という二つの目的のバランスと緊張関係がつねに問われることになる。

常習犯罪人法の具体的な中身について，戦後のドイツの文献では簡単に触れられるに過ぎない。そこで，1934年のホッヘによる司法精神医学書(27)から要点を見ることにする。その部分の執筆者アシャッフェンブルクが「我々は犯罪性，とりわけ常習犯罪性との闘いに十分な注意を向けなければならない」と述べているように，犯罪の"常習性"が法の眼目である。

表1に示す処分のうち，「治療看護施設への収容（Unterbringung in einer Heil- und Pflegeanstalt）が特に重要で，次のように規定されている。

　　責任無能力もしくは限定責任能力の状態において刑罰を科されうる行為をなした者について，裁判所は，公共の安全のため必要であ

---

(25)　意識喪失（Bewußtlosigkeit）が意識障害（Bewußtseinsstörung）に変更された。第三のカテゴリーとして精神薄弱（Geistesschwäche）が加えられた。「自由な意思決定」が「行為の許されないことを弁識し，もしくはこの弁識に従って行為する能力」に変更された。

(26)　原語はDas Gesetz gegen gefährliche Gewohnheitsverbrecher und über Maßregel der Sicherung und Besserung.

(27)　Aschaffenburg G: *op. cit.*（注14参照）

れば，治療看護施設への収容を命じる。違警罪 (28) には適用されない。

限定責任能力では収容が刑罰に附帯される。

処分の期間は，飲酒者治療施設および禁絶施設への収容，労働所もしくは浮浪者収容所 (29) への初回収容では 2 年を超えない。それに対して，治療看護施設収容，労働所もしくは浮浪者収容所への再収容，保安監置収容では無期限である。

常習犯罪人法は精神障害者に限らず，労働嫌忌者の矯正や性犯罪者の去勢（これらは現行法には存在しない）まで含む広範な法であった。保安監置（Sicherungsverwahrung）は保安処分の極致ともいうべき方式で，現在も維持されて議論の火種になっている。これについては後述する。

ランゲリュデケによると，新設された常習犯罪人法は，長い努力の末に手に入れた待望の制度として精神医学界に歓迎された。それ以前は刑法 51 条にもとづいて無罪放免された者について裁判官にできることは行政官庁に注意を促すことくらいで，それが強制入院のいとぐちになるかも疑わしく，責任無能力者が「狩猟免許」を渡されて犯罪を重ねることに精神科医は憂慮したという (30)。当初は期待を担って登場したわけである。

4. 戦後のドイツ司法精神医学——治療論の不在

敗戦の廃墟から出発したドイツの司法精神医学は 1975 年の新刑法典

---

(28) 違警罪（Übertretung）は最も軽微な犯罪で，ドイツでは戦後廃止され，秩序違反罪に替えられた。
(29) Asyl（英語の asylum）を浮浪者収容所と訳したが，実体は不明である。
(30) Langelüddeke A: *op. cit.* (注 2 参照)

施行を大きな節目として展開した。1975年までの前半期は，再開された刑法改正作業に呼応して責任能力の本質論がクローズアップされた。1933年刑法の51条が議論の発端にある。すなわち，51条は，①意識障害，精神活動の病的障害，精神薄弱により，②行為が許されないことを弁識し，またはこの弁識に従って行為することができない，という点を責任無能力の要件とした。このうち①は病気概念 [31]，②は不可知論者（Agnostiker）と可知論者（Gnostiker）の論争を喚起した。

　まず可知論と不可知論の対立である。不可知論の立場は，人が行為の是非を弁識し，弁識に従って行為できたかどうかは経験科学的には解答不能であり，形而上学の次元にある問題と見なす。不可知論者の代表とされるシュナイダー [32] によれば，鑑定人は刑法の条文に沿って，「某々は統合失調症に罹患していた。したがって51条1項の適用をもたらす精神活動の病的障害が存在した」と答えればよいのであり，それによって「弁識する能力またはこの弁識に従って行動する能力がなかったことを暗黙のうちに認めるだけである」という。不可知論に対するアンチテーゼとして可知論が主張された。すなわち，弁識・統御能力をより実体的な能力と捉え，経験科学的な証明が可能であるとする。精神疾患の診断それ自体よりも，具体的な行為状況における障害と犯罪の内的関連に力点を置く。

　日本では近年，最高裁決定などの影響もあって，可知論を自明とする論調がある。しかし本来，可知論が行き過ぎないために不可知論が，不可知論が行き過ぎないために可知論が存在すると考えるべきである（この問題については第7章で日本の現状に関連して触れる）。

---

(31) Krankheitsbegriffは医学用語として「疾患概念」であるが，ここでは法律用語として使用されているので「病気概念」と訳す。
(32) Schneider K: *Die Beurteilung der Zurechnungsfähigkeit. Ein Vortrag.* 2 Aufl., Georg Thieme, Stuttgart, 1956.

病気概念をめぐる議論 (33) もシュナイダーの説を端緒とする。シュナイダーの立場では，疾病（Krankheit）という場合，それはつねに身体医学的な意味での疾病——脳の器質的な疾病または脳の機能に影響を及ぼす全身的な疾病——であり，心的資質の異常変異——知能・人格の変異と異常体験反応——と根本的に区別される (34)。そこで，51条の「精神活動の病的障害」がシュナイダーの意味での疾病と解釈しうるかが問題となった。裁判所はこれをより広く捉え，精神病質，神経症，衝動障害も免責の対象となりうるとし，また刑法学者のシュライバーは身体医学に依拠する病気概念を批判した。すなわち，精神病質の障害が内因性精神病よりも軽いとは一概にいえないのであり，責任無能力，限定責任能力はあらゆる種類の精神的疾病状態に対して適用可能であるという (35)。他方，これと反対の立場は，病気概念を広げると免責を無制限に拡大する結果となり，責任刑法の"ダムの決壊"をもたらすと主張した。さらにこれに対する反批判として，司法精神医学者ヴェンツラフの改革的主張が挙げられる。彼によれば，責任能力の基礎付けとしての伝統的な狭い疾病概念，言い換えればシュナイダーによる疾病と異常変異との厳密な区別は時代遅れである。内因性精神病と同じ程度に責任無能力に相当する障害が存在する。その一方で，積極的な社会的治療の時代において，内因性精神病の患者であっても，社会的な権利と同時に責任を認めるようにすべきであるという (36)。

刑法草案が重ねられる過程で対立が収拾され，新刑法では「精神活動

---

(33) ドイツの法改正と病気概念をめぐる論争は仲宗根が詳しく紹介している。仲宗根玄吉：西ドイツ刑法51条の改正と同条における病気概念．精神神経学雑誌 77：259-284, 1975.

(34) Schneider K: *Klinische Psychopathologie.* Sechste, verbesserte Aufl., Georg Thieme, Stuttgart, 1962.（平井静也・鹿子木敏範訳，臨床精神病理学．文光堂，1967.）

(35) Schreiber HL: Juristische Grundlagen. Venzlaff U (Hrsg.), *Psychiatrische Begutachtung.* S.3, Gustav Fischer, Stuttgart・New York, 1986.

の病的障害」が「病的な心的障害」と「重いその他の心的変異」に分けられた。そして精神病質などは「重いその他の心的変異」に含めることで,「病的な心的障害」に関しては伝統的つまり狭い疾病概念を維持するかたちで妥協が成立した。また20条（責任無能力）と21条（限定責任能力）について，障害のカテゴリーに差を設けないことにより，パーソナリティ障害，性的偏倚，衝動制御障害などに関しても理論上は責任無能力が認められることとなった。

　以上のように戦後の前半期，ドイツの司法精神医学は刑法改正に連動した責任能力論を中心に発展し，これについては日本でも紹介されてきた。しかし，その陰で見落とされてきた重要な問題がある。治療論の不在である。たとえばドイツ司法精神医学の集大成ともいえるゲッピンガーとウィッター編による司法精神医学書（1972年）[37]を開いてみよう。全2巻，1,600頁余りの大著である。ところが治療に直接触れた記述はわずか2頁で，それも収容処分患者への治療強制の根拠に関する法律論である。触法精神障害者のための治療の技法やプログラムはまったく度外視されている。その他の司法精神医学書も大同小異である。

　保安処分に関して，法的手続きや精神鑑定，つまり処分の入り口については論文などの資料に事欠かない。しかし対象者が送り込まれる施設の状況は，少なくともドイツ国外からは非常に見えにくい。その原因を推測すると，一つは制度の透明性の低さ，もう一つは一般精神科医の忌避的態度が考えられる。たとえば，ホルンは実態を次のように描いている。

　保安処分の施設は保安的思想に沿って建築され，高い壁などが監獄を

---

(36) Venzlaff U: Ist die Restaurierung eines »engen« Krankheitsbegriffs erforderlich, um kriminalpolitische Gefahren abzuwenden? *ZStW* 88:57-67, 1976.

(37) Göppinger H, Witter H (Hrsg.) *Handbuch der forensischen Psychiatrie,* I, II. Springer, Berlin・Heiderberg・New York, 1972.

思わせた。スタッフも保安的思想に捕らわれ，監視の緩和は再社会化のための治療としてよりもリスクを高める手段として警戒された。一般の精神科医は処分施設を「要塞」とか「監置の館」と呼び，そのようにいうことで，みずからの患者であったかも知れない人びとを貶めた。こうした事情から，司法精神医学はさまざまな問題を抱えながらも，精神医学の"愛されない継子"と見なされた [38]。

　日本で司法精神医学を学ぶ者にとってドイツの学説はつねに基本的な参照枠であった。しかし，意外に感じられようが，ドイツにおいても"継子"扱いの冬の時代が長かったのである。ネドピルによると，ナチス政権下で精神医学が果たした役割や濫用への反発から犯罪の生物学的原因に関する研究は広く忌避され，犯罪者は精神医学の関心から遠ざけられた [39]。ラッシュも次のように述べている。精神障害犯罪者の処分は長らく科学的関心から遠ざけられており，論文で扱われた数は1970年代までは微々たるもので，司法精神医学の教科書でも取り上げられないか，せいぜい法律の視点から触れられるに過ぎなかった。その主な理由は大学の司法精神医学が処分執行施設との協力にほとんど関心を向けなかったためである [40]。さらにウィッターによれば，連邦共和国では1960年代初頭に初めて大学に司法精神医学講座が設置されたが，教授候補者の不足から遅々として広がらなかった。司法精神医学は個人的興味に依存し，精神鑑定の委託はわずかな施設や部門に集中した。大学の精神科医は法律問題に無知であった。加えて1970年代の反体制運動の波の中で

---

(38) 　Horn H-J: Der Maßregelvollzug im Spannungsfeld zwischen Besserung und Sicherung. Kerner H-J, et al. (Hrsg.) *Kriminologie-Psychiatrie-Strafrecht,* S.485-493, Müller Juristischer Verlag, Heidelberg, 1983.

(39) 　Nedopil N: *Forensische Psychiatrie. Klinik, Begutachtung und Behandlung zwischen Psychiatrie und Recht.* 2., aktualisierte und erweiterte Aufl., Thieme, Stuttgart, 2000.

(40) 　Rasch W: *Forensische Psychiatrie.* 2., überarbeitete und erweiterte Aufl., Kohlhammer, Stuttgart・Berlin・Köln, 1999.

司法精神医学は司法の既成秩序を攻撃するための格好の標的とされた。鑑定人は「体制の雇われ人」として非難され，司法精神医学は公然たる名誉毀損に曝された。その結果，精神科医は司法との関わりを避け，鑑定を受託する医師はますます減少した[41]。

ここで引用した3人はいずれもドイツの司法精神医学を代表する学者である。しかし彼らとて長い冬の時代を潜り抜けてきたことを想うと，いささか感慨を覚える。日本でもごく最近まで，司法精神医学は個人的な熱意に依存し，精神医学界全般はこれを忌避する雰囲気が支配していた。広く受容されるようになった契機が法制度の変化——ドイツでは保安処分の改革，日本では医療観察法の新設——であることが興味ある共通点である。

5. 新刑法と現行制度

新刑法典によって司法精神医学は新しい局面を迎えた。責任能力の規定の変更とともに，「保安と改善の処分」が「改善と保安の処分」と改称され，さらに社会内処遇である行状監督が新設された。言葉の上では行為者個人の改善と社会の安全確保の優先順位が逆転されたわけである。ヴェンツラフ[42]，シュライバー[43]によると，司法精神医学の重点が純粋に診断学的な"選別の学"から"治療と予防の学"へとシフトし，鑑定人は処遇の決定に与る意見を求められるようになった。

まず責任能力の規定を見る[44]。

---

(41) Witter H: Zur gegenwärtigen Lage der forensischen Psychiatrie. Witter H (Hrsg.) *Der psychiatrische Sachverständige im Strafrecht.* S.1-34, Springer, Berlin・Heidelberg・New York・London・Paris・Tokyo, 1987.
(42) Venzlaff U: *op. cit.* （注36参照）
(43) Schreiber HL: *op. cit.* （注35参照）

20条：責任無能力

　行為の実行の時に，病的な心的障害，根深い意識障害，精神薄弱，もしくは重いその他の心的変異により，行為の不法性を弁識し，またはこの弁識に従って行為することができない者は，責任なく行為した者である。

21条：限定責任能力

　行為の不法性を弁識し，またはこの弁識に従って行為する能力が，20条に指示された事由の一つにより，行為の実行の時に著しく減弱している時，刑罰は49条1項[45]に従ってその刑を軽減することができる。

　日本の刑法39条のシンプルな条文――「心神喪失者の行為は，罰しない」「心神耗弱者の行為は，その刑を減軽する」――と比較すると，責任無能力と限定責任能力の二段階構成は同じであるが，責任が減免される要件が法律上で明文化されている点が異なる。すなわち適用のメルクマールとしての4種の障害の存在と，それにもとづく弁識および統御の能力の欠如または著しい減弱である。

　精神医学的に問題となるのは四つのメルクマールの解釈である。これらは医学的カテゴリーのように見えるが，法的概念[46]，あるいは純粋に医学的でもなければ法的でもない概念[47]と説明されている。改正の議論の中で，これら四つのメルクマールを一つにまとめるべきだとする意見もあった[48]。日本の刑法改正作業でも障害を具体的に明示する案が

---

(44)　刑法の条文はネドピルの著書の巻末から引用した。Nedopil N: *op. cit.*（注39参照）
(45)　法律上の特別軽減事由を指す。
(46)　Rasch W: *op. cit.*（注40参照）
(47)　Nedopil N: *op. cit.*（注39参照）
(48)　Nedopil N: *op. cit.*（注39参照）

出されたが，将来の精神医学の発達を考慮して障害を列挙して固定化することは適当ではないとされたという[49]。

ラシュ[50]，ネドピル[51]を参照すると，これらのメルクマールは臨床的なカテゴリーと次のように対応する。

a．病的な心的障害（krankhafte seelische Störung）
　外因性，内因性の広い範囲に及ぶ。すなわち身体的に基礎づけられうる精神病（シュナイダー），外因性精神病，変性脳疾患，中毒性・外傷性の通過症候群，アルコール酩酊，薬物中毒，てんかん性の疾患ともうろう状態，感情障害・統合失調症圏の精神病，ダウン症候群などの遺伝性疾患。

b．根深い意識障害（tiefgreifende Bewusstseinsstörung）
　不安，怒り，感情麻痺など強度の感情的負荷の結果として健常人でも生じうる意識変容。「根深い」ことが条件で，夢遊症も含まれる。なおアルコール離脱せん妄などの外因性・器質性の意識障害は上記の「病的な心的障害」に含まれる。

c．精神薄弱（Schwachsinn）
　器質的基盤が証明されない知能の障害。老年の認知症や遺伝性の精神遅滞では「病的な心的障害」が考慮される。

d．重いその他の心的変異（schwere andere seelische Abartigkeit）
　上記三つに当てはまらないものを総括する寄せ集め概念。パーソナリティ障害，神経症的発展，性的行動偏倚，慢性乱用，妄想様発展，衝動制御障害など。「重い」という限定が付され，障害による機

---

(49)　臼井滋夫：責任能力に関する各国の法規（わが国を含む）．懸田克躬・武村信義・中田修編，現代精神医学大系 24，司法精神医学．pp11-25，中山書店，1976．
(50)　Rasch W: *op. cit.*（注 40 参照）
(51)　Nedopil N: *op. cit.*（注 39 参照）

能低下や社会的能力の損失が精神病性疾患と同等であることが条件。

表2　ドイツ——改善と保安の処分 (現行)

63条	精神科病院収容
64条	禁絶施設収容
66条	保安監置収容
68条	行状監督
69条	運転免許の取消し
70条	職業禁止

以上のように，「病的な心的障害」というメルクマールで非常に広い病態を包括し，なおかつ4番目に「重いその他の心的変異」を加えることで，理論上はあらゆる精神障害について責任能力の減免が考慮されるかたちとなっている。

「重いその他の心的変異」は特に議論を呼んでいる。ラシュ[52]によれば，変異（Abartigkeit）という言葉は，第二次大戦中にドイツ国防軍で兵役不適格者を選り分ける標識として使用されたという忌まわしい過去があり，変質（Entartung）を思わせる差別的響きがある。責任の減免の理由としてもっとも頻繁に挙げられるが，このような事情から，単に「4番目のメルクマール」と呼ぶ鑑定人もいるという[53]。ナチス時代の負の遺産である。

改善と保安の処分（Meßregeln der Besserung und Sicherung）の種別を表2に示す。改正作業の中で65条として社会治療施設に関する規定が設けられる予定であったが刑法からは削除された。67条は期間等に関する規定である。以下，重要な4項目について解説する。

精神科病院収容（Unterbringung in einem psychiatrischen Krankenhaus）

人が責任無能力（20条）もしくは限定責任能力（21条）の状態において違法行為を行った時，裁判所は，行為者およびその行為の全体的評価

---

(52) Rasch W: *op. cit.*（注40参照）
(53) Nedopil N: *op. cit.*（注39参照）

にもとづき，その者の状態の結果として著しい違法行為が予測され，そのため公共に対して危険であることが明らかであれば，精神科病院への収容を命じる。

　精神科病院収容の期間は無制限であるが，連邦最高裁決定（1985年）により均衡性の原則が定められた。「精神科病院への収容が長期に及ぶほど，自由剥奪の均衡性のための要件は厳格でなければならない」というもので，収容の命令・継続は高度の法益侵害が予想されるため，対象者の自由と公衆の安全との緊張関係が妥当なかたちで調整されることを求めた。限定責任能力が認定された場合は病院収容と自由刑を併科できる。63条を補完するものとして行刑法136条は「精神科病院の被収容者の処遇は医療的視点に従う。可能な限りにおいて被収容者は治癒がもたらされるか，もしくはもはや危険ではない程度まで状態が改善されるべきである。被収容者には監督，介護，看護が与えられる」と定めている。
　改善と保安の処分が"公共に対する危険"を処分の要件として法律に明記していることは日本の医療観察法との大きな相違である。

禁絶施設収容（Unterbringung in einer Entziehungsanstalt）

　アルコール飲料もしくはその他の酩酊薬を過量に摂取する性癖を有し，酩酊において犯した違法行為もしくは性癖に由来する違法行為により有罪宣告を受けるか，責任無能力が証明され除外しえないために有罪宣告を受けない時，性癖の結果として著しい違法行為をおかす危険が認められるならば，裁判所は禁絶施設への収容を命じる。

　Entziehungは「嗜癖からの離脱」を意味するが，従来から「禁絶」と訳されている。医学的には「性癖（Hang）」は嗜癖，「酩酊」は薬剤の作用にもとづく気分，意識状態，欲動の変化で時に妄覚を伴うものに相当

する [54]。64条が適用されるには，鑑定で嗜癖を確認するだけではなく，嗜癖と犯罪行為との直接的関係つまり行為が症状としての性質を持つことを証明しなければならない。

保安監置収容（Unterbringung in der Sicherungverwahrung）

1．次の三つを満たす時，裁判所は故意の犯罪行為により2年以上の有期自由刑の言渡しを受けた者について保安監置を命じる。

① すでに1年以上の自由刑の言渡しを2度受けていた。

② すでに2年以上の自由刑または改善保安の自由剥奪処分の執行を受けていた。

③ 行為者および行為の全体的評価から，被害者に心身の損傷や重い経済的損害を与える著しい犯罪への性癖のため，公共に対して危険であると認められる。

2．3個の故意の犯罪——それぞれが1年以上，うち少なくとも1個は3年以上の有期自由刑を申渡される——を行い，上記③の要件が満たされると，裁判所は①②がなくても刑罰と併せて保安監置を命じる。

保安監置は精神科病院収容と異なり，責任無能力，限定責任能力を要件としない。言い換えれば，精神障害の有無と無関係に言い渡される。もちろん日本に類似の制度は存在しない。強いていえば戦前の治安維持法の予防拘禁が近いが，国体変革など特定の罪に限られていた。

ネドピルによると，保安監置は1933年の常習犯罪人法よりもさらに遠く源流をたどることができる。刑法学者リストは刑法犯を機会犯罪者と慣習犯罪者に分類し，後者をさらに改良が可能な者と不能な者に分けた。そして改良不能の犯罪者に対して社会を防衛する手段が必要であると論

---

(54) Rasch W: *op. cit.*（注40参照）

じたという⁽⁵⁵⁾。現行法でも，保安監置は犯罪への性癖（Hang）および公共に対する危険性を要件とする「刑事政策の究極の緊急措置」⁽⁵⁶⁾ である。

保安監置の上限は10年であったが，再犯予後が不良と見なされる場合には無期限の収容が可能となった⁽⁵⁷⁾。これは1998年の法改正で設けられた「性犯罪およびその他の危険な違法行為を制圧するための法律」に伴う保安監置の諸規定の厳格化に伴うものである。延長される場合，危険性が積極的に証明されなければならない。人権に抵触する可能性について，2004年の連邦憲法裁判所判決は長期にわたる保安監置は人間の尊厳に反しないとして法改正を合憲とした⁽⁵⁸⁾。

保安監置は犯罪予防を目的とするもので治療のための処分ではない。パーソナリティ障害の場合，「重いその他の心的変異」として21条の限定責任能力を認定されると63条の精神科病院収容を適用される可能性があるが，そうでなければ保安監置に振り分けられることになる。

行状監督 (Führungsaufsicht)

行状監督が法律で定められている犯罪行為により6ヵ月以上の有期の自由刑を終了した者について，さらに犯罪行為をおかす危険がある場合，裁判所は刑罰とならんで行状監督を命じることができる。

行状監督は1975年の刑法改正で新たに導入されたもので，特に問題の多いグループへの社会内での援助と監視により犯罪の予防を図るものである。責任能力が完全な者にも責任無能力者にも適用される。収容期間

---

(55) Nedopil N: *op. cit.* （注39参照）
(56) Jescheck H-H, Weigend Th: *op. cit.* （注1参照）
(57) 加藤久雄：人格障害犯罪者と社会治療．成文堂，1999.
(58) 山中友理：ドイツにおける保安監置制度—期待された再犯防止政策の現実．法と精神医療 26：22-39, 2011.

第5章　保安処分とは何か

は最長5年であるが，1998年の法改正で特別に必要と認められる場合は無期限とされた。

社会治療施設への収容 (Unterbringung in einer sozialtherapeutischen Anstalt)
　改善と保安の処分には含まれないが，制定の経緯からここで説明する。ラシュ[59]によると，社会治療施設はパーソナリティ障害犯罪者の治療をめぐる議論の中でデンマーク，オランダなどの先行する制度を参考にして構想された。1969年の第二次刑法改正法に65条として採用された。しかし「治療イデオロギーとの告別」を旗印に掲げる勢力は，偏っているに過ぎない者を治療することの正当性や効果が疑わしく，個人を標的にすることで犯罪の社会的原因をベールで覆ってしまうなどの理由で批判を浴びせた。議論の末に刑法65条は破棄され，社会治療施設は1984年に改正された行刑法に取り入れられた。再社会化のために特別な治療と援助が必要な被拘禁者を矯正施設内の社会治療施設に移管する方式である[60]。
　「性犯罪およびその他の危険な違法行為を制圧するための法律」[61]は性犯罪者，特にその累犯者を主眼とした対策であり，その中で社会治療施設が特別な役割を持った。すなわち，2年以上の自由刑の宣告を受け，社会治療施設での処遇が指示される時，治療可能な性犯罪者は強制的に収容されなければならない。性犯罪者の特別視や財政を逼迫させることなど批判がある一方で，社会治療の発展の好機と見なされている[62]。
　以上，「保安と改善の処分」から改称された「改善と保安の処分」について見てきた。この改称は実質的意味を伴うであろうか。ホルンは次の

---

(59)　Rasch W: *op. cit.*（注40参照）
(60)　社会治療施設については加藤久雄の著書に詳しい（注57参照）
(61)　原語は Das Gesetz zur Bekämpfung von Sexualdelikten und anderen gefährlichen Straftaten.

ように楽観を戒めている (63)。保安に対して改善の優先性を考慮しているが，本質は行為者個人に対する特別予防的な処分を通して社会の安全を確保することを目的とする。精神科病院収容は保安のための自由の剥奪でもあり，改善と保安を明確に分けることはできない。行刑法 136 条は被収容者の処遇は医療的視点で行うと定めているが，同時に「もはや危険でないほどに治癒もしくは状態の改善が図られなければならない」として危険性の除去を明記している。人間的に処分を執行しようとすれば保安は不完全となり，保安が完全であるためには改善の試みを放棄しなければならない。改善と保安の処分は，組織と人員の不足，不測の事故とそれに対する公衆の反応など，多くの問題に満ちた「緊張の場」によって隔てられていると，ホルンは指摘する。

　ドイツの保安処分制度は依然，根本的なジレンマから自由ではない（近年の状況については第 6 章で述べる）。

6．イタリアの保安処分

　これまでドイツでの歴史と制度を見てきたが，保安処分の思想は優生政策とも連動して20世紀初頭のヨーロッパのトレンドであり，イタリア，オランダ，オーストリア，スイスなどいくつかの国でドイツと類似の制度が新設された。ここではその中からイタリアを取り上げてみたい (64)。

---

(62) Egg R: Die Behandlung von Sexualstraftätern in sozialtherapeutischen Anstalten—Ergebnisse von Umfragen der KrimZ. In: Egg R (Hrsg.) *Behandlung von Sexualstraftätern im Justizvollzug. Kriminologie und Praxis (KUP).* Schriftenreihe der Kriminologischen Zentralstelle e.V. (KrimZ) Band 29, S.75-97, Wiesbaden, 2000.
(63) Horn H-J: *op. cit.*（注 38 参照）
(64) イタリアの事情については以下を参照．中谷陽二：イタリア―保安処分と精神鑑定．中谷陽二責任編集，司法精神医学 4　刑事事件と精神鑑定．pp291-297, 中山書店，2006．中谷陽二：イタリア精神医療の背景と思想．町野朔・中谷陽二・山本輝之編，触法精神障害者の処遇［増補版］．pp681-692, 信山社，2006．

第 5 章　保安処分とは何か

　イタリアといえば，1970 年代以降に大胆な精神医療改革を進めた国としてわが国でも喧伝されている。他方，イタリアが精神医療改革とともに保安処分というもう一つの顔を持つことは意外に知られていない。ドイツと並行して保安処分制度を導入し，今なお堅固に維持している国なのである。

　初めに精神科医療の法制度について簡単に見ておきたい。精神障害者に関する最初の法律は「精神病院および精神病者に関する法律」[65]と呼ばれる 1904 年の法律 36 である。その第 1 条は「いかなる原因によるものであれ，精神異常に罹患し，病院外でケアされないか，されえない人は，自身または他人への危険を示すとき，もしくは公の醜聞を引き起こすとき，公的精神科施設に隔離されなければならない」と定めた。治療よりも自他への危険性に著しく偏った法律であった[66]。

　これとほぼ同時期の 1900 年に日本で精神病者監護法が施行されたことは，遅れて近代化をスタートさせた二つの国の共通点を反映しているかも知れない。ただしその後の経過は異なっており，日本は 1950 年の精神衛生法のステップを踏んで 1988 年の精神保健法を軸とする改革を進めたのに対して，イタリアでは 1904 年の旧法から 1978 年にラディカルな新法（法律 180）へと一気に飛躍したところに独自性がある。

　さて，イタリアの保安処分は 1930 年の刑法典であるロッコ法典の中で設けられた。制定までに以下のような法律論争が展開された[67]。19 世紀半ばのイタリア国家統一運動の過程での議論は，自由意思を強調する

---

(65)　原語は Legge sui manicomi e sugli alienati である。Manicomi は精神病院よりも癲狂院のイメージに近い。

(66)　Traverso GB, Ciappi S, Ferracuti S: The treatment of the criminally insane in Italy: An overview. *International Journal of Law and Psychiatry* 23:493-508, 2000.

(67)　Sbriccoli M: Teorie e ideologie del diritto penale dall'Unità al secondo dopoguerra. In: Grossi P, Murakami Y (eds.) La Storia Moderna del Dirrito Italiano.（小林耕一訳，国家統一から第二次大戦後までの刑法の理論と思想．パオロ・グロッシ，村上義和編，イタリア近代法史．pp203-259，明石書店，1998．）

最初の統一刑法であるザナルデリ刑法典 (1889年) に結実した。これに対して犯罪人類学の創始者ロンブローゾ，刑法学者フェリ[68]に代表される実証主義的立場から批判が向けられた。犯罪の原因，危険性，予防を重視する立場と，古典的な自由意思を重視する立場の間で論争が展開された。折衷主義の中間的立場の登場により，1930年の法務大臣ロッコに主導された刑法典の成立を見た。

前述のように，ドイツでは自由意思を前提として刑罰を道義的非難と見なす旧派と，刑罰を将来に向けた犯罪危険性の除去と見なす新派との刑法学論争が，刑罰と保安処分の二元主義という折衷的解決で決着を見た。ドイツとイタリアでは同じ方向の動きが国境を越えて展開されたということができる。

現行の保安処分 (misure di sicurezza) は表3に示すように非常に広範囲の処分方式を含み，精神障害が直接関わるのはその一部である[69]。すべての方式について，適用されるには社会的危険性 (pericolosità sociale) と犯罪行為または準犯罪行為[70]を犯したことが要件となる。

関連する主な条文を抜粋する[71]。

　　保安処分は，法律で罪として定める行為をした社会的に危険な人

---

(68) Enrico Ferri (1856-1929) はイタリアの刑法学者・政治家。1921年のイタリア刑法草案 (フェリ草案) の起草者。
(69) イタリア刑法については次の文献を参照した。森下忠：イタリア刑法研究序説．法律文化社，1985．松田岳士：イタリアの保安処分―司法精神病院収容を中心として．精神医療法研究会，2003年10月26日，上智大学．Grassi L, Nunziata C: *Infermità di mente e disagio psichico nel sistema penale*, CEDAM, Padova, 2003．柑本美和：イタリアの精神医療と保安処分―司法精神病院における処遇とその問題．法と精神科臨床 6：108-111, 2004．
(70) 準犯罪行為は，不能犯 (結果の発生がありえない方法による行為) および教唆 (人に犯罪実行の決意を生ぜしめること) の未遂。
(71) 森下忠：*op. cit.* (注69参照)，松田岳士：*op. cit.* (注69参照)

表3　イタリア——保安処分 <small>(森下，松田，注69, をもとに作成)</small>

1. 対人的保安処分（misure di sicurezza personali）
    a. 収容処分
        1）農業コロニーまたは労働所への送致
        2）治療看護所への収容
        3）司法精神科病院への収容
        4）少年保安施設への収容
    b. 非収容処分
        1）監視付自由
        2）居住の制限
        3）酒場およびアルコール飲料販売所への出入禁止
        4）外国人の国外追放
2. 対財産的保安処分（misure di sicurezza patrimoniali）
    1）善行保証
    2）没収

物に限り，これを適用することができる（刑法202条）。

　保安処分は，行為をした者が社会的に危険な人物であることの確認を経て，これを命ずる（刑法204条）。

　保安処分は，これに付された者が社会的に危険でなくならない間は，これを解除することができない（刑法207条）。

　期間については，それぞれの保安処分について法律の定める最短期間が経過したときは，裁判官は，処分に付された者がなお社会的に危険であるかどうかを判定するために，その状況の再審査を行う（刑法208条）。処分の最長期間は定められていない。日本の起訴便宜主義と異なり，責任無能力者の場合も検察官は公判請求を行う。したがって，保安処分を適用する権限は公判裁判所にある。処分の命令は判決の言い渡しと同時に行われる。社会的危険性は刑事訴訟法に定められた鑑定により判定される。刑法はその他，処分の執行，変更，取消し，抗告，仮適用についても定めている。

対人的保安処分のうちの収容処分の対象者は次の通りである。

農業コロニー（colonia）または労働所（casa di lavolo）への移送
常習犯人，職業犯人または性癖犯人と宣告された者。

治療看護所（casa di cura e di custodia）への収容
精神病（infermità psichica），アルコールもしくは麻薬の慢性中毒，または聾啞により減軽された刑の言渡しを受けた者。

司法精神科病院（ospedale psichiatrico giudiziario）への収容
精神病，アルコール・麻薬の慢性中毒，聾啞により無罪の言渡しを受けた者。違警罪，過失犯，金銭刑もしくは2年以下の懲役にあたるその他の犯罪の場合を除く。

少年に関しては少年保安施設への収容，農業コロニーへの移送など種々の規定がある。

さて，このように社会的危険性がイタリアの保安処分の柱をなしている。グラッシらによると，保安処分が創設された実証主義の時代，危険性は犯罪者の頭蓋を測るのと同じように測定可能と考えられたという[72]。"犯罪者の頭蓋"はロンブローゾの犯罪人類学を連想させる。

刑法は「行為を犯した時点で，精神病の結果として，理解する(intendere)，もしくは意欲する（volere）能力を欠く状態にあった者」を責任無能力，それらの状態が「著しく減退した状態にあった者」を限定責任能力と定めている。被疑者，被告人に対して司法精神科医が精神鑑定を行い，これらの能力を判断する。能力が欠如もしくは著しく低下していたと判断

---

(72) Grassi L, Nunziata C: *op. cit.* （注69参照）

される場合，鑑定人は「社会的に危険か否か」を判断しなければならない[73]。危険性の判断まで求められる点が日本の精神鑑定と大きく異なる。

森下によると，1973年に議会に出された保安処分制度の改正案では，かねてから批判が多かった「犯罪の性癖」という概念や社会的危険性の推定の見直しが検討されているという[74]。さらに最近は司法精神科病院の廃止も議論されているようであるが，詳細な情報を得ていない。

以上，ドイツとイタリアを取り上げて，保安処分の歴史と背景について述べた。保安処分は20世紀初頭という特定の時代状況が生み出した思想，制度である。実証的な犯罪研究が実現を強く後押しし，特にドイツで明らかなように，精神医学が刑事司法に積極的に介入した経緯は見逃せない。その影響は遠く日本にも及んでいる。

---

(73) Traverso GB, Ciappi S, Ferracuti S: *op. cit.*（注66参照）
(74) 森下忠：*op. cit.*（注69参照）

第6章
精神医療改革と触法精神障害者

1. 脱施設化の前に施設化あり

　20世紀後半に北米やヨーロッパの先進国で展開された精神医療改革が脱施設化 (deinstitutionalization) を主軸にしたことは論を俟たない。入院中心の医療形態からコミュニティの資源を活用する医療形態への転換である。しかし、当然のことながら、施設化 (institutionalization) があったからこそ"脱"施設化について語りえるのである。脱施設化は耳目を引きやすい。その理由は、我々自身が脱施設化を肯定する価値観の中に生きているからである。それに対して施設化は、いまさら語るに値しない過去の遺物かもしれない。とはいえ、脱施設化の限界が問われている現在、施設化の再検証は避けて通れない課題である。

　19世紀後半から20世紀前半にかけて欧米の精神科医療は施設ブームに沸いた。それは揺籃期の日本の精神医学にも強いインパクトを与えた。明治時代にヨーロッパに派遣された日本の医師は、彼の地での医療の進歩、とくに精神病院の威容に衝撃を受けた。1886年にドイツに留学した榊俶は、ウィーン、ザルツブルク、ミュンヘンなどで病院を視察して帰国すると、さっそく「癲狂院設立」の必要性を論じた[1]。

　榊の後継者である呉秀三にとってもヨーロッパの近代的医療施設は憧

---

(1) 呉秀三：医科大学教授医学博士榊俶先生之伝（1897年）．岡田靖雄編，呉秀三著作集Ⅱ．pp196-205，思文閣出版，1982．

憬の的であった。渡欧する4年前の1893年，呉は次のように論じた[2]。日本全国の精神病者総数はおよそ78,000人である。諸外国では患者の3分の1が入院していることからすると，日本では26,000人が入院を要する計算になる。ところが実情は，ただ一つの癲狂院[3]が400人から500人の患者を受け入れているに過ぎない。癲狂院は大いに精神病治療の目的に適うものであり，「大慈大悲ノ心，人情，慈善ヲモッテ建ツベキデアル」と力説した。渡欧に先立って，彼の地の精神病院のイメージが呉の脳裏で膨らんでいた。その意気込みのほどは，洋行の途上で香港やシンガポールなどの植民地の病院を見学したことにも現れている。実際，帰朝翌年の1902年に著した「癲狂村（精神病者の作業療法）に就きて」[4]では，ヨーロッパの癲狂院と癲狂村[5]が想像した以上に立派であったと，感慨をこめて述べる。癲狂村の治療効果を見るにつけ，「巣鴨病院にも通常人家のような1,2軒を造りたい」と，ささやかな願望をもらしている。

　日露戦争後，呉の論調はいっそう熱を帯びた。日本がロシアに打ち勝って一等国の仲間入りを果たしたにもかかわらず，癲狂院は欧米のそれと比べて「月鼈ほどの差異」があり，「国家の体面を維持し文明諸国の侶伴（ママ）として大恥なかるべき」ためには，癲狂院の増設が急務なのであるという[6]。

---

(2)　呉秀三：癲狂院ニ就テ（1893年）．岡田靖雄編，呉秀三著作集Ⅱ．pp17-26．（注1参照）
(3)　東京府巣鴨病院である。現在の東京都立松沢病院の起源は東京府癲狂院（1879）であり，1889年に巣鴨病院と改称された。1901年に院長に就任した呉によって現在地に移転され，東京府立松澤病院となった。
(4)　呉秀三：癲狂村（精神病者の作業療法）に就きて（1902年）．岡田靖雄編，呉秀三著作集Ⅱ．pp29-56．（注1参照）
(5)　癲狂村はcolonyの訳。19世紀後半のヨーロッパで，精神病院の敷地内あるいは周辺の農場で宿泊しながら作業する療養形態が試みられた。橋本明：治療の場所と精神医療史．日本評論社，2010，を参照。

呉にとって病院は，設備としての実利性を超えて文明化を象徴するものでもあったことがうかがわれる。このような病院のイメージは，呉が多くを学んだクレペリンの記述にも明瞭に現れている。彼の精神医学書 (7) の中で，精神病院（Anstalt）が果たしうる積極的役割が解説され，それが人類の進歩の産物に他ならないことが幾度となく強調されるのである。「あらゆる身体的ならびに精神的な薬剤と治療法が全部，精神病院のさまざまな設備の中に，一つにまとまって共同に働くように集合されていなければならない」という。そこでは，修道院，監獄，懲治場，檻，狂人塔 (8) などに監禁され，放置されていた精神病者に科学の恩恵が約束される。職業の負担や周囲の無理解，嘲りなど日常の有害な刺激を患者から取り去り，それに代わる人間愛，好意，思いやり，心優しき世話，安らぎを与えるのである。残念ながら医師の間においてすら，早く入院させると病が悪化するという「馬鹿げた不幸な観念」が消えずにいるが，十分な安全，看護，医学的処置は精神病院でなければ提供できないと論じる。

　今日では否定的に語られることの多い精神病院が，1世紀前には「人類の進歩の産物」と認識されていたわけである。それは決して"必要悪"ではなく，"必要善"であった。次に，施設の存在意義をめぐって振り子が大きく揺れた事情をアメリカの州立精神病院の歴史に見ることにしたい。

---

(6)　呉秀三：戦後経営意見（1906年）．岡田靖雄編，呉秀三著作集Ⅰ．pp119-126，思文閣出版，1982.

(7)　Kraepelin E: *Psychiatrie. Ein Lehrbuch für Studierende und Ärzte.* Achte Aufl., Barth, Leipzig, 1909-1915.（部分訳，西丸四方・遠藤みどり訳，精神医学総論．みすず書房，1993.）

(8)　狂人塔（Narrenturm）は狂人を収容する堅固な建物。ウィーン大学附属病院の裏手に現存する17世紀に建てられた狂人塔が有名である。

2. 州立精神病院の光と陰

アメリカの州立・郡立精神病院の入院患者数の変化をゴールドマンらの論文[9]をもとにグラフで示した。一目でわかるように1960年代から急峻な下降線をたどっている。この下降は脱施設化の目に見える成果として語られている。しかし，減少の幅の大きさは，それ以前の水準の高さを意味している。ピークの1955年には入院患者数が55万人を超えていた。

日本では1980年代に精神保健法施行を軸とする医療改革が進められたが，その強力な触媒となったのが国際的な人権・法律組織による日本の医療体制への批判であった。患者の虐待や不当な医療行為の背景にある過剰な精神病床と長期入院が指摘された。今日でも，海外で日本の精

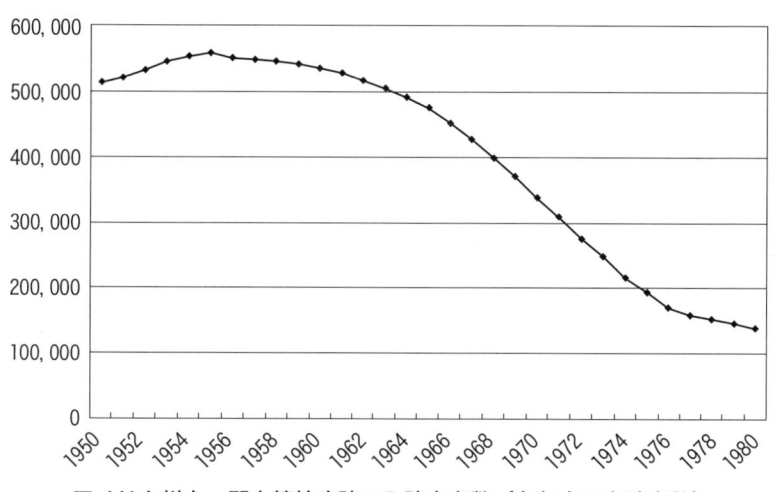

アメリカ州立・郡立精神病院の入院患者数（各年末の在院者数）
Goldmanら（注9）をもとに作成

(9) Goldman HH, Adams NH, Taube CA: Deinstitutionalization.: The data demythologized. *Hospital and Community Psychiatry* 34:129-134, 1983.

神医療が話題にされる時に必ず持ち出されるのが入院中心医療のネガティブなイメージである。もちろん正当な批判は甘んじて受けなければならないが，欧米の医療先進国も比較的近年まで膨大な精神病床を抱えていた事実を忘れてしまうと，公平さを失する。

さて，アメリカの脱施設化の主な舞台となったのは州立精神病院(state psychiatric hospital) である。本書の第2章ではイギリスの特殊病院の盛衰について述べたが，いわばそのアメリカバージョンが州立精神病院の歴史である(10)。

アメリカでは18世紀初め，東部のいくつかの都市に私設救貧院(11)が作られ，収容される者の中に狂人が含まれた。独立して合衆国を形成した東部13州は公立の救貧院を建設し，その一部は狂人用に供された。他方，ベンジャミン・フランクリンの努力でフィラデルフィアにアメリカで最初の病院が開かれ，2室が"理性を奪われた者"に充てられた。精神疾患専門の最初の公立病院は1771年，バージニアのウィリアムズバーグに建設された。「白痴者，狂人，その他の精神異常者（ideots, lunaticks, and other persons of unsound minds）の援助と扶養」を目的とするバージニアの法にもとづいて，24人の患者を収容できる2階建て，庭付きの病院であった。しかし小規模すぎることや独立戦争の影響などにより，他の州のモデルにはならなかった(12)。

民間の非営利施設としての狂人療養所——アサイラム(13)——の嚆矢

---

(10) 州立精神病院の歴史については次の文献を参照した。La Fond JQ, Durham ML: *Back to the Asylum. The Future of Mental Health Law and Policy in the United States.* Oxford University Press, New York・Oxford, 1992. Gamwell L, Tomes N: *Madness in America. Cultural and Medical Perceptions of Mental Illness Before 1914.* Cornell University Press, Binghamton University Art Museum, State University of New York, 1995. Dowdall GE: *The Eclipse of the State Mental Hospital. Policy, Stigma, and Organization.* State University of New York Press, Albany, 1996. Gamwellらの著書は豊富な挿絵と写真を掲載した貴重な資料である。
(11) 私設救貧院almshouseのalmsは施しもの，義捐金。

第6章　精神医療改革と触法精神障害者

はコネチカットに 1817 年に開設されたハートフォード隠退所 (14) とされる。続いて，マサチューセッツ (1818 年)，ニューヨーク (1824 年)，ペンシルベニア (1841 年) に総合病院の附属施設として同様の施設が造られた。これら初期のアサイラムはモラル・トリートメント (15) の実践の場であり，その治癒力に関する楽観論が広まった。91％あるいは 100％という驚異的な治癒による退院の率も報告されたという (16)。改革者らは，民間アサイラムの価値は経済的にも人道的にも一目瞭然であるとして，州の立法府に対して同様の治療原理にもとづく公立病院の建設をアピールした。最初に動いた州はマサチューセッツであり，1833 年にウスター州立狂人病院 (17) を開設した。メイン (1840 年)，ニューヨーク (1843 年) の州立病院が後に続いた。当時の州政府の乏しい福祉財政に照らして，これらの病院への手厚い支出は驚くべきものであった。大型の建築物が稀少であった時代，アサイラムの威容それ自体が公衆の好奇心を搔き立てた (18)。狂気は美しい建築と環境によって癒やされるという期待があったという (19)。

　1850 年代初めにかけて州立狂人病院は各州に広がり，私設救貧院を圧倒するようになった。南北戦争以前でもっとも影響力のあったアサイラム改革者はドロシア・ディックス (1802-1887) である (20)。彼女自身が

---

(12)　病院の名称は The Public Hospital for Persons of Insane and Disordered Minds．後には Eastern State Hospital の名で知られた。Williamsburg, Virginia. From Wikipedia, the free encyclopedia を参照。

(13)　asylum は他の章では療養所と訳したが，アメリカの精神医療史では独特な含みのあるキーワードであるため，本章ではアサイラムと表記する。

(14)　Hartford Retreat．正式名称は The Connecticut Retreat for the Insane.

(15)　モラル・トリートメント (moral treatment) については第2章，注42 (49 頁) を参照。

(16)　Gamwell L, Tomes N: *op. cit.* (注 10 参照)

(17)　Worcester の Massachusetts State Lunatic Hospital.

(18)　Gamwell L, Tomes N: *op. cit.* (注 10 参照)

(19)　Slovenco R: *Psychiatry in Law.* Brunner-Routledge, New York・London, 2002.

うつ病を患った。篤い信仰心の持ち主で，貧しい精神病者の救済を天から与えられた使命と心得，アサイラムの管理者らと共同で州議会に増設を説得した。1843年に彼女はマサチューセッツ州議会に次のメッセージを送った。

　私は，救いがなく，忘れられた精神病や白痴の男女の擁護者となりました。どれほど無関心な人であっても本当に恐れずにいられない人々，悲惨な姿で刑務所にいる人々，もっと悲惨な姿で私設救貧院にいるような人々の擁護者になったのです [21]。

　州立精神病院の誕生を支えた改革者の心意気が伝わってくる。精神科医も同じ方向を目指した。1851年，今日のアメリカ精神医学会（APA）の前身であるアメリカ精神病施設医学管理者協会（AMSAII）が「狂人のための病院建設に関する報告」を採択し，その後も提案を発展させた [22]。社会学者のドウダルはAMSAIIの提案の中に州立精神病院という組織の特性がすでに示されていると指摘する [23]。すなわち，建設と維持のための高額のコスト，組織としての独立性，構造的に変化しにくいことである。大都市からは遠距離に位置し，入院期間は初期の時代からすでに長かった。収容法 [24] が議会で制定されると，州立精神病院が法律上，非自発入院すなわち強制入院を独占することになった [25]。州立精神病院

---

(20)　Gamwell L, Tomes N: *op. cit.*（注10参照）
(21)　Memorial to the Legislature of Massachusetts 1843. Gamwell L, Tomes N: *op. cit.*（注10）より引用。
(22)　The Association of Medical Superintendents of American Institutions of the Insane. 1892年に The American Medico-Psychological Association と改称し，組織名の上では病院管理者の団体という性格が消えた。
(23)　Dowdall GE: *op. cit.*（注10参照）
(24)　commitment は裁判所が行政機関に対して命じる施設収容。精神障害者の場合，民事収容（civil commitment），刑事収容（criminal commitment）のいずれかである。

第6章　精神医療改革と触法精神障害者

が創設当初から非自発入院の受け皿であったことは司法との深いつながりを示唆する。

　ニューヨークのバッファロー病院(26)は初期の州立精神病院の一つである。1872年，貴顕を招いて壮麗な式典が挙行され，「もっとも卓越したチャリティ」と大々的に報じられた(27)。祝福された風景である。このエピソードを紹介しているドウダルの意図は，およそ1世紀後のエピソードとのコントラストにある。1980年，最初の患者入院から100周年の記念式が院内でひっそりと執り行われた。14代目の施設長が市長らのメッセージを読み上げた。二つの地元紙が報じたが，それは劣悪な治療，貧困な管理，時に起こるスキャンダルに言及した内容であった。それから間もなく，施設長がスキャンダルの責任を取って辞職するという落ちまでついている。数年後に施行された患者ケアの全国調査で，この施設は「恐るべき」という形容詞を付された。

　州立精神病院のスキャンダルは19世紀後半にまで遡る。南北戦争の終結時にはすでに，病院はモラル・トリートメントの奏功しない患者で溢れていた。州議会はモニュメンタルな病院の建築に巨費を投じることに難色を示した。モラル・トリートメントを賛美する声の一方で，患者が病院での虐待を公表する，あるいは裁判沙汰を起こすという事件が続いた。19世紀で最も知られた事件はエリザベス・パカードが起こした訴訟である(28)。パカードはイリノイのジャクソンビルのアサイラムに収容された。しかし聖職者である夫が降霊術を信じる自分を罰するために収容したと主張し，勝訴した。彼女は収容に関して陪審のヒヤリングを受ける権利や通信の自由を求めてキャンペーンを展開し，いくつかの州

---

(25)　Gamwell L, Tomes N: *op. cit.*（注10参照）
(26)　Buffalo State Asylum for the Insane は Buffalo State Hospital と名前を変え，1974年からは Buffalo Psychiatric Center である。
(27)　Dowdall GE: *op. cit.*（注10参照）
(28)　Gamwell L, Tomes N: *op. cit.*（注10参照）

171

では通称「パカード法」と呼ばれる立法の実現を見た。

このような問題を抱えながらも，南北戦争終結から第二次大戦までの間，州立精神病院は増え続けた。私設救貧院は閉鎖され，患者は州立精神病院に移動した。19世紀末にはアメリカの精神科施設は2層に分かれた。裕福な患者にモラル・トリートメントを提供する私立の病院と，貧しい慢性患者に保護収容的なケアを行う公立の病院である[29]。特に1920年から1940年までの増加が著しく，入院患者数は15万人から44万5千人に伸びた[30]。

このように州立精神病院が貧窮患者の受け皿となったという点は重要である。患者数増加は急速な工業化や大規模な移民の流入などの社会変動によって影響された。それと同時に入院が法的に容易であったことも無視できない。19世紀末には，患者本人の意思によらない入院を可能にする収容法が各地で制定された。近親者，医師，近隣住民，警察官，果ては通りすがりの人までが収容を申請できた。育児を怠る主婦や介護者のいない高齢者も対象とされた。自己の危険性や治療の必要性を理解できない患者を代諾によって治療するパターナリズム（父親的温情主義）が優勢で，医師に強い権限が与えられた。いったん入院すると半数以上は5年を超えて病院に留められた。1937年には入院の平均期間は9.7年に達した[31]。

以上，施設化の時代について述べた。博愛の高い理想のもとに出発した州立精神病院が貧窮患者の収容施設と化した。そして，ある時から雪崩のような脱施設化へと突き進むのである。1963年のケネディ大統領の教書に応えたコミュニティ精神保健センター法の制定を契機とする州立精神病院の縮小については多くが語られてきた。ここでは"アサイラ

---

(29) Gamwell L, Tomes N: *op. cit.* （注10参照）
(30) La Fond JQ, Durham ML: *op. cit.* （注10参照）
(31) La Fond JQ, Durham ML: *op. cit.* （注10参照）

第6章 精神医療改革と触法精神障害者

ム"という語の多義性に注目して施設化と脱施設化の意味について検討する。

アサイラムは元来，隠棲のための安全な場所，外部世界の暴力からの保護や糧秣補給を与える場所を意味する言葉であった。イギリスの著名な社会精神医学者ウィングによれば，テュークやピネルら初期の改革者にとって，アサイラムは避難（refuge）と回復（recuperation）の機能を持つものであった[32]。現代のシェルターに共通する面がある。

このように肯定的に語られていたアサイラムが脱施設化の時代には逆に否定的なキーワードとされるようになった。その重要なきっかけを作ったのはアメリカの社会学者ゴッフマンが1961年に著した『アサイラム』[33]である。ゴッフマンは精神病院を微小社会と捕えて分析した。彼の視点では，精神病院は刑務所，療養所，修道院，捕虜収容所などと並ぶ全制的施設（total institution）である。全制的施設とは，多数の人びとが外部から遮断された環境の中で，相当の長い期間にわたり，管理や規律に組み込まれながら生活を送る場所と定義されている。精神病院では，医学サービスモデルの装いを持つさまざまな信念体系が共有され，スタッフは特有の施設イデオロギーで武装するという。

ちなみにゴッフマンが主な調査フィールドとした聖エリザベス病院は，まさに施設化と脱施設化の歴史を象徴する病院である。1855年にワシントンに最初の連邦政府経営の精神病院として開院した。前述した初期の改革者ディックスの尽力による。ピーク時には入院患者が8千人（！）という巨大病院であった。脱施設化政策により患者は1996年には850人

---

(32) Wing JK: The functions of Asylum. *British Journal of Psychiatry* 157:822-827, 1990.
(33) Goffman E: *Asylums: Essays on the Social Situations of Mental Patients and Other Inmates.* Doubleday & Company, New York, 1961.（石黒毅訳，アサイラム―施設被収容者の日常世界．誠信書房，1984．）訳者によれば，total institution の訳語「全制的施設」の「全制」は「物事をことごとく己のものとして完全に制御する」を意味する。

にまで激減した。インサニティを理由とする無罪もしくは訴訟無能力とされた患者を多く収容し、その中には後述するレーガン大統領狙撃犯ヒンクリーを始め有名事件の加害者が含まれる[34]。

さて、ウィングは、ゴッフマンのいう全制的施設としての大文字のAsylum と、伝統的に保護的な温かいイメージで語られてきた小文字のasylum を区別する。大文字のアサイラムが余りに声高に断罪されたために、アサイラムの持つ保護的側面までが否定されたのは、まさに"the baby and the bath water"（無用なものと一緒に大事なものを捨ててしまうこと）に他ならないという。たびたび引用しているラフォンドらの著書[35]は『アサイラムへ還る』という刺激的なタイトルであるが、この場合のアサイラムの語には相反する二重の意味がこめられている。社会の要求についていけない人びとにとっての「安全な避難所（safe haven）」と、多数者の安寧を守るために社会の除け者を収容する場所である。

脱施設化政策の標的とされたアサイラムに対置されて登場したのが"コミュニティ"である。管理統制の場であるアサイラムとは対照的に、コミュニティは精神障害者の自立の場というポジティブな意味を担い、20世紀後半以降、アサイラムからユートピアの座を奪うことになった。バクラクによれば、脱施設化政策の中で次の3点が自明の前提とされた[36]。(1) コミュニティ・ケアは施設ケアよりも優れている、(2) コミュニティは精神障害者のケアに対して責任とリーダーシップを取ることができ、進んで取ろうとしている、(3) 病院の機能はコミュニティのさまざまな資源によって代替される。

167 頁のグラフで示したように、公立精神病院の入院患者数は激減し

---

(34) St. Elizabeths Hospital. Wikipedia, the free encyclopedia.
(35) La Fond JQ, Durham ML: *op. cit.* （注 10 参照）
(36) Bachrach LL: A conceptual approach to deinstitutionalization. *Hospital and Community Psychiatry* 29:573-578, 1978.

た。それでは，退院した患者は無事，病院の外に安住の場を見出したのであろうか。否である。早くも1970年代から脱施設化がもたらした負の結果が専門家の注意を引いた。1983年，ゴールドマンらは統計データをもとに"脱施設化の脱神話化"を論証した[37]。彼らが下した結論によれば，脱施設化がもくろんだ"州立精神病院からコミュニティへ"という精神障害者の移動は実現されていない。中核的な慢性患者にとって州立精神病院に替わる場がない。他方，ナーシングホームが著しく増え，その居住者のかなりは州立精神病院から居場所を変えた患者である。

　バクラクは脱施設化が医療政策を超えて公民的自由を求める人道主義のイデオロギーであったと指摘する[38]。理念の先行ともいえるであろう。実存哲学をバックボーンにしたイタリア・トリエステのカリスマ改革者バザーリアを想い起こさせる。実際，脱施設化が招いた混乱を指摘する論考は今日まで枚挙に暇がない。ラフォンドらは脱施設化が次の点で失望を招いたという[39]。(1) 精神障害の犯罪化，(2) 精神医学的ゲットーの発生，すなわち低所得者の住む都会中心部への精神障害者の集積，(3) ホームレス・ピープルの激増，(4) 重症患者にとっての「安全な避難所」の消滅，(5) コミュニティに住む患者に対する住民の恐怖心。ラフォンドらは「あまねく支持された改革が，なにゆえかくも惨めな結果に終わったのか」と問う。コミュニティに十分な資金が投じられなかったからだという理由づけは「決定的に否」であり，むしろ改革者は提供できるはずのない約束をし，間違ったシステムをデザインしてしまったのであるという。ここであげられた精神障害の犯罪化（criminalization）は精神医療改革と触法精神障害者の関連の重要な局面であり，これについては後述する。

---

(37)　Goldman HH, Adams NH, Taube CA: *op. cit.* （注9参照）
(38)　Bachrach LL: *op. cit.* （注36参照）
(39)　La Fond JQ, Durham ML: *op. cit.* （注10参照）

施設化の時代，入院患者の増加の一因は非自発入院の緩い基準や手続であった(40)。脱施設化の時代には逆に入院の法的基準が厳格となり，患者に危険性が認められない限り非自発入院を許可しない方向に変わった。ところが，脱施設化の欠陥が明らかになるに従って，緩い入院の基準に戻す動きが現れた。1979年のワシントン州の法改正では，危険性が認められなくても治療が必要であれば非自発入院が可能となった。基準が，危険性からパレンス・パトリエ（国親権限）へと拡大されたわけである。1981年のワシントン州の非自発入院の4分の3は重度の障害を，残りは危険性を理由とする入院であった(41)。

施設化，脱施設化，そして脱・脱施設化と，アメリカの精神保健政策の振り子は大きく揺れる。その動きの中で触法精神障害者が置かれた状況はどのように変化したのであろうか。

3. 免罪の基準——振り子は揺れる

アメリカでは刑事責任能力の判断基準の振り子も揺れてきた。それに応じてインサニティ(42)を理由とする無罪の評決を受けた者（insanity acquittee；以下，インサニティ無罪者）の処遇にも変化が見られる。アメリカでは多くの州が伝統的にインサニティの基準としてマクノートン・ルールを採用してきた。第1章で述べたように，マクノートン・ルールは自己の行為の性質もしくは邪悪性の認識を問うもので，意思の側面を含まず，適用範囲の狭い基準であった。

マクノートン・ルールの妥当性に対して，新しい科学である精神医学

---

(40) アメリカの強制入院の法律問題は岩井の著書に詳しい。岩井宜子：精神障害者福祉と司法，増補改訂版．尚学社，2004．
(41) La Fond JQ, Durham ML: *op. cit.* （注10参照）
(42) インサニティについては第1章注2（6頁）を参照。インサニティを理由とする無罪（not guilty by reason of insanity）はNGRIと略記される。

の側から異論が出された。すでに見たようにドイツでは19世紀末から精神医学が経験科学の立場から刑法問題に積極的に発言，介入した。アメリカでは20世紀初頭のフロイト学説の導入と精神分析学の発展に影響されたという特色がある。ラフォンドらによると，多くの精神科医がマクノートン・ルールの変更を求めた。その理由は，犯罪者のパーソナリティや動機に関する精神医学の知識が認知面に限られた狭い基準と合致しないことにある[43]。精神医学は疾患が認知ばかりでなく広汎な機能を障害することを明らかにしてきた。それに対して，マクノートン・ルールはクリアカットな二者択一の解答を精神科医に強いるというわけである。

このような機運に応えたのが1954年にコロンビア特別区の連邦控訴裁判所が扱ったデュラム・ケース（Durham v. United States）である。事件については岩井による詳しい解説がある[44]。ここでは要点のみを紹介したい。

セント・デュラムは窃盗や小切手の不正使用による服役，精神病もしくは精神病質の診断での精神病院収容の度重なる経歴を持っている。地方裁判所で住居侵入罪により有罪とされたが，バゼロン判事が主宰する控訴審がこれを破棄差し戻しとした。責任能力の新しいテスト（基準）を用いるべきであるというのがその主な理由であった。すなわち，正邪の弁別を問うマクノートン・ルールは現代の精神医学に照らすと時代遅れである。コロンビア特別区では，マクノートン・ルールを補充するために，強い衝動も考慮する抗拒不能の衝動（irresistible impulse）のテストをすでに取り入れていたが，不十分なものであった。西欧の法的，道徳的伝統は，自由意思によって，そして悪しき意思によって，法に違反する行為を行う者はその行為に対して刑事責任を負うことを要求している。

---

(43) La Fond JQ, Durham ML: *op. cit.*（注10参照）
(44) 岩井宜子：*op. cit.*（注40参照）

伝統はまた，そのような行為が「精神の疾患か欠陥から生じ，またその所産である時，道徳的非難はなされず，そのため刑事責任は生じない」ことを要求しているという。

「疾患・欠陥・所産テスト」とも呼ばれるデュラム・ルールに従えば，違法な行為が精神の疾患・欠陥の所産（product）であることが証明されると免罪の可能性がある。マクノートン・ルールに較べ，免罪の間口は相当に押し広げられた。

デュラム・ルールは刑事司法と精神医学の関わりという視点から見てとりわけ興味深い。バゼロン判事が精神医学の学説に拠ったことに加え，多くの精神科医がデュラム・ルールを歓迎した。精神科医にとって法廷は，「被告人は正邪を弁別できたか」という抽象的な問いに答える代わり，その人の具体的な像を披瀝する場となったからである。アメリカ精神医学会はバゼロン判事に対し，「精神医学と法という専門間の巨大なバリアを取り除き，人間的価値と社会の安全を和解させるための道を切り開いた」という手放しの称賛を送った。力動精神医学，精神療法の発展に尽力したカール・メニンガーも「革命的」と評したという[45]。指導的な精神療法家であったメニンガーは，犯罪者の心理を精神分析的に解明し，処遇を改善することにも熱心であった。その姿勢は著書『刑罰という名の犯罪』[46]によく現れている。*The Crime of Punishment*（刑罰の犯罪）という原題から察せられる通り，犯罪者に対する応報的な対応そのものが犯罪であると主張する。最後の章は「憎しみの代わりに愛を」である。精神療法家として犯罪問題に積極的に発言したメニンガーの姿勢は，刑事司法へ積極的に関与しようとする精神科医の一つの典型である。

このように司法と精神医学の蜜月をもたらしたかに見えたデュラム・

---

(45) Slovenco R: *op. cit.*（注 19 参照）
(46) Menninger K: *The Crime of Punishment*. Viking Press, 1969.（内水主計訳／小田晋解説, 刑罰という名の犯罪. 思索社, 1979.）

ルールであるが，時俟たずして混乱と控訴の洪水を招いた。疾患，欠陥，所産という用語は裁判官と陪審員を混乱の泥沼に陥れた。精神科医は行為が疾患の「所産」であると証言するだけの知識を持たないことが明らかになった。コロンビア特別区以外でデュラム・ルールを採用したのはメイン州と，修正して採用したニューメキシコ州にとどまった[47]。

　デュラム・ルールと重なる時期に，影響力のあるアメリカ法律協会 (American Law Institute；ALI) は10年の歳月をかけて模範刑法典 (Model Penal Code) を作成した。総則と各則を含む大きな改訂であり，およそ3分の2の州の刑法改正に強い影響を与えた[48]。その中のインサニティ抗弁の改正に関する部分が模範刑法典ルール (ALI Rule) と呼ばれるものである。精神的な疾患または欠陥の所産として，行為の犯罪性を識別する能力，または行為を法の要求に合致させる実質的な能力を欠く場合，責任を負わないとする。ただし，「精神的な疾患または欠陥」は，犯罪や他の反社会的行動の反復としてのみ現れる異常性を含まない。つまり，反社会性パーソナリティ障害に相当する場合は除外される。行為の性質と邪悪さを「知って (know) いたか」を問うマクノートン・ルールに対して，犯罪性を「識別する・評価する (appreciate) ことができたか」という，より幅のある認知的能力が問題にされている。さらに，行動を法に従わせる「実質的な・十分な (substantial) 能力」の有無を問うことで，意思的な障害も射程に含めている。

　1972年にコロンビア特別区の控訴裁判所はデュラム・ルールを削除し，アメリカ精神医学会もデュラム・ルールの廃棄と模範刑法典ルールの採用を提言した。多数の州で模範刑法典ルールが速やかに受容された[49]。

　インサニティ抗弁をめぐる振り子は大きく揺り返す。ある時は広く受

---

(47)　Slovenco R: *op. cit.*（注19参照）
(48)　La Fond JQ, Durham ML: *op. cit.*（注10参照）
(49)　Slovenco R: *op. cit.*（注19参照）

容された模範刑法典ルールも間もなく批判に晒された。精神障害者の犯罪に対する世論の態度は寛容から非寛容へと向きを変えた。その背景にはアメリカ社会全体の変化がある。ラフォンドらはこれを，1980年頃を境とするリベラル時代から新保守主義時代（neoconservative era）への方向転換と捉えた。経済状況の悪化や犯罪の激増に直面して，公衆は「法と秩序」の再建を求めた。振り子は個人の権利から公衆の安全へと触れた。そして，「アメリカは危険な場所」という認識が「精神障害者は危険」という認識に短絡した。攻撃の矛先はインサニティ抗弁に向かった。精神科医の証言は非科学的で陪審員には理解不能である，余りに多くの犯罪者がインサニティを口実にして無罪放免されている，などの非難が高まった[50]。

　火に油を注いだのが1981年に突発したレーガン大統領狙撃事件である[51]。加害者のヒンクリー青年について検察側，弁護側がそれぞれ複数の鑑定人を立てて争った結果，コロンビア特別区の陪審はインサニティを理由とする無罪の評決を下した。評決は激震を招いた。世論の反発はすさまじく，風当たりは精神鑑定に向かい，アメリカ精神医学会には抗議の電話が殺到した。インサニティ抗弁の濫用が叫ばれ，制度の修正もしくは廃止を求める政治家の発言が相次いだ。これに応え，アメリカ精神医学会の委員会は専門誌に見解を公表した[52]。要点は，基準の修正は必要としながらも制度そのものは堅持すべきだとする主張にある。長文の堂々たるステートメントで，逆風に立ち向かう姿勢は評価される。日本で同様の事態が起きた場合，精神医学の専門学会はこれに劣らないステートメントを公表できるであろうか。

---

(50)　La Fond JQ, Durham ML: *op. cit.* （注10参照）
(51)　レーガン大統領狙撃事件の詳細については次を参照。中谷陽二：レーガン大統領を撃った男―精神鑑定の事件史．pp15-63，中公新書，1997．
(52)　Insanity Defense Work Group: American Psychiatric Association Statement on the Insanity Defense. *American Journal of Psychiatry* 140:681-688, 1983.

1980年代を通して，ほとんどすべての州がインサニティ抗弁の改革に狂奔した。多数の法案が議会に提出された。司法心理学者カーウィンはこの動きについて，アメリカ社会が暴力の増加に歯止めを掛けられない苛立ち，犯罪に対する厳格化の欲求を「インサニティ抗弁バッシング」に転嫁したと述べる(53)。大統領狙撃事件そのものは現実の政治とは無縁の自閉的動機にもとづく行動であった。とはいえ，公衆の法と秩序に対する意識が高まった時期に，しかも新保守派のリーダーであるレーガンを標的にした犯行であった。事件のインパクトは測り知れない。

　さて，スティードマンらによると，各州で実施されたインサニティ抗弁の制度改革は次のように多岐に分かれた(54)。①基準を厳格にする，②インサニティの挙証責任(55)を被告人の側に負わせる，③無罪とされた者の解放条件を厳格にする，④インサニティ抗弁それ自体を廃止する，⑤「有罪ただし精神疾患」の評決方式。ちなみに，スティードマンらの著書の題名『ヒンクリー以前とヒンクリー以後』は評決が決定的な節目であったことを示唆している。

　インサニティ抗弁を全廃した州（アイダホ，モンタナ，ユタ）では，重い精神疾患が認められても有罪とされ，刑罰を科されるが，量刑にさいして疾患が考慮される(56)。一方，抗弁の廃止でも基準の修正でもなく，それを代替する評決の方式として考えられたのが「有罪ただし精神疾患（guilty but mentally ill；GBMI）」である。陪審は被告人の精神疾患を認めつつ，有罪の評決を下す。1975年にミシガン州の立法に始まり，ヒンク

---

(53)　Kirwin B: *The Mad, the Bad, and the Innocent: The Criminal Mind on Trial—Tales of a Forensic Psychologist.* Little Brown, Boston, 1997.
(54)　Steadman HJ, McGreevy MA, Morrissey JP, et al.: *Before and After Hinckley. Evaluating Insanity Defense Reform.* The Guilford Press, New York, 1993.
(55)　挙証責任（burden of proof）は，争われている事実の存否について証明をしていく責任を当事者のいずれかに負担させること。責任を果たさないとその当事者にとって不利になる。
(56)　La Fond JQ, Durham ML: *op. cit.*（注10参照）

リー評決を契機に他の州に広がった。ミシガン州での立法は，州の最高裁判所の1974年判決を発端としている。判決は，インサニティ無罪者であるからといって自動的に収容できるのではなく，民事収容の手続きや基準に合致してなされるように命じた。その結果，1年以内に64人が解放され，そのうち2人が暴力犯罪をおかした。危険な再犯の発生が世論の強い反発を生んだわけである[57]。

1982年のニューヨークタイムズ誌は「有罪ただし精神疾患という代替的評決は広く採用されるべきだ。この世界のジョン・ヒンクリーたち(複数のHinkleys)，つまり部分的に気が狂った者，責任を免除されるわけではなく，かといって通常の犯罪者と同じ扱いにも適さない者たちのために」と，インサニティか否かが争点になったヒンクリーを引きあいに出して新方式を歓迎した[58]。

「有罪ただし精神疾患」の評決方式は，メルヴィルらの2002年の報告によれば，14州で採用されていた。問題は，この評決自体は治療を受ける権利を保障しないことである。治療を行うかどうかの判断は事後的に刑務所当局に委ねられる。14州について調べたメルヴィルらによれば，この評決の場合に必ず刑を減軽すると定めた州は存在しない。死刑判決すら阻まれていない。多くの者が刑務所内の拘束度の高い精神科病棟に隔離され，刑の終了後は民事収容のかたちで治療を強制されている[59]。

治療を保障するわけでもないのに，なぜあえて「ただし精神疾患」というのか，誰しも疑問に思うところである。スロヴェンコが指摘するように，本質はあくまで"有罪の評決"なのである。疾患を認定することに実質的な意味がないのであれば，「有罪ただし肝硬変」というのと同じ

---

(57) Slovenco R: *op. cit.* (注19参照)
(58) Slovenco R: *op. cit.* (注19参照)
(59) Merville JD, Naimark D: Punishing the insane: The verdict of guilty but mentally ill. *The Journal of the American Academy of Psychiatry and the Law* 30: 533-555, 2002.

で，ただ病気があるといっているに過ぎない。ただ，陪審員のメンタルヘルスには都合のよいオプションである。責任能力の判断という難題を回避しつつ，「ただし精神疾患」と言い添えることで被告人を助けたようにも感じるからである(60)。論理的には誤りで，心情的には正しいというべきか。

「有罪ただし精神疾患」は，メルヴィルらの論文のタイトル Punishing the insane が表すように，要は責任無能力者を罰するという根本的な矛盾を抱えた方式である。アメリカで広く採用されているわけではないが，日本にとって必ずしも対岸の火事とはいえない。陪審制度と裁判員制度の違いはあるが，刑罰も治療――実際には保障されない――も，という選択肢は一般国民の感覚に受け入れやすいものであろう。

4. インサニティ無罪者はどこへ

インサニティを理由に刑罰を免れた人はどこへ行くのであろうか。処遇のあり方は施設化から脱施設化へという精神医療全般の流れ，特に州立精神病院の機能の変遷と密接に関連してきた。インサニティ無罪者を前に，病院のドアはある時は広げられ，ある時は狭められた。

かつては「インサニティを理由とする無罪」の評決に続いて，ほとんどの場合，長期の自動的収容（automatic commitment）がなされ，しばしば収容は終生にわたった(61)。脱施設化の時代には，多くの州で，精神疾患でも危険でもなくなった者を収容から解放することが要求されるようになった。州政府の権限を司法が制限し，1960年代から70年代にかけて，「法の平等な保護」と「法の適正な過程」に関連する重要な最高裁判決が出された(62)。インサニティ無罪者についても，民事収容の患者と同様

---

(60) Slovenco R: *op. cit.* (注19参照)
(61) Slovenco R: *op. cit.* (注19参照)

の法的保護を保障するのでなければ相当期間にわたって入院させることは許さないとした。また，収容は自動的になされるのではなく，現に精神疾患であり，なおかつ危険であることが証明される必要があるとした[63]。

司法の側からの規制は患者を不当な収容から保護することを目的とした。しかし他方では，危険性を持つ人を速やかに社会へ解放するのではないかという懸念を公衆に与えた。ミシガン州で，自動的収容を禁じた1974年の最高裁判決への反動が「有罪ただし精神疾患」の立法化の端緒となった経緯がその例である。このような状況を背景に，ニューヨーク州でも制度改革がなされた。以下，スティードマンらの解説を参照したい[64]。

ニューヨーク州では1980年のインサニティ抗弁改革法（Insanity Defense Reform Act；IDRA）により収容と収容解除の手続が改正された。改革以前にはインサニティ無罪者は州立病院に自動的に収容され，収容には期限がなく，精神疾患でも危険でもないことが証明されない限り解放されなかった。州にはインサニティ無罪者の取扱に関する規則がほとんどなかった。1970年代，これらの人びとの収容手続を民事患者の場合と基本的に同様のものとする判決が出されるなど，インサニティ抗弁への司法の関心が高まった。

1976年にニューヨーク市の警察官トースニィが黒人少年を射殺し，稀な型のてんかんと診断した医師の証言により無罪とされ，自動的収容が命じられた。1年後，収容先の州立精神病院は，無罪の理由となった疾

---

(62) 法の平等な保護（equal protection of the law），法の適正な過程（due process of law）は，いずれも合衆国憲法の修正条項にもとづく。前者は同一の状況にある者を同一に扱うこと，後者は基本権を侵害すると判断される法律等を違憲とするための拠りどころ。
(63) La Fond JQ, Durham ML: *op. cit.* （注10参照）
(64) Steadman HJ, et al.: *op. cit.* （注54参照）

患が見いだされず，もはや自身にも他人にも危険ではないとして解放を申し立てた。条件付き解放が許可されたが，この処置が世論を憤激させた。上訴裁判所は差し戻しを命じ，トースニィは再び病院に収容された。ところが，ニューヨーク州の最高裁判所はこれを逆転させ，銃を所持しないなどの命令を伴う条件付き解放を再び有効にした。この事件は新聞紙上で大々的に報じられた。

　こうした流れの中で，インサニティ抗弁改革法は"患者の権利と公衆の安全のバランス"を理念として制定された。患者の権利の面では，法の適正な過程と権利の平等な保護が取り入れられた。公衆の安全の面では収容解除のハードルを高くした。具体的には，インサニティを理由とする無罪の評決が下ると，即座に現時点の精神状態を判定するための精神鑑定を行う。期間は 30 日間で，「危険な精神疾患あり」，「精神疾患であるが危険なし」，「精神疾患なし」のいずれに該当するかについて 2 名の有資格医師が診察結果を刑事裁判所に提出し，次いで初回の審問（hearing）が開かれる。危険な精神疾患者（dangerously mentally ill）と認定されると保安司法施設に収容される。収容は最低 6 ヵ月で，裁判所がもはや危険でないと判断して民事施設への移送を許可するまで続けられる。開始から 6 ヵ月後，1 年後，2 年後に継続の可否を判定する審問が開かれる。審問では精神保健局が，被収容者がなお危険な精神疾患者であるため保安司法施設に留めるべきか，それとも民事施設に安全に移せるか，を証明しなければならない。民事施設に移された場合，収容は裁判所が地域への解放のため条件付き命令を発するまで続けられる。有効期間は 5 年間で，理由があればさらに 5 年間延長される。また初回の審問で「精神疾患であるが危険なし」または「精神疾患なし」と判定された場合の取扱も定められた。公衆の安全確保の面ではすべての審理で地区検事 [65]

---

(65)　地区検事（district attorney）は州の裁判区（district）内の検察機構の長。

への通知がなされる，退院だけでなく移送と外出の際も裁判所の許可を要する，条件付き解放では精神保健局のスーパービジョンを受ける，などの規定が加えられた。

スティードマンらによれば，新法による改革の主眼は，危険と見なされた患者の収容手続を一般の患者の場合に近づける一方で，特別に危険と判定された患者に対しては収容の解除を制限し，スーパービジョンを手厚くすることにあった。もっとも1978年から1983年までのデータの分析からは新法の効果は予想されたほど大きくなかったとのことである[66]。

インサニティ無罪者を退院させるに際して臨床判断と司法判断の間に齟齬が生じるという報告もある[67]。収容は精神疾患および危険性にもとづくが，裁判所はこれら二つの要件を広く解釈し，微妙に，あるいはあからさまに，公衆の安全の確保を優先する。時には収容解除を勧告する精神科医の証言を無視する。直近に暴力行為が認められない場合でも，それは施設収容で抑止されているに過ぎないのであって，治療環境の外では危険な行動が起こりえるといった解釈がなされる。

このような裁判の傾向の現れとしてしばしば引き合いに出されるのがコロンビア特別区で起きたジョーンズのケースである[68]。ジョーンズはデパートでの万引未遂でインサニティによる無罪の答弁を行い，妄想型統合失調症とされて病院に収容された[69]。ジョーンズは窃盗未遂の法定刑の上限である1年を過ぎた時点で退院もしくは正式の手続による

---

[66] Steadman HJ, et al.: *op. cit.* （注54参照）
[67] Hafemeister TL: Legal aspects of the treatment of offenders with mental disorders. In Wettstein RM (ed.) *Treatment of Offenders with Mental Disorders.* pp44-125, The Guilford Press, New York・London, 1998.
[68] ジョーンズのケース（Jones v. United States）については Slovenco R: *op. cit.* （注19）を参照。日本では横藤田による解説がある。横藤田誠：法廷のなかの精神疾患（11）．刑事司法．裁判後の処遇—アメリカの経験．季刊精神医学 11:481-490, 2000.

強制入院への変更を求めた。しかし連邦最高裁はこれを認めなかった。インサニティ無罪者の収容は精神疾患の治療および潜在的危険性からの社会の保護のために行われるもので，拘禁の期間は仮に有罪判決を受けた場合に想定される刑期とは関係しないというのが理由である。

　法制度の枠組みは異なるが，日本でも医療観察法対象者の退院あるいは処遇の終了の可否をめぐって臨床判断と司法判断の不一致が生じる例がある。触法精神障害者の治療の難しさが露わになるのは，処遇の入口よりも出口，つまり社会復帰の局面である。

5. 精神障害の「犯罪化」

　ホームレスの増加と並んで，脱施設化が生んだ負の結果の一つが刑事司法機関によって扱われる精神障害者の増加であることが知られている。この問題は早くから懸念され，脱施設化が始まって間もない1965年にすでにラプポートらが調査結果を報告した。彼らはメリーランド州の退院患者の逮捕率を一般人口の場合と比較し，強盗，そしておそらく強姦についても，逮捕率が一般人口のそれを上回ることを明らかにした[70]。

　ラプポートらに続いて，1970年代に同様の観点からの調査結果が相次いで報告された[71]。詳細は省略するが，これらの研究は退院した患者のその後の経過を追い，主に逮捕率を指標として犯罪行動の発生頻度を

---

(69)　アメリカの刑事訴訟では，正式の審理の前に被告人を裁判所に出頭させ，被疑事実に対する答弁（plea）を求める罪状認否手続（arraignment）が行われる。答弁の取引（plea bargaining）は被告人側と検察側が交渉して合意を得ること。インサニティを理由とする無罪の答弁が insanity plea である。精神障害の被告人については，公判でインサニティの抗弁が提出されるよりも，答弁の取引で処理される場合が多い。Slovenco R: *op. cit.*（注19）を参照。

(70)　Rappeport JR, Lassen G: Dangerousness—arrest rate comparisons of discharged patients and the general population. *American Journal of Psychiatry* 121: 776-783, 1965.

調べた内容である。犯罪の種類によって違いはあるが，総じて，退院患者による犯罪の頻度は一般人口に比べて高いか，少なくとも低くはないという結論に至っている。激増する退院患者に対してコミュニティのケア体制が追い付いていないことが多くの研究者によって指摘された。

ただし退院患者の増加と逮捕率の上昇の関係は複雑である。スティードマンらは退院患者について脱施設化の前後の逮捕率を比較した。結論として，州立精神病院の入院基準が厳格となったことにより逮捕歴を持つ入院患者の割合が増え，見かけ上，退院後の逮捕率も上がったのではないかと推測された[72]。ラブキンらも，入院患者の構成の変化——逮捕歴を持つ患者の割合が30年間で15%から40%に上昇した——が退院後の検挙率の上昇に影響していると主張した[73]。これらの研究は，脱施設化と退院患者による犯罪の増加の媒介として患者構成の変化に着目したものである。別の見方をすると，脱施設化の影響で州立精神病院が触法精神障害者の入院施設の性格を強めたと見ることができる。

以上のように，州立精神病院の大幅な縮小に伴って退院患者が罪を犯して刑事司法のレールに乗る傾向が明らかにされた。これと関連して，精神障害の犯罪化（criminalization）という，刑事司法と精神医療という異質なシステムの界面に生じる現象が関心を呼んだ。火付け役はアブラムソンであり，カリフォルニアの急進的な制度改革が背景にあった。1969年の精神保健法改正に伴って制定されたLPS法（Lanterman-Petris-Short

---

(71) 中谷陽二：犯罪と精神医学—アメリカ・イギリスを中心に．臨床精神医学 16:643-650, 1987.

(72) Steadman HJ, Cocozza JJ, Melick ME: Explaining the increased arrest rate among mental patients: the changing clientele of state hospital. *American Journal of Psychiatry* 135:816-820,1978. Steadman HJ, Vanderwyst D, Ribner S: Comparing arrest rates of mental patients and criminal offenders. *American Journal of Psychiatry* 135:1218-1220, 1978.

(73) Rabkin J: Criminal behavior of discharged mental patients: a critical appraisal of the research. *Psychological Bulletin* 86:1-27, 1979.

Act）は，入院基準にさまざまな制約を科すとともに，患者の諸権利を強化した。その結果，カリフォルニアの非自発入院は激減し，入院期間も短縮された。アブラムソンは，LPS法の施行後，精神障害者が逮捕，起訴されている現象を犯罪化と呼び，新法の「副作用」と見なした。精神障害者の逸脱行動に対する社会の耐性には限界があり，限界を超える行動を精神保健システムが受け入れない場合，共同体の圧力がそれらの人々を刑事司法システムの方へ押しやると主張した[74]。

カリフォルニアで郡のジェイル[75]を調べた報告では，男子収容者の約9割は精神科入院歴と逮捕歴の両方を持っていた。彼らは重度の精神病理を示し，脱施設化以前の時代であれば入院したはずの人々であった[76]。また，カリフォルニアと並んで民事収容を大幅に厳しくしたペンシルベニアでは，刑務所で精神科治療を受ける収容者および警察が扱う精神疾患関連の事件が増加し，非自発入院の制限が刑事施設への拘禁を代償にしてなされていると報告された[77]。コミュニティ・ケアから脱落して警察に保護される人々をめぐって，保護にあたった警察官と入院を要請された病院の医師の間で「奇妙な役割の逆転」が生じているという指摘もある。警察官がその人を「精神疾患」というのに対して，医師は「ただの危険な犯罪者」というのである[78]。これは日本でも起こり

---

(74) Abramson MF: The criminalization of mentally disordered behavior: possible side effect of a new mental health law. *Hospital and Community Psychiatry* 23:13-17, 1972.
(75) ジェイル（Jail）は，原則的には，刑の宣告を受ける前（未決拘禁）の被告人と，軽い罪（1年以内）の受刑者を収容する施設．刑務所（prisonまたはpenitentiary）は受刑者のみを長期間収容する．島伸一：アメリカの刑事司法―ワシントン州キング郡を基点として．弘文堂，2012を参照．
(76) Lamb HR, Grant RW: The mentally ill in an urban county jail. *Archives of General Psychiatry* 39:17-22, 1982.
(77) Bonovitz, JC, Guy EB: Impact of restrictive civil commitment procedures on a prison psychiatric service. *American Journal of Psychiatry* 136:1045-1048, 1979. Bonovitz, JC, Bonovita JS: Diversion of the mentally ill into the criminal justice system: the police intervention perspective. *American Journal of Psychiatry* 138:973-976, 1981.

うる情景である。

6. アメリカ最大の精神科施設は……

　アメリカでは脱施設化の始まりからそれほど間がない時期から"病院から刑事施設へ"という精神障害者の移動が多くの専門家に指摘されるようになった。それでは実際に刑事施設内の精神障害者は増加しているのであろうか。

　「アメリカ最大の精神科施設はジェイルである」という言葉はジョークではなく現実である。ロサンゼルスの郡ジェイルの一部はツインタワー矯正施設（Twin Tower Correctional Facility）と呼ばれ，タワーの一つは最高度保安を要する者を収容した。もう一つのタワーは精神科ウィングとされ，1,400人の精神疾患を持つ者を収容している。これらの患者の多くは万引きや迷惑行為など微々たる犯罪のため拘禁されていた。多くは精神疾患によって引き起こされた行動であった。ある収容者は警察官に対して身元を偽ったとして逮捕された。聞かれるたびに別の名前をいい，法廷でもちんぷんかんぷんの発言を繰り返した。裁判官は訴訟無能力を宣告し，逮捕から半年後に次の公判を設定した。それによって，短くても半年はツインタワーに拘禁されることになった。ある施設スタッフは取材者に，「ジェイルは患者でなく犯罪者がいるはずの場所なのだが」と本音を吐露した [79]。

　刑事施設内の精神障害の現状は疫学的研究によっても明らかにされた。メリーランドとニューヨークの計5カ所のジェイルに新しく入所した男

---

(78)　Whitmer GE: From hospitals to jails: the fate of California's deinstitutionalized mentally ill. *American Journal of Orthopsychiatry* 50: 65-75, 1980.

(79)　Montagne R: Inside the Nation's Largest Mental Institution.
　　　http://www.npr.org/templates/story/story.php?storyId=93581736（2012年8月28日アクセス）

第6章　精神医療改革と触法精神障害者

女の収容者の重度精神疾患[80]の有病率を2002年～2003年，2005年～2006年の二つの時期について調べたスティードマンらの報告である[81]。全収容者に施行される精神疾患のスクリーニングテストをもとに抽出された両期間あわせて822人に対して構造化面接を施行したところ，過去1ヵ月間の重度精神疾患の有病率は男性で14.5％，女性で31.0％という高い値であった。この結果を踏まえて，スティードマンらは司法システムに巻き込まれた精神疾患患者について次のように考察している。全米の司法統計によると，2007年の1年間に地方のジェイルに計1,300万人が入所し，その年の中間の時点では67万人の成人男性，10万人の成人女性が拘禁されていた。これは2000年に比較してそれぞれ24.0％，42.1％の増加であった。大多数は公判前被拘置者[82]である。調査から得られた数値をもとに推計すると，全米で年間約200万人の重度精神疾患患者がジェイルの収容者として記録された。各地でジェイルからコミュニティへの患者のダイバージョンやメンタル・ヘルス・コート[83]が試みられているが，ジェイルには重度精神疾患を持つ収容者が依然溢れており，対応が焦眉の課題となっている。

　アメリカでジェイルの被拘置者が全体として急増する中，軽微な罪を犯して拘置される精神障害者が増加している状況がうかがわれる。ジェ

---

[80]　重度精神疾患として以下のものが包括されている。大うつ病性障害，特定不能のうつ病性障害，双極性障害（Ⅰ型，Ⅱ型，特定不能），統合失調スペクトラム障害，統合失調感情障害，統合失調症様障害，短期精神病性障害，妄想性障害，特定不能の精神病性障害。

[81]　Steadman HJ, Osher FC, Robbins PC: Prevalence of serious mental illness among jail inmates. *Psychiatric Services* 60: 761-765, 2009.

[82]　公判前被拘置者（pretrial detainee）は正式事実審理（trial）を受けるためにジェイルに拘置された者。

[83]　mental health court（MHC）は，精神的に問題のある被告人のための特別な審理の方式。問題点を早期に発見し，迅速に治療・処遇を実施する．島伸一（注75）を参照。

イルが精神病院の役割を代替しているわけである。それでは州立精神病院はどうかというと，過去50年間，一貫して減少傾向にあった入院患者数が21世紀に入って増加に転じる徴候を示している。全国データを分析した研究によると，2002年から2002年までに，入院件数では21.1%の増加，年末の在院患者数では1.0%の増加が認められた。そして，この逆転現象の要因の一つが刑事司法システムを経由して入院する患者の増加であった。2004年に調査された36の州立精神病院では35%が司法関与の患者であり，いくつかの病院では半数を超えた。最近は司法が関与した患者や性犯罪者を専門とする病院が新設されている[84]。

以上，司法と医療の双方の複雑な要因が絡んで流動が起きている。州により事情が異なり，全貌を捉えることは容易でないが，少なくとも，脱施設化の矛盾が触法精神障害者の医療に集約されていることは確かであろう。次に，独自の精神医療改革を展開したフランスの状況について検討することにしたい。

7. フランス―精神医療改革と困難患者

まず，フランスの触法精神障害者処遇の歴史を簡単に述べておく。処遇の法的枠組は1810年刑法と1838年精神病者法によって作られた[85]。

---

[84] Manderscheid RW, Atay JE, Crider RA: Changing trends in state psychiatric hospital use from 2002 to 2005. *Psychiatric Services* 60:29-34, 2009.

[85] デマンス（démence）は医学的には全般的で重度の精神的能力の衰弱を指す用語として，また法律用語としては弁識と制御を不能にする障害を指す用語として用いられた。「心神喪失」と訳される場合もあるが，フランス独自の歴史を持つ用語であるため，「デマンス」と表記する。精神病者法（Loi sur des aliénés）は正式には1838年7月30日法（Loi du 30 juin 1838）。aliéné, aliénation はラテン語の alienus（外部，異質）を語源とし，かつて精神疾患の総称として，また法律・行政用語として用いられた。英語の insane, insanity に相当する。ここでは便宜的に精神病者，精神病と訳す。1968年1月3日法（Loi du 3 janvier 1968）の施行まで根本的な改正はなされなかった。

第 6 章　精神医療改革と触法精神障害者

1810 年刑法は 64 条で次のように定めた。

> 被告人が行為の際にデマンスの状態にあったか，もしくは抵抗できない力によって強制されていた時，重罪も軽罪 (86) も存在しない。

　一方，精神病者法は次の 3 点を目的とする法であった (87)。(1) 精神病者の反社会的行動から社会を防衛する，(2) 特別な施設において精神病者への医療的援助を保障する，(3) 被収容者の人身と財産の保護を保障する。入院の形態として自発的収容と公的機関の命令による収容を定めた。後者は「公衆の秩序・安全を脅かす精神病者」を県知事の命令で入院させる職権入院である (88)。

　19 世紀後半になり，精神障害の犯罪者を専門に収容する施設の必要性が叫ばれるようになった (89)。療養所 (90) の中に特殊な種類のものを設けるべきだという議論である。イギリスでのブロードムアに始まる特殊病院の発展と同時期である。主張者の代表はセリューで，犯罪をおかした精神病者のための保安療養所を提唱し，具体的には 1 ヵ所の国立中央療養所と 3 ヵ所の地方保安療養所の設置を提案した (91)。セリューの構想は部分的な実現を見るにとどまったが，他方，パリ郊外ヴィルジュイ

---

(86)　フランスの刑法では科される刑罰に対応して重罪（crime）と軽罪（délit）が区別されている。

(87)　Porot A: *Manuel alphabétique de psychiatrie. Clinique et thérapeutique.* Presses universitaires de France, Paris, 1969.

(88)　自発的収容（placement volontaire）は，自発的というものの，患者本人の意思ではなく関係者の申請でなされる。かつて日本の精神衛生法が保護義務者の同意による入院を「同意入院」と称したことに似る。職権収容（placement d'office）は職務による・強制的な（d'office）収容で，日本の措置入院に近い。現行の公衆衛生法では職権入院（hospitalisation d'office）と呼ばれる。

(89)　Massé G: Les politiques de santé mentale face à la dangerosité. Sous la direction de Thierry Albernhe, *Criminologie et psychiatrie.* pp664-670, ellipses, Paris, 1997.

(90)　療養所（asile）は英語の asylum に相当する。

193

フの療養所の医師コランが長い努力の末，1910年に特別な保安を要する患者専用のユニットをスタートさせた。コランの当初の目論見は，「通常の病棟ではトラブルを起こす悪質な精神病者」を入院させることにあったが，県の議会から精神障害の犯罪者も受け入れるように再三求められた[92]。

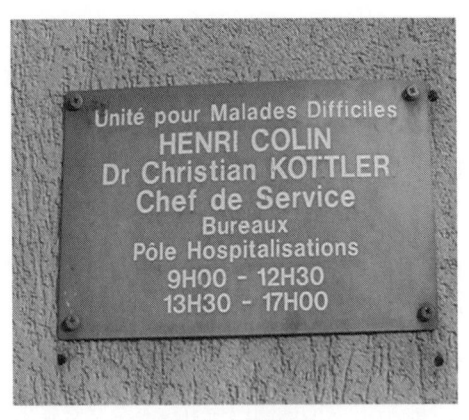

アンリ・コラン病棟（困難患者ユニット）の標示板（著者撮影）

1932年に創設者の名を冠してアンリ・コラン病棟と命名された[93]。

戦後，1947年から1963年にかけて国内3ヵ所に同種のユニットが新設された。1986年の布告により，これらはUMD (unité pour malades difficiles) と呼ばれた。直訳すれば，「困難患者のためのユニット」である。布告では，「困難患者」と認定されるには，職権入院の要件に付加して，「適切で濃厚な治療プロトコルおよび特殊な保安処置を要するような他者への重大で確実な，もしくは切迫した危険」を呈することが求められた[94]。

触法精神障害者に関する法的手続[95]について見ると，検察官の請求を受けた予審判事は犯罪の証拠が不十分であることなどを理由に予審免

---

(91) Sérieux P: Les asiles spéciaux pour les condamnés aliénés et les psychopathes dangereux. *Revue de psychiatrie* 9:15, 1905（注92より引用）。セリューはカプグラと共同での解釈妄想病の研究などで著名。

(92) Senninger J-L, Fontaa V: Les unités pour malades difficiles. Sous la direction de Thierry Albernhe, *Criminologie et psychiatrie.* pp670-681, ellipses, Paris, 1997.

(93) Henri Collinはサルペトリエール病院で学び，シャルコーの序文を付したヒステリー研究の著書がある。Collin H: *Essai sur l'état mental des hystériques.* J. RUEFF ET Cie, Paris, 1890.

(94) Massé G: *op. cit.* （注89参照）

訴 (96) を行う。その際，精神障害の疑いがある者については予審判事が鑑定を命じる。鑑定人は，精神異常の有無，異常性と行為の関連性，危険な状態の有無，刑罰への適合性，治癒と再社会化の可能性について回答する。予審免訴とされ，かつ公の秩序もしくは人の安全を危うくすると見なされる者に関して，司法当局は知事に通報を行い，知事は職権入院を命じる。退院の許可は医学監督委員会の申請により知事が行う。職権入院の患者で，上述した濃厚な治療と保安処置の必要性が認められる場合は UMD への入院となる。

フランスの触法精神障害者処遇の特徴は，まず，裁判所ではなく県知事が入院を命じることにある (97)。また，特殊施設である UMD は，通常の医療環境では対応が困難であることを受け入れの基準としている。ドイツの司法精神病院のように司法関与の患者に特化した施設ではない。つまり一般精神医療の内部に司法精神医療が組み込まれるかたちとなっている。

それでは，精神医療全体が変化する中で，触法精神障害者にどのような動きが生じたであろうか。フランスではセクター化 (sectorisation) を主軸とする改革が進められた (98)。コミュニティ・ケアのフランス版といってよい。セクターを最初に定義した1960年の通達では，再発予防を効果

---

(95) Pradel J: Les aspects procéduraux. Sous la direction de Thierry Albernhe, *Criminologie et psychiatrie.* pp592-595, ellipses, Paris, 1997.
(96) フランスの刑事訴訟では予審手続と判決手続が分離しており，予審判事（juge d'instruction）が証拠調べと被疑者の尋問を行い，犯罪の容疑を認めた時には判決裁判機関へ事件を移送する。犯罪の容疑が認められない時は免訴 (non-lieu) つまり不起訴の措置を行う。
(97) 「保安拘禁（retention de sûreté）および精神障害を理由とする刑事責任無能力の宣告に関する2008年2月25日の法律2008-174号」では予審段階および公判段階で「精神障害を理由とする刑事責任無能力」を言い渡し，公衆保健法の職権入院を命じることができるとされた（*Légifrance,* 2009.8.10）。裁判所命令による保安処分（mesures de sûreté）とされているが，運用の実態については筆者は情報を得ていない。

的に支えるために早期にケアを行う,できるだけ患者を家族と生活環境から引き離さない,病院外施設——精神衛生センター,デイホスピタル,宿泊施設,保護工房——を利用して入院を回避するか短期間にとどめる,という方針が明確にされた。

セクター制とUMDの関係は議論を呼んできた。フランス南西部のカディヤクの保安部門(UMDの前身)で,ベネゼクらは1967年〜1976年に職権入院で入院した547人を調査した。入院の経路から2群に分けられた。一般の病棟では治療を維持できないという理由で送られた患者と,責任無能力者として予審免訴の決定を受けて拘置所から送られた患者である。全体の約8割が前者であり,高度に危険な者と,危険というよりも対応が難しい者とが含まれていた。これらの患者についてベネゼクらは,開放的な治療の場に馴染みにくい患者が保安部門に送られてくるという,一般精神医療の側の「拒絶現象」を指摘した。とくにバカンスが近づくとスタッフは手を抜き,その結果,患者の危険性が強まり,転送要求が増える。一方,保安部門からの患者の送り返しに対しては,病院は地域住民の反対などを理由にあげて拒否するという[99]。

フランス北西部のサルゲミヌのUMDについて,セナンジェらも同様の傾向を報告した[100]。UMDの入院患者は三つのカテゴリーに分類された。(1)職権入院の患者で,一般病棟の機能を妨げるほど抑制不能の者(75%),(2)重罪または軽罪にあたる行為により責任無能力を理由に免訴とされ,知事が職権入院を命じたが通常の病棟では危険が伴う者(20%),(3)拘禁中に精神障害が発症し,刑事施設での治療に適さない

---

(98) 菅原道哉・尾上裕紀・桂川修一,ほか:フランスの精神医療の現況. 臨床精神医学 21:933-936, 1992.

(99) Bénézech M, Vankeilsbilck D, Addad M, et al.:Les malades mentaux difficiles et/ou dangereux. Enquête criminologique sur 547 sujets placés d'office de 1967 à 1976 en service de sûreté de Cadillac. *Annales medico-psychologiques* 155:641-675, 1977.

(100) Senninger J-L, Fontaa V: *op. cit.* (注92参照)

者（5%）。1957年から1990年までの変化を調べたところ，疾患別では統合失調症，とくにその妄想型が著しい増加を示しており，これらの患者がセクターの病院設備に適さない困難患者として認知されやすくなっている傾向が現れている。さらに目立つ傾向として，施設内でのスタッフと患者への暴力がUMDへ送られる理由とされるケースが増えている。これは，暴力それ自体の増加よりも精神科病棟が攻撃性に対してより不寛容になっている事態を推測させる。セナンジェらは，患者の暴力に出会う機会が少なくなるほど，暴力に対するスタッフの耐性は低下し，有効に対処ができなくなっているという悪循環を指摘している。

以上のように，セクター制による改革のもとで暴力や攻撃性に対する医療現場の対応力が低下し，その結果がUMDの患者構成の変化となって現れている。トラブルメーカーの患者——多くは1986年布告がUMD入院の基準とした「著しい危険状態」を呈さない——を受け入れることによって，UMDはセクター化が円滑に維持されるための不可欠な要素となっている[101]。

フランスの精神医療は刑事司法に対してどのような姿勢をとったのであろうか。この点で興味深い動きが見られてきた。1970年代，開放化に向かう医療は隔離と抑圧に奉仕する司法精神医学や矯正施設での医療に否定的な態度をとり，刑事司法と精神医学の間の溝が深まった。対立の火種となったのは，法務省が計画した精神異常犯罪者（délinquants anormaux mentaux）に関する立法である。これは「部分的精神異常者」に対して刑罰と治療を併用することを目的とした。1974年，精神科医の組合はこの立法計画が治療の進歩に逆行するとして反対声明を発した[102]。声明は，存在するのは異常者（anormaux）ではなく治療を施すべき病者

---

(101) Massé G: *op. cit.* （注89参照）
(102) Ayme J: La genèse de l'article 122-1. Sous la direction de Thierry Albernhe, *Criminologie et psychiatrie*. pp559-567, ellipses, Paris, 1997.

(malades) であり，立法は治療する者とされる者の関係を根本から変えてしまうと批判した。そして，「病院精神科医の団体は，司法の構想と矯正当局の任務に関係する論議には可能な限り関わらないとするだけの分別がある。役割の混乱は葛藤を生じ，予測できない結果をもたらすであろうと信じるからである」と述べて，不関与の態度を明確にした。

　アイムによれば，この声明は精神医学が司法に背を向けた歴史的な方向転換である。精神科医は司法が関与した集団に対して背を向け，司法が医療に口出しすることに警戒を露わにした。精神科医は，規範に従わせる者（normalisateur）でもなければ，犯罪性を治療する任務を負う者でもないと主張した。治療環境は拘禁環境と相容れないものであり，精神科病院は刑務所の付属物ではない。秩序を混乱させる被収容者の問題は矯正当局が解決すべきである。餅は餅屋（À chacun sa clientèle）というわけである。司法省の計画は頓挫し，代替するものとして1978年に地域医学心理学部門（services médico-psychologiques régionaux）が新設された[103]。これはあくまで刑事施設内の医療部門であり，一般医療の枠外にあることに注意したい。

　司法の側の精神医学に対する不信にも根深いものがあった。責任能力の如何を問わず，犯罪者の管理は司法の仕事であると主張された。アイムは次のエピソードを記している。1982年に法務大臣が精神科医の組合と面談した際，彼は驚きに憤りを交えて，数ヵ月前に精神病状態で妻を殺害したばかりの著名な哲学者[104]をパリの路上で見かけたと語った。これは裁判官の間に広まっている見解――精神科医は入院させる必要の

---

(103)　Bénézech M, Gaussares C: Unité pour malades difficiles. *Encyclopédie Médico-chirurgicale* 37952A[10], Paris, 1990.

(104)　マルクス主義哲学者ルイ・アルチュセールは1980年に妻を殺害した。急性うつ病と診断されて予審免訴の手続きが取られ，強制入院とされたが，短期間で退院した。詳しくは次を参照．中谷陽二：哲学者ルイ・アルチュセールはなぜ妻を殺したか．精神鑑定の事件史．pp205-238，中央公論社，1997．

ない者を閉じ込め，危険な患者を退院させる——とも一致する(105)。
　触法精神障害者の状況は責任能力に関する法改正とも無関係ではない。1810 年刑法の 64 条については次の問題点が指摘されてきた。デマンスすなわち"精神を欠く"という曖昧な用語は適切ではない。デマンスと認定されることによって責任を負う可能性が完全に排除される。19 世紀の立法者にとって精神病者は道義的非難が及ばない存在であったが，精神医学の発展に伴い，患者は責任と自律性を持つ主体して認知されている。医療の場での有責化（responsibilisation）と刑法上の責任無能力（irresponsabilité）の矛盾が認識されるようになった(106)。1992 年の新刑法典では，従来の 64 条に代り 122 条 1 項が責任能力を次のように定めた(107)。

　　行為の時に是非の弁識または行為の統御を失わせる精神障害または精神神経障害に罹患していた者は刑事責任を負わない。
　　行為の時に是非の弁識を変容させるか行為の統御を妨げる精神障害または精神神経障害に罹患していた者も罰すべきである。ただし裁判所は刑を確定し，その方式を定めるに際してこの事情を考慮する。

デマンスという包括的な語は廃棄され，精神障害と精神神経障害，是非の弁識（discernement）と行為の統御（contrôle de ses actes）という分節化された規定となった。障害が是非の弁識を変容させる（altérer）か，行為の統御を妨げる(entraver)場合についての規定は限定責任能力に相当する。ただし，刑を確定するにあたって「事情を考慮する」とされ，日本での

---

(105)　Ayme J: *op. cit.*（注 102 参照）
(106)　Ayme J: *op. cit.*（注 102 参照）
(107)　*Code pénal.* Édition 2002. Litec, Paris.

ように心神耗弱者について必ず刑を減軽する規定ではない。限定責任能力者も本質的には責任能力者であることを考えると、フランスの新刑法は有責性の幅を広げたといえるであろう。刑法改正よりも以前から、裁判では 64 条が適用されにくくなり、かつては UMD が扱っていた人がより多く拘禁に付されるようになったと指摘されている。刑事施設内に地域医学心理学部門という医療設備が設けられたことがこの傾向を助長した。このようにして司法手続を経て UMD に入院する患者が減少したわけである(108)。

要するに、フランスでは玉突き現象ともいえる患者の流れが生じているようである。攻撃性の強い患者は一般医療から UMD に移動し、司法経由の患者は UMD から刑事施設に移動している。この動きの推進力は精神医学の"司法離れ"である。さまざまに理由付けされているが、犯罪問題に関わることで自らの手を汚したくないという医療者の本音が透けて見える。しかし、その結果、多くの患者が刑事施設に送られているという事態を見過ごすことはできない。医療者の"司法離れ"は触法精神障害者にとっては"医療離れ"である。

8. 保安処分は死なず

ドイツでも、アメリカやイギリスに比べてスタートは遅れたが、精神医療改革が進められた。他方で、戦前から保安処分の堅固な制度が維持されてきた。精神医療改革は患者の権利および自律性の尊重と開放的な医療を目指す。これに対して公共の安全を目的とする保安処分は、患者を社会から隔離し、その権利と自律性を大幅に制限する。つまり、保安処分は本来、現代の医療理念には馴染みにくい制度である。それでは、

---

(108) Bénézech M, Gaussares C: *op. cit.*（注 103 参照）

ドイツの保安処分は死滅に向かっているのであろうか。結論を先にいうと，保安処分は死なず，である。ここではドイツの近年の状況を見ることにしたい。

ドイツの戦後の精神保健政策については橋本の解説[109]が詳しいので参照する。敗戦後のドイツでは老朽化した大規模精神病院——多くは19世紀に城や修道院を改造して建てられた——が過剰な患者を抱える一方，ナチスの障害者対策への加担の負い目が若い医師を遠ざけ，精神医療は危機状態にあった。しかし1969年に成立した連立政権のもとでの社会改革の機運が精神医療改革に好ましい環境を用意した。とくに1975年に政府の諮問にもとづく専門委員会が提出した調査の最終報告が重要な節目となった。最終報告は，精神病院の建築構造の欠陥，長期入院患者の存在，医療スタッフ不足など，精神科ケアの深刻な実態を明らかにし，次の提言を行った。①大規模精神病院の構造転換，②地域精神保健サービスの推進，③精神科ケアの一般科ケアへの統合，④精神疾患者も身体疾患者と同等に扱うこと，⑤精神医療従事者の質の向上。連邦制国家としての行政機構上の摩擦などを抱えながらも，1970年代から精神病院の規模は徐々に縮小され，治療が短期化され，地域でのネットワークづくりが進んだ。

さて，このような新しい精神医療環境の中で既存の制度としての保安処分にはどのような変化が見られたのであろうか。以下，最も重要な精神科病院収容（刑法63条）の動向について検討する。

被収容者数は1980年代後半から一貫して増加している[110]。ドイツ全体で1996年の2,956人から2003年の5,218人へと77％の増加を示した[111]。

---

(109) 橋本明：精神医療改革の進展と摩擦—イギリスとドイツにおける精神保健政策とその実行過程の比較．日本社会精神医学会雑誌 4:43-52, 1995.
(110) Rasch W：*Forensische Psychiatrie*. 2. überarbeitete und erweiterte Aufl., W. Kohlhammer, Stuttgart・Berlin・Köln, 1999.

2000年の報告では，数年来の激増の結果，ドイツのほとんどの州では過剰収容により精神科病院収容は危機的状況にあった[112]。2010年の全国統計では精神科病院収容の被収容者は6,569人に達している[113]。日本の医療観察法対象者と措置入院患者を足し合わせても遥かに及ばない数である。

収容期間はどのようであろうか。1988年に報告された全ドイツの横断調査では，収容期間は数ヵ月から38年にわたり，平均は6.3年で，5.4%は20～30年，1.5%は30年以上であった[114]。ドイツ西部のヴェストファーレン州立病院での1979年の横断調査では9.3%が10年から31年，45.8%が4年を超えていた[115]。同じく北西部のニーダーザクセン州立病院の1978年の報告では，初回の被収容者501名の22%が2年以下，24%が10年以上収容されていた[116]。ただし平均収容期間は短縮傾向にあり，ドイツ中央西部のヘッセン州では1971年には10.8年であったのが，1976年には7.9年，1982年には3.6年に短縮した[117]。日本の医療観察法は1年6ヵ月を標準入院期間として運用されているが，対象者の一部では入院長期化の懸念が持たれており，ドイツの現状は参照される価値

---

(111) Nedopil N: Die Sicherungsverwahrung nach den Urteilen des Bundes-verfassungsgericht. 日独コロキューム，2005.10.29，慶應義塾大学.
(112) Müller-Isberner R, Freese R, Jöckel D, et al.: Forensic psychiatric assessment and treatment in Germany: legal framewaork, recent developments, and current practice. *International Journal of Law and Psychiatry* 23:467-480, 2000.
(113) 山中友理：ドイツにおける保安監置制度—期待された再犯防止政策の現実. 法と精神医療 26:22-39, 2011.
(114) Leygraf N: *Psychisch kranke Straftäter*. Springer, Berlin, 1988.（Rasch, 注110, より引用）
(115) Schumann V: *Psychisch kranke Rechtsbrecher. Eine Querschnittsuntersuchung im Maßregelvollzug*. Enke, Stuttgart, 1987.
(116) Ritzel G : *Unterbringung und Wiedereingliederung psychisch kranker Rechtsbrecher*. Habilitationsschrift Göttingen, 1978.（Rasch, 注110, より引用）
(117) Rasch W：*op. cit.*（注110参照）

第 6 章　精神医療改革と触法精神障害者

がある。

犯罪の種別では，ヴェストファーレン司法精神医学センターの 1987 年から 1994 年までの収容者では次のような割合であった。暴力犯罪（対人的攻撃行為，殺人，強盗，暴力を伴う強要，身体傷害）50.5％，性犯罪（露出症など暴力を伴わない行為を含む）30.5％，放火 9.5％，財産犯罪 9.5％。このうち性犯罪の 60％は強姦で，暴力犯罪の 58.5％は殺人であった [118]。ヘッセン州ハイナ司法精神科病院の収容者では，殺人 28％，性犯罪 27％，身体傷害 18％，放火 12％，窃盗 10％，その他 4％であり，ほぼ同様の傾向を示している [119]。

被収容者の疾患について見ると，上記ヘッセン州の報告では次の内訳であった。機能性精神病 41％，パーソナリティ障害 37％，器質性脳障害 11％，精神遅滞 9％，嗜癖を主診断とするもの 3％。同じくノルトライン＝ヴェストファーレン州では，器質性障害 5.0％，統合失調症 33.7％，感情障害 0.4％，パーソナリティ障害 51.4％，精神遅滞 7.7％，物質使用障害 1.8％ [120]。

以上の統計から，精神科病院収容の 3 割前後が性犯罪によること，疾患としてはパーソナリティ障害が 4～5 割程度を占めることが特記される。これは日本の医療観察法対象者との顕著な相違である。逆にいえば，日独の対比から医療観察法の特殊性が浮き彫りにされる。これについては次章で検討する。

司法精神科病院の入院患者数の増加はどのような要因によるのであろうか。ミューラー-イスベルナーらの 2000 年の報告によれば，ヘッセン州では過去 3 年間で 25％の増加を見たが，それは主に次の患者群の増加

---

(118) Seifert D, Leygraf N: Die Entwicklung des psychiatrischen Maßregelvollzzugs（§63StGB）in Nordrhein-Westfalen. *Psychiat Prax* 24:237-244, 1997.
(119) Müller-Isberner R, Freese R, Jöckel D, et al.: *op. cit.*（注 112 参照）
(120) Seifert D, Leygraf N: *op. cit.*（注 118 参照）

によるという。①外国からの移住者，②慢性統合失調症患者，③物質使用を伴う精神病患者，④強姦・小児性愛者。このうち②は，一般精神科病院を退院してグループホーム等に入居したが管理不能となり，犯罪を起こすに至って精神科病院収容の対象とされた者である[121]。

　最後の点に関連して，一般精神医療と保安処分の関係が議論されるようになっている。ハバーマイヤーらがドイツ東北部メークレンブルク-ヴェスト・ポメラニア州の司法精神科病院で2007年の精神病性障害患者202例を調べたところ，22％が統合失調症患者で，一般精神科病院の入院歴を持つ者が高率であった。この結果は，攻撃性を持つ患者に対する有効な介入が一般精神医療の課題であることを示している[122]。ハイナ司法精神科病院のリンコルンらは，司法病棟と一般病棟の入院患者について暴力リスクをHCR-20[123]を用いて比較した。両群の差は僅かであり，また一般病棟患者ではリスクが臨床症状に関連していた。一般病棟からの退院に先立ち，ハイリスク患者を特定することによって，より多くの犯罪が防止されるのではないかという[124]。

　オーストリアでも同様の指摘がなされている。シャンダらは司法精神科病院の入院件数の急増について検討した。種々の要因を分析した結果，急増は，現代的な治療コンセプトに組み込まれにくい患者群に対する精神保健専門家の態度の変化から派生した現象であることが推測された。

---

(121)　Müller-Isberner R, Freese R, Jöckel D, et al. *op. cit.*（注112参照）
(122)　Habermeyer, E, Wolff R, Gillner M, et al.: Patienten mit schizophrenen Störungen im psychiatrischen Maßregelvollzug. Ergeben sich Konsequenzen für die Allgemeinpsychiatrie? *Nervenarzt* 81:1117-1124, 2010.
(123)　Historical, Clinical and Risk Management Scales（HCR-20）は，司法精神医療での患者の攻撃性を経歴，臨床症状，リスク管理の三つの面から包括的に評価するスケール。
(124)　Lincoln TM, Hodgins D, Jöckel R, et al.: Forensische Patienten und Patienten der Allgemeinpsychiatrie. Bilden Prognoseinstrumente unterschiedliche Gewalttäterrisiken ab? *Nervenarzt* 77:576-586, 2006.

そして，精神保健改革の途上において，暴力リスクの高い患者のニーズが忘れられていると指摘している(125)。

以上，ドイツ，そして隣国オーストリアでも，司法精神科病院の飽和という状況が現出している。保安処分は死滅するどころか，ますます肥大する様相を見せている。移住者の増加，薬物乱用の流行，国民の安全意識の高まりなど複雑な社会経済的要因が推定され，保安処分の拡大と精神医療改革を直線的に結び付けるには慎重でなければならない。しかし，保安処分が精神医療の"安全装置"としての役割を負うようになっていることは認めてよいであろう。

最後に保安監置処分の動向に触れておきたい。5章で述べたように，保安監置は，責任能力の有無とは無関係に，犯罪への性癖および公共への危険性を要件として言い渡される究極の犯罪者処遇である。保安監置の命令件数は1996年の176人から2003年には306人へと顕著に増えた(126)。最新の動向を山中が報告している。それによると，保安監置は過去には憲法上の問題などから期間等について制限が設けられてきたが，1990年代以降，重大な性犯罪事件などが契機となり，監置の適用要件を緩めるなどの法改正が図られた。その過程で，一般人の安全と対象者の人権のどちらを重視するかについて，前者が圧倒的に勝利しているのが現状である。2010年の全国統計では保安監置被収容者は536人であった(127)。保安監置は精神医療の動向との直接の関わりは持たないが，国民の安全意識や犯罪者処遇の考え方について，日本とドイツの間で差があることをうかがわせる。

---

(125) Schanda H, Stompe T, Ortwein-Swoboda G: Psychiatry reforms and increasing criminal behavior of the severely mentally ill: any link? *International Journal of Forensic Mental Health* 8:105-114, 2009.
(126) Nedopil N: *op. cit.*（注111参照）
(127) 山中友理：*op. cit.*（注113参照）

9. 開いているのは刑務所の門

　本章では，20世紀後半の精神医療改革の大きなうねりの中で触法精神障害者がどのような運命をたどったかについて検討してきた。触法精神障害者と精神医療との関係は"刑事司法システムからの受け入れ"と"病院からコミュニティへの送り出し"という二つの局面を持つ。前者では責任能力の評価，後者では社会復帰後の危険性の予測が問題になる。

　リベラルな改革期のアメリカでは，インサニティを認定する基準が広げられ，他方で非自発収容つまり強制入院を解除する条件は緩和された。病院の入り口も出口も広くなったわけである。その結果，犯罪者が病気を口実に病院へ逃げ込み，また病院から容易に社会に戻っているのではないかという懸念が公衆の間に広がった。1960年代から70年代にかけてアメリカ国内の犯罪件数が急増したことも，精神障害者に対する危険視に輪を掛けたと考えられる。次いで現れた「法と秩序」を謳う新保守主義の流れを背景に，インサニティの認定と非自発収容の解除はいずれも厳格化された。「アメリカ最大の精神科施設はジェイル」と評される刑事施設内の精神障害者の増加には複雑な社会経済的要因が関与しているであろうが，脱施設化政策が生み出した退院患者の――多くは軽微な――犯罪の増加が一要因であることは定説となっている。

　フランスの触法精神障害者医療はUMD（困難患者ユニット）を軸に展開してきた。UMDは文字通り，通常の病院構造では対応が困難な患者を受け入れ，刑事司法を経由する患者に特化した施設ではない。1960年代からセクター制の精神医療改革が発展すると，"司法化"つまり医療が司法的機能を担うことを拒否する姿勢が精神科医の間で強まった。それとともに暴力性や攻撃性を持つ患者が一般医療施設からUMDに流入する事態が生じた。他方，裁判では責任無能力が認定されにくい傾向が生

じた。これらの動きの結果，UMD はより多くの一般医療で対応困難な患者を，刑事施設はより多くの精神障害受刑者を抱えるという玉突き現象が起きている。ドイツ，オーストリアで司法精神科病院が飽和し，一般医療における患者の暴力への対処能力の低下との関連性が指摘されている。アメリカやフランスと制度上の違いはあるが，触法精神障害者が一般医療から遠ざけられる事態は共通している。さらに，イギリスではオープンドア政策がもたらした望ましくない帰結について，オルは次のように指摘した。多くの国民保健サービス (NHS) の病院は入院期間を短縮させ，治療が困難で見返りがない (unrewarding) 患者を受け入れなくなった。その結果，「犯罪をおかした精神障害者に何が起きているか——今や，彼らの多くは刑務所に行っている」というのである[128]。

　精神医療改革によって従来の閉鎖的医療は"オープンドア"の医療へと転換されてきた。しかし，触法精神障害者に関する限り，開いているのは刑務所の門ではないであろうか。

---

(128) Orr JH: Imprisonment of mentally disordered offenders. *British Journal of Psychiatry* 133: 194-199, 1978.

第7章
日本の司法精神医療—史的回顧

1. 日本を見る視点

　これまでアメリカ，イギリス，ドイツ，フランスを主な舞台として，刑事司法と精神医学の界面に生じる諸問題を時代に沿って検討した。これらの国では19世紀後半から大規模精神病院が各地に造られ，施設は文明の賜物として歓迎された。精神医学は刑事政策や犯罪者対策の問題に対して積極的に発言し，介入した。その結果生み出されたのが保安処分やそれに類似の制度である。保安処分は20世紀初頭の欧米では進歩的な思想，トレンドであった。20世紀後半に精神医療が改革の波に洗われる以前に，触法精神障害者の処遇の堅固な枠組みが確立されていたことは重大な意味を持つ。精神障害者の権利と自律を謳う新しい医療理念と，社会の安全を表に掲げる保安的理念はどのように整合するのか。これは改革にとって躓きの石であり，混乱や葛藤を生じさせた。しかしここで，ある種の逆説的な解決がなされたように見える。保安的システムは排除されるのではなく，精神医療改革を維持するための"安全装置"という新たな役割を付与された。あるいは，再定義されたといってもよい。今日の精神医療改革には，触法精神障害者を置き去りにして進められたという一面があることは否定できない。そうであるとするなら，日本は欧米の経験から何を学ぶべきなのか。

　日本の精神医療の特殊事情——あくまで欧米先進国を基準にした"特

殊"であるが——の一つは，つい最近まで触法精神障害者に特化した処遇制度を持たなかったことである。特殊病院も保安処分制度も存在しなかった。精神医療の後発性がその背景にある。精神科施設全般が乏しいところに特殊病院は建つべくもない。大規模精神病院の発展を背景にして触法精神障害者の施設が造られた欧米とは事情が異なっている。しかし，古びた堅固な処遇制度を維持する国に較べ，既存の制度に縛られない日本には新しいシステムを創出するポテンシャルがある。

　結論を急ぎ過ぎたが，本章では日本の刑事司法と精神医学の関わりを，制度の枠組み，その中で展開された関与者の言説という二つの面に注目し，明治から昭和までの時代を概観する。制度の枠組みを構成するのは，一方では刑法の責任能力規定，他方では精神病者監護法に始まる医療法制である。両者が交差するところに触法精神障害者をめぐるさまざまな問題が発生する。責任能力と医療は別の次元にあり，刑罰か治療かという二者択一の問いは理論的には正しくない。しかし現実には，医療は刑罰を免れた精神障害者の受け皿となり，他方では医療の体制や理念が責任能力の判断基準を間接的であれ方向づける。つまり双方向的な関係が成立している。臨床家である鑑定人が責任能力について意見を述べるとき，判決後に予想される治療場面が脳裏をよぎる。また裁判員裁判で「無罪判決が下されるとしたら被告人はどこへ行くのか」という疑問を裁判員が抱いても不思議ではない。

　そこで，次の項目に沿って刑事司法と精神医学の関係を考察する。①刑法39条の成立と構造，②精神医療の中での触法精神障害者，③精神医学と保安処分，④責任能力の判断基準の変遷と精神鑑定。

2．刑法39条の構造

　周知のように日本で精神障害者の責任能力を定めているのは刑法39

条である。

　　心神喪失者の行為は，罰しない。
　　心神耗弱者の行為は，その刑を減軽する。

　ここで，心神喪失者・心神耗弱者は何を意味するのか，なぜこのような二段構えとなっているかが問題となる。以下，39条の誕生について考察する。

　江戸時代まで日本の法思想には中国の影響が圧倒的に強かった。責任能力の法律思想は中国の刑法で顕著に発達したとされる。小野は次のように解説している[1]。漢律では，8歳未満と80歳以上の者はいっさい刑事責任を問わず，その背景には儒教・王道思想の憐憫，敬老の観念が推察される。次いで7世紀中庸の唐律では高齢者，幼少者，廃疾の者に対する刑の規定が細かくなった。これは道徳感情と再犯の可能性の乏しさを考慮したものである。ここでいう「廃疾」は精神病者を含むものと解される。日本の大宝・養老の律はこの唐律の規定をほとんどそのまま継受した。

　将軍吉宗の時代の刑法典として知られる『公事方御定書下巻』（いわゆる『御定書百箇条』，1742年）では「乱心」の者と15歳未満の者について刑の減軽が定められた。明，清の律の影響が考えられるが，小野はオランダの医学，法学の臭いも感じられると述べている。江戸時代の威嚇的な刑法を前提としている。江戸時代の乱心者処罰の規定や実際の裁判例については山崎の論文[2]に詳しい。

---

(1)　小野清一郎：責任能力の人間学的解明．ジュリスト 367:87-95, 368:114-123, 369:97-106, 1967.
(2)　山崎佐：精神病者處遇考．神経学雑誌 33:591-602, 34:75-85, 1931, 34:234-246, 34:399-414, 34:503-509, 1932.

明治初期は移行期である⁽³⁾。1868 年の仮刑律（公布されず）では,「狂疾ニヨツテ人ヲ殺傷スルモノ」は過失の規定に準じるとされ,新律綱領(1870 年) では,「瘋癲」で殺人をおかした者は終身鎖錮,2 人以上を「連殺」した者は「絞」とされ,親族も「看守厳」でなかった場合は罰せられた。新律綱領は中国律刑の刑法で,老小不具者や女性など社会的弱者を恤(メグ)むという儒教的思想にもとづくとされている⁽⁴⁾。

旧刑法（明治 15 年施行）は責任能力に関して「罪ヲ犯ス時知覚精神ノ喪失ニ因テ是非ヲ弁別セサル者ハ其罪ヲ論セス」と定めた。同法では,12 歳未満の者は罪を論じない（79 条）,12 歳以上 16 歳未満の者では「審案」のうえで弁別なく犯したとされる時は罪を論じない（80 条）,16 歳以上 20 歳未満の者は罪を「宥恕」して一等を減ずる（81 条）,瘖啞者は罪を論じない（82 条）という刑の減免の規定もある。旧刑法は法制度の近代化,西洋化という大きな流れの一環であるが,ここで責任無能力の規定も一変したことが特筆される。旧刑法が編纂される過程で中国の律系統から西洋近代法への転換がはかられたのである⁽⁵⁾。小野によると,「知覚精神ノ喪失」はピネルの精神病（aliénation mentale）がフランス刑法で言い替えられた「デマンス」に由来し,また「是非ヲ弁別」は同じくフランス法の事理弁識能力（discernement）を訳したものという⁽⁶⁾⁽⁷⁾。

その後,1901 年の改正案は「精神障礙ニ因ル行為ハ之ヲ罰セス但情状

---

(3) 以下,法律の条文等は次から引用する. 松尾浩也（増補解題）,倉富勇三郎・平沼騏一郎・花井卓蔵（監修）,高橋治俊・小谷二郎（共編）:増補刑法沿革綜覧. 日本立法資料全集　別巻 2, 増補復刻版, 信山社, 1990.
(4) 髙鹽博:新出の『刑法新律草稿』について―「假刑律」修正の刑法典. 注 3, 巻末 pp1-64.
(5) 浅田和茂:現行刑法典成立までの展開―限定責任能力を中心として. 刑事責任能力の研究, 下巻, pp3-53, 成文堂, 1999.
(6) 小野清一郎: *op. cit.*（注 1 参照）
(7) 精神病（aliénation mentale）,デマンス（démence）については 6 章の注 85（192 頁）を参照.

ニ因リ監置ノ処分ヲ命スルコトヲ得」と定めた。1907年の改正案になると「心神喪失者ノ行為ハ之ヲ罰セス，心神耗弱者ノ行為ハ其刑ヲ減軽ス」と変わった。ここで心神耗弱者という中間段階が設定された。政府の「刑法改正案理由書」(8) によると，これらは民法の例に従って用いたもので，心神喪失者は旧刑法の「知覚精神ノ喪失ニ因テ是非ヲ弁別セサル者」に当たる。心神耗弱者は「心神喪失ニ比シテ比較的軽キ精神障礙ノ状況ニ在ル者」で，「犯人ハ無罪者タルコトヲ得スト雖モ其行為ハ多少之ヲ寛恕ス可キモノト認メ其刑ヲ減軽スル」である。

先立って1890年に公布された旧民法は禁治産と準禁治産について「心神喪失者」「心神耗弱者」の語を使用した。岡本によれば，これらは元来医学上の用語ではなく，「全ク立法者ノ案出セルモノ」である。医学者から見れば意味が明確を欠くであろうが，立法者の意図は両者を「精神異常ノ程度ヲ標準」として区別したという (9)。

なお，旧刑法では瘖啞者と幼年者に対する「懲治場」(10) への留置，1901年の改正案では精神障礙者に対する「監置」を，それぞれ刑罰を免じた場合になしえるとした。しかし1907年の改正案ではこれらの処遇に関する規定は削除された。1900年に制定された感化法 (11) および精神病者監護法によって処分がなされることが削除の理由とされている。

---

(8) 　明治40年政府提出刑法改正案理由書（注3参照）
(9) 　岡本梁松：民法ニ所謂「心神喪失者」「心神耗弱者」云々ト新刑法ニ所謂「心神喪失者」「心神耗弱者」云々ノ両句ニ就テ．京都法学会雑誌 3:703-709, 1909. "心神"の語は非常に古いものらしく，藤原道長『御堂関白日記』に「終日悩事あり，その所となく心神不覚，為す方を知らず」という記事がある（度合好一：明治の精神異説．岩波書店，2003）．民法の立法者がなぜ"精神"でなく"心神"の語を用いたかは不明．
(10) 　懲治場は1908年の監獄法制定まで用いられた未成年者の収容の場で，日本の施設内少年処遇の先駆とされる．
(11) 　感化法（1900年）は教育保護思想にもとづき青少年の不良性の矯正を目的とした．

1907年の刑法改正案は全体としてドイツ刑法を参照したとされる[12]。ただし，1871年のドイツ刑法は責任無能力のみを定めており，限定責任能力の導入は1933年である。したがって，日本の刑法は心神耗弱すなわち限定責任能力に関してはドイツ刑法に倣ったわけではなく，先行した民法との整合をはかった結果のようである。上述の理由書にもあるように，心神耗弱は比較的軽い精神障害で，その行為を多少寛恕すべきもの，つまり程度の問題として捕えられた。ドイツでは精神医学を巻き込んだ刑法学の大論争の末，累犯者対策が強力な動因となり，保安処分との抱き合わせで限定責任能力が導入された。日本では論争抜きで，処遇については感化法と精神病者監護法に下駄を預け，ご都合主義の感が否めない。

　精神医学者は刑法の諸規定をどのように論評したのであろうか。旧刑法下の司法精神医学書である榊と呉の著書（1897年）は，「知覚精神ノ喪失」が精神病と脳髄発育制止を一括した点を失当と評しているが，限定責任能力には言及していない[13]。刑法改正を受けて呉は次のように論じた[14]。責任はあるかないかの二つしかないという，おそらくドイツのものと思われる説を引用し，それが理論としては一応正当であるが，昼か夜か見分けがたい黄昏が存在するように，「精神ノ健康ト疾病トノ限界ハ，一刀両断的ノモノニアラス」として，「中間状態」を認めざるをえないという。そして，心神喪失，心神耗弱について，用語としては精神病学専門家にとって首肯しがたいところがあるが，刑法に減刑事項を加えたことは至当と評価している。それ以上の論及はない。

　以上のような経緯で刑法39条が誕生した。処遇を含意しない，ある意

---

(12)　松尾浩也：増補解題．注3, pp1-6.
(13)　榊俶・呉秀三（纂著）　増補改訂　法医学提綱　下編．秋南書院，1897.
(14)　呉秀三：刑法三十九条ノ医学的見地．岡田靖雄編，呉秀三著作集Ⅱ．pp420-422, 思文閣出版，1982.

味では混じりけのない責任能力の規定である。これによって心神喪失者，心神耗弱者という抽象的な文言の解釈の問題が残された。その解答が 1931 年の大審院判決 [15] である（原文は片仮名）。

> 心神喪失と心神耗弱とは孰れも精神障礙の態様に属するものなりと雖其の程度を異にするものにして即ち前者は精神の障礙に因り事物の理非善悪を弁識するの能力なく又は此の弁識に従て行動する能力なき状態を指称し後者は精神の障礙未だ上叙の能力を欠如する程度に達せざるも其の能力著しく減退せる状態を指称するものなりとす

小野 [16] によると大審院判決はドイツで当時進められていた刑法改正の諸草案や学説を参照したものである。精神医学の視点から見ると，判決のもととなった事件の内容が興味を引く。以下，判決をもとに概要を述べる。

被告人 A は隣地の所有者 B と土地境界を争って日ごろから折り合いが悪かった。事件当日，B が帰宅のため A 所有の芹田付近に登るのを見て，同所の草刈りをしているものと誤信し，「日頃の反感一時に激発して」，突如鎌で B の頭部などを数回殴打し，B に全治 100 日余，その長男に全治約 10 日の傷を負わせた。第二審は犯行当時心神耗弱の状態にあったとして法定の軽減をなし，懲役 2 年の判決を下した。鑑定は「被告は現在早発性痴呆（精神乖離症）なる精神病に罹り其の病型は類破瓜病に一致す」という結論であった [17]。

判決に対して弁護人が上告した。上告趣意書は，鑑定の内容と結論には不一致があり，心神耗弱の認定には多大の疑いがあるとして心神喪失

---

(15) 大判昭和 6 年 12 月 3 日刑集 10 巻 682 頁.
(16) 小野清一郎：*op. cit.*（注 1 参照）

を主張した。鑑定書によれば，被告人の兄は早発性痴呆の病歴を持つ。被告人の症状は青春期に始まり，以来十数年，漸次亢進してきた。妄覚すなわち話し声や罵声の幻聴，冷笑するかのような錯聴があり，獣が襲撃してきたといって鎌を投げつけた。人が苦しめに来るという被害念慮や，「殺せ」といって興奮する，夜中に水を浴びるなどの奇行が見られた。最近になり，興奮の度が増し，睡眠は不良で，常に頭鳴(ママ)を訴え，妄覚，錯聴，幻聴，幻視，被害妄想が相次ぐ状態であった。弁護人は，「早発性痴呆症としてもすでに高度に亢進」しており，「精神障碍の程度高く其の行為錯覚に基づき被害妄想に原因し意思の抑制力を欠くが如き場合に在りては仮令其の行為を知覚せる場合と雖之を心神喪失者と認むべき場合少なからず」と論じ，本件が「正に心神喪失者の行為に該当するものなり」と主張した。鑑定が「心神喪失者とは自己の行為を全然知覚せざるものと解し其の然らざるものは之を心神耗弱者なり」と理解したのは誤りであるという。

　大審院の判決は，「是非弁別判断能力の欠如せる状態にありたりとは認められず〔中略〕瑣事に異常に反応して激昂し衝動性行為に近き乃至は常軌を逸する暴行に出ずるか如き感情の障礙の症状存したる」という程度で，「普通人の有する程度の精神作用を全然欠如せるものにはあらず唯其の程度に比し著しく減退せるものなりと謂うにあるが故に」心神耗弱と認めるべきであると認定した。

　弁護人の主張と判決の対立は次の点にある。弁護人は，自己の行為をまったく知覚できない場合に限らず，知覚できても障害が高度な場合には心神喪失を認めるべきであると主張した。判決はこれを，精神作用が

---

(17)　今日の統合失調症を指す用語として早発性痴呆（dementia praecox）と精神乖離症（Schizophrenie）が併用されていたようである。類破瓜病（Heboidophrenie）はKahlbaum KL が 1890 年に破瓜病の亜型として提唱した。Kahlbaum が記述した病像は統合失調症よりもパーソナリティ障害に近い。

著しく減退した程度にとどまるという理由で否定した。つまり，責任能力を，精神障害の存在を前提として，弁識・制御能力の有無・程度により判定する方式，いわゆる生物学的要素と心理学的要素にもとづく混合的方法を明示し，特に後者に着目したわけである。付言すれば，判決文等から推測する限り，被告人の病像は緊張病性の色彩が強く，類破瓜病とした鑑定診断には疑問が多い。

　刑法39条およびこれに肉付けした大審院判決によって責任能力判断の基本的枠組みが作られた。心神喪失・心神耗弱の二段構えとし，その判断の構成要素を精神障害および弁識・制御能力とした。

　上述したように刑法は刑罰を免れた精神障害者の処遇に関する規定を置かなかった。そこで次に，精神科医療の法制度の側面から処遇の問題について検討する。

3．精神病者監護法―私宅監置と桶伏

　精神障害者の保護を特別に定めた最初の法律である精神病者監護法（明治33年3月10日法律第38号）は日本の近代的な精神医療法制の原点である。新規の法律とはいえ，旧来の制度や慣行を継承している面が少なくない。精神病者監護法の制定事情について概要を述べる。

　江戸時代の精神障害者処遇については山崎の論考が貴重である[18]。それによると，「入牢」，「入檻」，「溜預」という三つの処置がなされていた。入牢が原則的な方式で，罪を犯して捕えられた場合と，「入牢願」による場合があった。入牢願は家人や五人組[19]などから出され，所定の手続を要したが，牢内で治療が施された記録はほとんどない。溜預は，

---

(18)　山崎佐：*op. cit.*（注2参照）
(19)　五人組は近隣の5戸を1組として構成され，火災，盗賊等の取締まり，納税や犯罪に関する連帯義務を負わされた。

入牢中の者が病勢増悪を来した場合に非人頭に寄託して監護させる方式である[20]。

入檻（檻入ともいう）は山崎が1901年の論考で「恰も，今日における私宅監置の如きもの」と評したように，入牢や溜預と異なり，近代の処遇制度につながる重要な意味を持っている。檻入手形と呼ばれる願書に，近親者と町役人の連署，精神病に相違ないとする確認書，診断書，さらには檻の絵図面が必要とされ，年寄同心[21]が実際に病状や檻の構造を見分して許否を決した。退檻や死亡の際も役人の検査を要した。相続争いなどに入檻が悪用されるのを防ぐためであり，特に入檻中の死亡については詮議が厳重で，死骸の見分が行われた。

維新を境にして精神障害者の処遇も変わった。1871年の解放令による非人制度の廃止，翌1872年の監獄則施行を始めとする行刑の近代化に伴い，精神障害者の入牢，溜預は消滅に向かった。他方，入檻と精神病者監護法の私宅監置の間には明らかに連続性が認められる[22]。

明治新政府のもとでの精神障害者の監護に関する最初の法令は，1874年に出された警視庁布達「狂病を発する者は其家族に於て厳重監護せしむ」とされている[23]。区長・戸長[24]あてに出されたものである（以下の法令等は片仮名を平仮名に改め，句読点を付す）。

　　狂病を発し候者猥りに徘徊致し候ては，人の患害を為す少なからず，甚しきは火を放ち或は殺傷する等，畢竟其家族の不取締より相

---

(20)　非人は江戸幕藩体制のもとで士農工商のさらに下層に置かれた身分。溜（たまり。ため）は牢の病囚を預かる家屋で，江戸の浅草と品川にあり，非人が番をした。
(21)　年寄は町村の住民の長，同心は下級役人。
(22)　私宅監置の制度と実態については次の労作がある。橋本明：精神病者と私宅監置—近代日本精神医療史の基礎的研究．六花出版，2011．なお橋本によると，広島県では1898年に「瘋癲人私宅監置取締規則」が制定されており，精神病者監護法以前から「私宅監置」の語が流通していた。

217

生じ候儀にて,実に相済まざる事に候。之に依って以来狂病を発し候者と見定候はば,其家族に於て厳重監護致すべき候。若し監護を怠り徘徊せしむる者は,相当の咎め申し付くべき候〔以下,略〕。

1871年の戸籍法による新しい戸籍制度では,区長,戸長という行政単位の吏員が戸主つまり家長を通じて人々を管理した。警視庁布達は,狂病を発した者が害を及ぼさないように「厳重監護」を家族に義務付けたものである。路上の徘徊が問題視されており,維新による共同体の解体,混乱に伴う浮浪者の増加がその背景にあったと推測される。

その後,近代警察制度が確立される過程で,次のような一連の規則が定められた。これらが精神病者監護法の下地を作ったと考えられる。

行政警察規則 (1875年)

「路上癲狂人あれば穏やかに之を介抱し其暴動する者は取押へ其地の戸長に引渡すべし。」

警視庁布達 (1878年)

「瘋癲人看護及び不良子弟教戒のためやむを得ず私宅において鎖錮せんとする者」の「懲治檻入手続」(警視庁,1876年)にもとづく願出,認許。

瘋癲人取扱心得 (1884年)

警視庁布達の改定で,瘋癲人の取扱いを不良子弟の取扱いと切り

---

(23) 法令等は次の文献から引用。呉秀三:我邦ニ於ケル精神病ニ関スル最近ノ施設.東京医学会廿五年祝賀論文2輯,東京医学会事務所,1912.「新樹会」創造出版,2010. 呉秀三・樫田五郎:精神病者私宅監置ノ実況及ビ其統計的観察.東京医学会雑誌 32:521-556, 609-649, 693-720, 762-806, 1918.「新樹会」創造出版, 2000. 吉岡慎二:精神病者監護法から精神衛生法まで.精神医療史研究会編,精神衛生法をめぐる諸問題. pp8-34, 1964. ひろたまさき校注:差別の諸相.日本近代思想大系22,岩波書店,1990.

(24) 明治初期の区長は郡に相当する行政範囲の長,戸長は町村の長。

離す．解鎖にも届出を必要とする．私宅への鎖錮に加えて私立精神病院への入院を対象とする．警察に指名された医師の出張による調査，月1度の私宅，病院への巡回を定める．

警視庁 25 号「精神病者取扱規則」（1894 年）

「精神病者を看護治療のため制縛もしくは鎖錮し又は官公立私立精神病院に入れん」とする者に次のことを義務付けた．事由の詳記，親族2名以上の連署による書面，診断書，制縛・鎖錮・退院の際の警察署への届出．

呉によれば，警視庁 25 号は精神病者監護法の発布まで施行され，おそらく他府県にも同様の規則が存在したのではないかという(25)．この点に関連して，島崎藤村の『夜明け前』に描かれた私宅への鎖錮の情景は興味深い．国学者の青山半蔵が発病して寺への放火を企て，村人の手で座敷牢に収容されるくだりである(26)．

　　座敷牢は出来た．そこで栄吉は親戚旧知のものを旧本陣の一室に呼び集めてそのことを告げ，造り改めた裏の木小屋の一部にはすでに畳を入れるまでの準備もととのったことを語り，さてそちらの方へ半蔵を導くには，どう彼を説得したものかの難題を一同の前に持ち出した．この説得役には笹屋庄助が選ばれた．庄助なら半蔵の気に入りで，万福寺境内からも彼を連れ戻って来たように，この場合とても彼を言いなだめることが出来ようということで．

『夜明け前』では座敷牢への鎖錮が親戚旧知の者や土地の主立った者の手で進められ，行政庁や警察の介入なしに行われている．舞台の設定は

---

(25)　呉秀三：*op. cit.*（注 23 参照）
(26)　島崎藤村：夜明け前，第二部（下）．岩波書店，1969．

1886年である。精神病者の取扱規則が全国各地に広まる以前に，村落の慣行として鎖錮が行われていたことを推測させる。なお『夜明け前』では，拘束した患者への周囲の者の接し方に憐憫や畏敬が感じられる点も興味深い。国学者という主人公の特別な立場にもよるのであろうが，民衆の狂気観の寛容な一面がうかがわれる。前述した行政警察規則（1875年）にある，路上癲狂人に対する「穏やかに之を介抱」するという対処法を想起させる。排除や抑圧一辺倒ではないわけである。これは日本人の土着的な狂気観という民俗学的な問題にもつながる。

さて，精神病者監護法の立法作業は1898年に始まった。同年に施行された民法によって精神病者の財産は保護されているが，患者の身体が保護されていないという点が主な理由とされ，法案審議の過程で多様な立場の言説が交差した[27]。政府（内務省衛生局），医学，法学である。医学の立場からは，法医学者で，呉が外遊中に精神医学の講座を代行した片山国嘉が中央衛生会の臨時委員に指名された。「其内容殆ど全く監獄法と異ならざる」衛生局原案に対して，片山は監護・治療を法文中に明記することなどを主張したが，これには「一人として耳を傾くるものなく」という状況を，呉は後に憤りを交えて追懐している[28]。法律の立場からは，法制局長官の梅謙次郎が，民法では明確に定められなかった扶養義務者についての記載を盛るように主張し，この意見は会議を通過した。

精神病者監護法案は1899年1月，帝国議会に提出された。政府委員による提案理由の説明には次のくだりがある（原文は片仮名）[29]。

---

(27) 法案審議の詳細については次を参照．中谷陽二：精神病者監護法の背景―明治国家と狂気．石川義博編，精神科臨床における倫理．pp17-43, 金剛出版, 1996.
(28) 呉秀三・樫田五郎：*op. cit.*（注23参照）
(29) 帝国議会貴族院議事速記録．東京大学出版会複製版, 1979.

本案を提出しまするる所以は〔中略〕精神病に附いて社会に患害を流しまするのは実に意想外に大なるものであります，民法上に於て規定はありまするけれども是は民法に規定する所は重(ママ)に財産上の保護でございまして此精神病者と云ふものに附いて社会に障害を及す如きに附いての規定でございませぬ，依って此法律を制定して右等の者を能く保護して遂に社会に流す患害をなきやうに致したいと云ふ目的でありまするので〔後略〕。

　精神病者監護法は，治安維持法につながる治安警察法と同年に施行されたこともあり，もっぱら精神障害者の取締りを目的とした法のように想像されやすい。特に精神医療を社会統制，隔離と差別の視点で捉える立場にはその傾向がある。しかし帝国議会の審議経過はそのような見方が一面的であることを示している。立法の強力な動因は欧米列強との不平等条約(30)を改正するための国内法の整備であり，審議の多くは民法との整合性，たとえば監護義務者と民法上の後見人との関係や，その選任順位などに費やされている。特に欧米思想の影響を受けた医学者や法学者からは，無能力者である精神障害者の身体や財産を保護する必要性が強く提言されている。確かに政府の提案理由は精神病者の「患害」を法制定の主な理由にあげている。しかしこれは精神病者が放置された場合に社会が被るであろう悪影響を抽象的，一般的に指しているに過ぎない。緊急の犯罪対策を求める切迫した声は審議の場に現れていない。力点はあくまで患者本人の保護に置かれている。

　たとえば速記録には次のような発言が記録されている。貴族院特別委員会で児玉淳一郎という議員が「桶伏（おけぶせ）」の実況談を語った

---

(30) 不平等条約は日米和親条約（1854年）など列強との一連の片務的条約であり，改正の条件とされた欧米に倣う法体系の整備は明治政府にとって最重要課題であった。

（原文は片仮名）(31)。

　　私は子供のとき実見したことがあります〔中略〕至て貧民であってそれが監置室を桶伏と称へて大きな醤油屋で醤油を作るやうな桶に一方に空気抜きと云ふ程でもありませぬが三つ四つの穴が明けておりまして〔後略〕
　　其時〔6, 7年前に片瀬に海水浴に行った時──引用者注〕に松原の中に桶伏がありました，それは料理屋の家の人であって，其人が居れば営業を妨げるのであるから客が来ぬようになって一家食ふに困ると云ふのであった〔後略〕

　児玉議員の発言は，自宅監置室を拵える(ママ)には裕福で家が広くなければできず，法によって監置室を義務付けると貧民をかえって圧迫するという趣旨である。それに対して政府委員は次のように答えている。これまでは多くは座敷牢が使われていた。桶伏は一時流行したことがあり，治るまで桶伏にして，自宅監置室に代えていることもあるかもしれない。臨時はやむをえないにしても，多少改めさせなければならない。自宅監置室は必ず新築して，座敷の中に檻のようなものを拵えるのが普通で，余りひどい造り方では困るという。
　また，速記録には「盥伏（たらいぶせ）」という言葉も見える。議論の焦点は"病院か私宅監置か"ではなく"私宅監置か桶伏・盥伏か"なのである。これが当時の精神障害者処遇の実情であり，精神病者監護法を制定していく上でのいわばベースラインであった。ここで引用している精神病者監護法案の速記録は，精神障害者に対する同時代者の認識を伝える貴重なドキュメントである。特に議員の声は一般人の狂気認知を反

(31)　帝国議会貴族院議事速記録. *op. cit.* （注29参照）

映しており，リアリティがある。監護は「熊を預かって居る」ことと同じだという発言もある。ドイツに留学した病理学者の三宅秀は「狂人は逆上しているから涼しい方がよいというので寒中に晒したりすること」を防ぐためにも医師と官吏が監督しなければならないと説いているが，これはそのような処置が慣用されていた現実を推測させる。精神病者監護法については，病院建設キャンペーンを展開した呉とその門下による資料と論述が我々に多くを教えてくれる。それによって，我々は呉の目を通して問題を眺める傾向がある。しかし，呉や片山など欧州留学という特権的体験を持った人物の認識と，庶民の認識には大きなギャップが存在したことに注意すべきではないであろうか。

精神病者監護法は1900年7月に施行された。ごく簡単にまとめると，次の4点を主な骨子とした[32]。

(1) 後見人，配偶者等を監護義務者とし，その順位を定める。監護義務者がないか，いても義務を履行できないときは市区町村長に監護の義務を負わせる。
(2) 監護義務者だけが精神病者を監置できる。私宅，病院などに監置するには，診断書を添え，警察署を経て地方長官に願い出，許可を得なくてはならない。
(3) 行政官庁に監置を監督する権限を与える。
(4) 監護費用は被監護者の負担で，その能力がないときは扶養義務者の負担とする。

法律の重点は監護義務者および監置の手続に置かれている。一方，監

---

[32] 精神病者監護法，精神病院法の条文は次を参照。精神保健福祉行政のあゆみ編集委員会編，精神衛生法施行五十周年（精神病者監護法施行百周年）記念，精神保健福祉行政のあゆみ．中央法規出版，2000．

置の場所については第9条として次の規定がある（原文は片仮名）。

　　　私宅監置室，公私立精神病院及公私立病院の精神病室は行政庁の許可を受くるに非ざれば之を使用することを得ず。
　　　私宅監置室，公私立精神病院及公私立病院の精神病室の構造設備及管理方法に関する規定は命令を以て之を定む。

　順位に注目すると，病院よりも私宅監置室が先に置かれている。これは私宅監置が病院を補う例外的方式というよりも基本的方式であったことを示唆する。"私宅監置か桶伏・盥伏か"という選択が当時の焦点であったとするなら，このような法律上の順位付けは理解が行く。橋本によれば，各地で作られた精神病者監護法の施行規則は監置室の構造，すなわち床面積，床上から天井までと床下の高さ，出入口と施錠，敷物，排便設備，採光・換気に言及しているという[33]。この事実も私宅監置が基本であったことを想像させる。
　呉・樫田の『精神病者私宅監置ノ実況及ビ其統計的観察』は統計数値をあげている[34]。内務省が1917年に行った調査では全国の精神障害者数は約64,941人であった。これに対して精神病者のみを収容する規模のやや大きな公立精神病院は東京府巣鴨病院の1ヵ所（446床），他の精神病室をすべて含めて公共機関の病床数は約1,000床であり，私立精神病院（全国37院）を含めて総病床数は約5,000床であった。残りの患者は3種に分けられた。①少数の私宅または一般病院で医療を受ける者（富裕者と恒産のある者），②私宅監置室にある者および私宅に起臥して監置されていない者，③神社仏閣で民間療法を受ける者。呉らは精神病院・病室の乏しさを「暁天ノ残星タルノ観」と評している。

---

(33)　橋本明：*op. cit.*（注22参照）
(34)　呉秀三・樫田五郎：*op. cit.*（注23参照）

呉らは1府14県で視察した私宅監置の被監置者299人のさまざまな特性を記載したが、刑事司法との関連で興味を引くのは「監置の理由」である。全例が「社会的危険性行為ありしに基づくもの」であった。行為の主なものは表に示す割合であった。今日であれば医療観

表1　私宅監置患者299人の主な「監置の理由」
(呉・樫田：注23をもとに作成)

家族に対する暴行・家財破毀		27.4%
外出・徘徊（遠隔地、山中を含む）		16.5%
家族・他人に対する殺害・傷害		13.3%
家人殺害既遂	1.2%	
同，未遂	2.5%	
家人傷害既遂	2.0%	
他人傷害既遂	4.4%	
同，未遂	3.2%	
他人に対する暴行		9.1%
火気を弄した		4.0%
放火を実行		3.7%

察法の対象となる「重大な他害行為」、すなわち殺人、傷害、放火が少なくないことに注目したい。心神喪失もしくは心神耗弱を理由に実刑を免れ、病院ではなく私宅に監置された事例である。免罪された者のどの程度の割合が私宅に監置されたか不明であるが、少なくとも例外ではなかったことが次の呉・樫田の言葉からうかがわれる（原文は片仮名）[35]。

　　精神病者に対する我邦の法律に不備あるは、惟り監護法のみに止まらず、我刑法には精神病者の犯罪行為を以て心神喪失者の行為となし、これを罰せざる規定なるも、此の如くにして免訴となりし犯罪的精神病者については、其後の処置に関し法律上にも何等の規定なく、行政上に於ても何等の処置を講ぜざるは奇怪に堪へざることなり。

呉・樫田が慨嘆しているのは、免罪された精神病者の事後の処遇が刑

---

(35)　呉秀三・樫田五郎：*op. cit.* (注23参照)

法でも精神病者監護法でも定められていないことである。責任能力規定は存在するが処遇規定は存在しないという，いわば片肺飛行を解決したいという関係者の願望は，一方では精神病院法制定，他方では保安処分新設とつながる。

4. 精神病院法と公安

　精神病者監護法施行の翌年にヨーロッパ留学から帰国した呉が先頭に立ち，精神病院建設のキャンペーンを展開した経緯については，日本の精神医学がヒューマニズムを志向した証として，すでに多くが語られてきた。1911年に議会に提出された「官立精神病院設置ニ関スル建議案」，そして官民あげての運動と内務省による法制化作業は1919年の精神病院法制定に結実した。立法の経緯には明治末期から大正にかけての時代状況の変遷が反映されている。

　呉・樫田の観点では精神病者は二つの理由から医療を施されるべき存在であった [36]。すなわち，精神病者は「境遇に於て最も憫むべきもの」であると同時に，「社会の秩序を危うくし公衆の安寧を破らんとする危険なる證状を呈するもの」であり，したがって，そのような人々を「一面之を救済し一面之を保護すること」が吾人の責任，義務である。そして制度・施設を整えることは「これを人道上より観るも，之を公安維持の点より論ずるも，精神病者の治療・保護を全くするは実に刻下の急務」であるという。

　このように，救済という患者の利益と，公安という社会の利益が医療の二本の柱として同等の重みづけをされている。ところが，精神病院法の制定に向かう時期，重心が後者へとシフトしていったことが関係者の

---

(36)　呉秀三・樫田五郎：*op. cit.*（注23参照）

言説からうかがわれる。精神病者の取締りが声高に主張されるようになったのである。日露戦争勝利を契機とするナショナリズムの高揚や，大正から昭和にかけての不穏な社会情勢が背景にあったと考えられる。

　1918年の第40回議会で内務大臣の後藤新平は「精神病者取締の完否は社会の安寧秩序維持に至大の関係を及ぼすが故に〔中略〕政府は現行法規に適当の改正を加へんとす」(37)と力説した。同様の趣旨は精神医学からも強く主張された。同じ年の日本神経学会（日本精神神経学会の前身）は内務大臣あての建議書で，全国およそ十数万の精神病者のうち「公衆の安寧社会の秩序に対して危険なるもの多々之ある一方に，適当なる治療を加ふれば全癒すべきもの少なからざるものあり」として，5,000人の入院患者以外は私宅監置とされている現状を捉え，「危険に対する防備と治療とに対する施設の不充分なるものと認む」(38)と述べた。精神病者の潜在的な危険を強調する文言は，病院増設を政府にアピールする，うわべの方便に過ぎなかったとは考えにくい。

　時代精神の変化が精神医学者の意識に影響したことを示す事件に触れておきたい。1923年，議会の開院式に向かう摂政裕仁親王（後の昭和天皇）が襲われた虎の門事件である(39)。犯人の青年，難波大助は法廷で資本主義制度と天皇制を排撃する弁論を展開した。法廷で死刑判決を受けると，「日本無産労働者」への万歳を三唱した。当時，いわゆる左傾青年の思想犯罪として社会を揺るがせた。難波は父が衆議院議員を務める地方の名門家庭に生まれたが，受験に繰り返し失敗した。貧民街に下宿したことから下層階級の生活を目にし，河上肇や幸徳秋水などの著作を耽読するうち，革命思想に共感を覚えた(40)。難波には偽狂つまり詐病

---

(37)　吉岡慎二：*op. cit.*（注23参照）
(38)　日本精神神経学会建議書．精神医療史研究会編，精神衛生法をめぐる諸問題．p93, 1964.
(39)　中谷陽二：虎ノ門事件（1923）．中谷陽二専門編集，司法精神医学講座6　鑑定例集．pp18-20, 中山書店, 2006.

が疑われるエピソードがあり，呉によって精神鑑定がなされた[41]。結果は「精神的には何等欠陥を認めず」であった。鑑定の詳細は省くが，注目したいのは呉が鑑定書で描いた犯人の人物像である（原文は片仮名）。

 此の間或は友人の慫慂により或は雑誌等の誘惑によりて漸次社会主義的思想に傾き，従て学業を怠り，労働者の群に投じ，堕廃せる生活に歩を進むるに至り，一度かかる環境に陥るに及びて志操未だ堅固ならざる彼青年は，他人の誘惑と自己の堕落とのため，忽ちにして適順なる社会の常道と背馳し，偏狭なる思想の捕虜となりて遂に世を呪い人を恨み〔中略〕一大不敬事件を決行するに至りたる所以なり。

これは呉が理解した事件の本質であるが，当時の人々の論評と軌を一にしている。裁判の証人らは，異口同音に，堕落した青年が社会主義思想に侵される危険に警鐘を鳴らした。大正から昭和にかけて，社会問題を個人の心の病理に還元して説明する精神医学者や心理学者の言説が現れ，犯罪学という応用科学の確立を推進した[42]。虎の門事件の犯人の左傾化を青年特有の心理と環境の悪影響という図式で捕えた呉の記述はその典型ともいえるものである。

 さて，精神病院法（大正8年3月27日法律第25号）は，内務大臣は道府県に精神病院の設置を命じることができ，これに代るものとして公私

---

(40) 解説．小松隆二・解説，続・現代史資料3　アナーキズム．pp x-xxiv, みすず書房，1988.
(41) 刑法第七十三条罪被告人難波大助ニ関スル鑑定書．小松隆二・解説，続・現代史資料3　アナーキズム．pp105-111．（注40参照）
(42) Nakatani Y: The birth of criminology in modern Japan. Becker P, Wetzell RF (eds.) *Criminals and Their Scientists.* pp281-298, Cambridge University Press, New York, 2006.

立精神病院を指定することができるとした。入院費と精神病院への国庫の補助についても定めている。第2条では，地方長官が入院させることのできる精神病者は次の4種とされた（原文は片仮名，下線は引用者）。

(1) 精神病者監護法に依り市〔区〕町村長の監護すべき者
(2) <u>罪を犯したる者にして司法官庁特に危険の虞ありと認むるもの</u>
(3) 療養の途なき者
(4) 前各号に掲ぐる者の外地方長官特に入院を必要と認むる者

　下線部分は，犯罪を行った者について司法官庁が将来の危険性を認定した場合，地方長官が入院を命じることができるという規定である。具体的には，刑法39条にもとづいて心神喪失を理由に無罪を申し渡されるか予審免訴とされた者に対して，裁判所あるいは検察庁が危険性を認定し，行政庁の権限で強制入院がなされるという意味であろうか。しかし，刑法に規定のない危険性の有無について裁判所はどのような手続で認定を下したのか，疑問が持たれる。1950年の精神衛生法で新設された措置入院制度では，不起訴処分を受けた者等について検察官が行うのは都道府県知事への通報であり，危険性つまり自傷他害のおそれの認定は知事の権限とされた。精神病院法から精神衛生法までの30年余，触法精神障害者が法的にどのような取扱いを受けていたのか，治療の実態を含めて明らかにする必要がある。
　刑法の片肺飛行——責任能力規定はあるが処遇規定はない——という問題への刑法改正の文脈での解決が保安処分の新設である。この点について，精神医学界の対応に焦点を当てて論じてみたい。

5. 保安処分新設はなぜ頓挫したか

　本書の第5章で述べたように，保安処分の思想は19世紀末から20世紀初頭に展開された刑法学の論争から生まれた。責任に対しては刑罰，危険性に対しては保安処分とする二元主義の採用で決着を見て，ドイツの常習犯罪人法（1933年）を始めとする立法が実現した。他方，1908年施行の日本の刑法には保安処分的な規定が盛り込まれなかった。その理由は，刑法改正作業が活発に行われていた時期に，ヨーロッパでは保安処分がまだ具体化されていなかったというタイムラグに求められる。

　しかしヨーロッパでの論争や学説に強い関心を向けた精神医学者がいなかったわけではない。杉江薫は『犯罪と精神病』（1912年）の中で次のような議論を展開した[43]。まず「精神病的犯罪者」についてである。心神喪失者の場合，精神病者監護法による行政処分の方法があるが，一定の設備機関があるわけではなく，実際の効果は芳しくない。ドイツの刑法改正草案に示された刑罰に代る保安処分によって監置を強制すべきである。彼のいう保安処分はSicherungsmassregelの訳語である。次に，「中間者」である心神耗弱者に対して刑の減軽と並んで保安処分が規定されていないのは欠点であり，彼らは特別な監獄に収容されなければならない。「中間者」とは「魯鈍者，変質者，酒客」などであり，累犯者に中間者が多いことは実証されているという。その他，「幼年犯罪者」，「酒客」などに対する特別な処置や，監獄法の改正による「附属精神病監」の設置などを提言している。杉江は呉秀三門下で，彼の著書には呉，片山国嘉，三宅鉱一ほかの錚々たる学者が序を寄せている。東京帝国大学精神病学教室という日本の精神医学の中枢からこのような論調が現れたこと

---

(43)　杉江薫：犯罪と精神病．巌松堂，1912．

は特筆される。また，そのような学者らが同時代のドイツの動向に敏感であったことが推察される。

　1925年に呉の後任として東京帝国大学精神病学教室を主宰した三宅鉱一も杉江と同様の論陣を張った。彼は『責任能力―精神病学より見たる』(44)の中で中間者への対策の必要性を主張している。

　　　量の差を以てせず質を変ゆるを以て合理的処分とするなり。蓋し精神異常者の比較的軽きものの中には，重症精神病者よりも反社会的傾向著しきもの多く，したがつて，社会防衛上の見地よりしては之れが刑期を短縮し，早く世に出だすは結果不良の事多きなり。寧ろ，その性格の治るまで，何等かの形式に於て之れを不定期性に社会より保護しおくの必要あるなり。斯くて之れがため，その種中間者を収容すべき特殊の施設を造り〔後略〕

　ドイツでは，健康と精神病の中間に位置する者を限定責任能力者と認定した場合，精神病質者など再犯性の強い者が早期に釈放され，刑事政策的に由々しい事態を生じることが保安処分新設の主たる理由とされた。三宅の論は，ほとんどドイツで主張されたことの焼き直しといってよい。

　刑法改正の文脈で保安処分はどのように検討されたのであろうか。刑法改正作業は1919年に設置された臨時法制審議会により着手された。審議会は1926年に「刑法改正ノ綱領」を内閣に答申した。「国体観念」「皇運扶翼ノ臣道」といった語が登場し，国家主義が濃厚である。その中に「保安処分トシテ労働嫌忌者，酒精中毒者，精神障碍者等ニ関スル規定」を設けた(45)。綱領をもとにした司法省の「改正刑法仮案」（1940年）は第15章で「社会的秩序ノ破壊ニ対スル危険ヲ防止スルヲ目的トス

(44)　三宅鉱一：責任能力―精神病学より見たる．岩波書店，1930．
(45)　刑法・少年法に関する小委員会提出資料．精神神経学雑誌 72:333-336，1970．

ル」保安処分として，①監護処分，②矯正処分，③労作処分，④予防処分を規定した(46)。①は禁錮以上の刑に該当する罪を犯した心神障碍者または瘖啞者，②は飲酒または麻酔剤使用の習癖を持ち，酩酊または麻酔の状態で罪を犯した者，③は浮浪または労働嫌忌により常習として罪を犯した者を対象とする。④の予防処分は，懲役の執行を終了したが釈放後も放火，殺人，強盗をなすおそれが顕著なときに裁判所が命じ，予防所に収容して改悛させるための必要な処置が講じられるものである。すでに刑の執行を終えた者に対して将来の危険性を要件として適用される。ドイツの保安処分の中で最も堅い規定である保安監置（Sicherungsverwahrung）に相当する処分である。

　戦後，1956年に法務大臣の諮問機関として設けられた刑法改正準備会が1961年に改正刑法準備草案を公表した。その第16章は保安処分を治療処分と禁断処分の2種とした。労作処分と予防処分が除かれ，戦前の仮案に比べて明らかに治安色が薄められている。要約すると，以下の通りである(47)。

　　治療処分：精神に障害のある者が禁固以上の刑にあたる行為をし，将来再び禁固以上の刑にあたる行為をするおそれがあり，保安上必要があると認められるとき，保安施設に収容し，治療及び看護のために必要な処置を行う。期間は5年で，必要があるときは，裁判所は3年ごとに更新できる。行政官庁は少なくとも年1回の審査を行い，必要がなくなったときは退所させなければならない。
　　禁断処分：過度の飲酒または麻酔剤もしくは覚せい剤使用の習癖があり，その中毒のために禁固以上の刑にあたる行為をし，習癖を除かなければ将来再び禁固以上の刑にあたる行為をするおそれのあ

---

(46)　改正刑法仮案．第15章　保安処分．法律時報 32：367-370, 1960.
(47)　刑法・少年法に関する小委員会提出資料．*op. cit.*（注45参照）

表2　保安処分関連年表

1926 年	「刑法改正ノ綱領」に保安処分の規定
1940 年	「改正刑法仮案」に保安処分の規定
1961 年	「改正刑法準備草案」に保安処分の規定
1965 年	日本精神神経学会，刑法改正に関する意見書（案）
1969 年	中央精神衛生審議会，保安処分容認の意見表明
1971 年	日本精神神経学会，保安処分に反対する総会決議
1974 年	日本弁護士連合会，改正刑法草案に対する意見書
1981 年	法務省，保安処分制度（刑事局案）の骨子

る者を保安施設に収容し，禁断療法その他習癖を除くために必要な処置を行う。期間は1年以内で，1回に限り更新できる。行政官庁は6月に1回の審査を行い，必要がなくなったときは解除しなければならない。

　精神医学界は準備草案にどのように反応したであろうか。仲宗根によれば，準備草案公表当時の日本精神神経学会（以下，学会と略）指導部の大勢は保安処分に「きわめて肯定的，友好的」であった。反対論もあったが，保安処分を全面的に否定するものではなかった[48]。学会はただちに刑法改正問題研究委員会を組織した。当時の犯罪学雑誌に掲載された記事によると，「委員会として保安処分の問題を取上げるだけでは意義が少ないこと，責任能力の問題や累犯の問題など保安処分と関係の深い問題ばかりでなく，草案の各則についても専門の立場から検討して，準備会に対して意見具申の用意をすべきであること」などについて意見の一致を見た。「刑法全般に関する問題を研究する集まりにしたい」という趣旨で，刑法改正問題研究委員会という名称を選んだのであるという[49]。日本の犯罪学の泰斗である吉益脩夫が委員長に就いたことから

---

[48]　仲宗根玄吉：日本精神神経学会と保安処分．判例タイムズ 4521：42-45, 1982.

も，刑法全般の問題に切り込もうとする姿勢がうかがわれる。

　委員会は1965年に法制審議会に提出するための「刑法改正に関する意見書（案）」を作成し，学会員の討議に委ねた⁽⁵⁰⁾。意見書の案は，精神衛生法で扱うことが不適当な者が少なくないことを理由にあげて保安処分の必要性を明言した。特筆されるのは，戦前の仮案から戦後の準備草案に変わる過程で削除された内容について再考を促したことである。まず「危険な常習犯人」をあげ，「この種の犯罪者が社会に及ぼす危害はもっとも大きく，刑の執行によってそれを改善せしめることは非常に困難である」という理由で規定を置くことが望ましいとした。これは仮案の予防処分にあたるものであろう。また「労働嫌忌者」についても，労働処分，保護観察，去勢の措置などを考慮すべきであるとした。こちらは仮案の労作処分に相当する。

　この案をめぐって学会は意見交換会を重ねた。その過程で，労働嫌忌者・常習犯罪者の処分と性犯罪者の去勢に関して批判が高まった。委員会は治療処分と禁断処分に限定した意見書（第三次草案）を提出したが，学会の総会で承認を得るに至らなかった⁽⁵¹⁾。

　一方，中央精神衛生審議会も1969年に意見書を公表した⁽⁵²⁾。「保安処分の規定を設けることは，犯罪を行った精神障害者もしくは中毒者に早期治療の機会を与えるとともに，それらの者の犯罪を防止するために適切かつ必要な措置」としながらも，制度名称を変更することや，精神病質一般を対象として規定すべきではないことなど提言した。精神病質者

---

(49)　樋口幸吉：日本精神神経学会における「刑法改正問題研究委員会」の発足．犯罪学雑誌 28:17，1962．
(50)　刑法改正に関する意見書（案）．精神神経学雑誌 67:1052-1055，1965．
(51)　刑法改正に関する意見書（第三次草案）．精神神経学雑誌 69：111-115，1967．
(52)　保安処分・治療処分に関する要綱案（法制審議会刑事法特別部会第3小委員会）および保安処分に関する中央精神衛生審議会の意見．精神神経学雑誌 71:593-597，1969．

に関する部分は委員会の案の「危険な常習犯人」を指すものであろう。より穏健であるとはいえ，基本的には保安処分の新設を支持する立場であることに変わりはない。

　論争の末，1971年の学会総会で，保安処分制度新設に反対する提案が可決された（可446票，否2票，保留4票）。理由は次の点に要約される[53]。

(1) 違法な行為を行った人であっても，精神障害者に対しては，何よりも医療が先行すべきである。
(2) 保安処分は治療の名のもとに精神障害者を社会から排除しようとするものである。
(3) 保安処分の考えは，精神障害者即犯罪素質者という誤った先入観に発するものである。
(4) 精神障害者概念の拡大によって一般市民の人権をも侵害するものとなる危険性がある。

　日本弁護士連合会も反対の立場を表明した。法務省は批判に応えて「保安処分制度（刑事局案）の骨子」（1981年）で次の修正を示した[54]。名称を「治療処分」に一本化する，対象とする罪種を限定する，期間を1年，更新期限を7年とする，収容場所を保安施設でなく治療施設とする，「保安上の必要」という文言を除く。より治療を前面に押し出した内容であるが，これも実現には至らず，保安処分制度新設は立ち消えとなった。

　すでに述べたように，日本の精神医学界には杉江と三宅の論考に代表される保安処分待望論が根強く存在した。戦前のドイツの学説や立法の強い影響がうかがわれる。ドイツの立法は「常習犯罪人法」と呼ばれる

---

(53) 第68回日本精神神経学会総会：保安処分制度新設に反対する決議．精神神経学雑誌 73:537-538, 1971.
(54) 保安処分制度（刑事局案）の骨子．ジュリスト 772:1-15, 1982.

ように，累犯傾向の強い限定責任能力者を主要な対象とした。日本精神神経学会の委員会案もこれを参考にしたのであろう。その結果，改正刑法準備草案よりも戦前の仮案に逆行する勇み足を演じ，議論の火種を蒔いた。ともあれ，待望論から全否定へという精神医学界の振り子の揺れが外部の目には奇異に映ったことは想像に難くない。

　触法精神障害者と精神医療の関係については次章で改めて取り上げるが，ここで一つ重要な点を指摘しておきたい。学会の反対決議は，違法な行為を行った人であっても精神障害者である限りは医療が先行すべきであると主張した。それではどのような医療を実践するのか。精神医学はみずからに重い課題を科したのである。

6. 責任能力判断の変遷―転換期としての 1980 年代

　次に精神障害者の責任能力に関する司法の判断について近年の動向を検討したい。この領域では刑事司法と精神医学の双方向的な関係が問われる。鑑定人の多くは臨床医であり，彼らの観点は医療現場の傾向を多少とも反映する。専門家の意見として判決に取り入れられた観点が，次には司法の見解として鑑定人の考えを方向づける。このような循環のプロセスで責任能力判断のスタンダードが形成されてきた。1983 年と 1984 年の最高裁決定はその影響の広さから特に重要である。

　まず 1983 年最高裁決定である。原判決が鑑定結果を否定して被告人の責任能力を認めたことが重大な事実誤認であるとする上告を棄却した [55]。理由の主な部分を引用する。

　　　被告人の精神状態が刑法 39 条にいう心神喪失又は心神耗弱に該

---

(55)　最高裁昭和 58 年 9 月 13 日第三小法廷決定．判例時報 1100:156-159, 1983.

当するかどうかは法律判断であって専ら裁判所に委ねられるべき問題であることはもとより，その前提となる生物学的，心理学的要素についても，右法律判断との関係で究極的には裁判所の評価に委ねられるべき問題であるところ，記録によれば，<u>本件犯行当時被告人がその述べているような幻聴に襲われたということは甚だ疑わしい</u>としてその刑事責任能力を肯定した原審の判断は，正当として是認することができる。〔下線，引用者〕

　法律論の文脈では，責任能力に関して裁判官が鑑定結果に拘束されないという不拘束説を明示したとされる決定である。精神医学の視点で見直すと，下線部分の幻聴に触れた部分が興味を引く。
　原審（控訴審）判決から事件の要点を記すと，覚せい剤使用歴と常習窃盗歴を持つ被告人は連続する3件の空巣窃盗で逮捕された。「留守の家はあの家とあの家とあの家だ」など犯行を導く幻聴の声に従ったと供述した。最初の鑑定では心神喪失，再鑑定では心神耗弱の意見が出されたが，いずれの鑑定も幻聴に関する被告人の供述を拠り所にした。それに対して控訴審は，本件以外にも被告人の所為である蓋然性の高い空巣狙いが近接した時間と場所で発生していること，幻聴の誘因とされる犯行前の覚せい剤・アルコール使用の裏づけがないこと，少年時代から空巣狙いの常習癖があり，また犯行時は旅費に困っていたこと，侵入，物色等の行動態様に異常性が見られないこと，幻聴が留守宅を指示することがありえないことなどを理由に，行動に対する幻聴の支配ないし強い影響を否定した。
　幻聴に関する被鑑定人つまり被告人の供述をすべて虚言とするのは躊躇されるが，鑑定人が客観的事実と供述内容を照合しなかった点には判断の甘さが感じられる。患者の語りを傾聴するという，臨床医としては当然の態度が裏目に出たのであろうか。あくまで推測であるが，被鑑定

人が被暗示性の高い人であったとすると，念入りな問診が幻聴についての語りを引き出した可能性がある。

　このように事件それ自体はかなり特殊である。しかし，司法の場ではこの最高裁決定によって"幻覚・妄想による行動支配"を責任能力判断の一つの基準とする方向が示された点に重要な意味がある。

　次は1984年最高裁決定である[56]。統合失調症に罹患した大量殺人事件の被告人に関わるもので，疾病の重症度と責任能力が争点となった。5回の精神鑑定が重ねられた。最高裁は心神喪失を理由に無罪を主張した上告趣意を排斥し，心神耗弱を認定した無期懲役が確定した。以下，決定要旨を引用する。

　　　被告人が犯行当時精神分裂病に罹患していたからといって，そのことだけで直ちに被告人が心神喪失の状態にあったとされるものではなく，その責任能力の有無・程度は，被告人の犯行当時の病状，犯行前の生活状態，犯行の動機・態様等を総合して判定すべきである。

　以下，西山による詳細な記述を参照する[57]。決定の論旨は，心神喪失・心神耗弱に該当するかは裁判所の判断に委ねられるとした上で，原判決が，鑑定書の「心神喪失の情況にあった」とする結論の部分を採用せず，鑑定書全体の記載，その余の鑑定結果および記録から犯行当時の病状，犯行前の生活状態，犯行の動機・態様等を総合して，心神耗弱の状態にあったとしたのは是認できるというものである。簡単にいえば，

---

(56)　高橋省吾：精神分裂病者と責任能力．最高裁昭和59年7月3日第三小法廷決定．ジュリスト 827:76-77, 1984.
(57)　西山詮：精神分裂病者の責任能力―精神科医と法曹との対話．新興医学出版社，1996.

鑑定書の結論は受け入れられないが記載されたデータは信用できるので，裁判官がそれをもとに独自に判断したことを是認した。問題にされたのは高松高裁での武村信義による鑑定である。高裁の判決は，鑑定人が提出した心神喪失とする意見は，分裂病者は原則として責任無能力であるとする精神医学上の学説の立場からのもので，必ずしも裁判実務上承認された考え方ではないとしている。もっとも，武村鑑定書を詳細に読むと，犯行動機の了解不能性や行為の衝動性など病的な所見を具体的に指摘した上で結論を導いており，必ずしも「分裂病だから責任無能力」という短絡的な論法を使っているわけではない。

ともあれ，1984年最高裁決定は責任能力を総合的に判定すべきであることを打ち出した指針であり，「精神分裂病者と責任能力との関係につき最高裁として初めて職権判断を示したもの」と評価されている[58]。ただし，1983年，1984年の決定は，いずれも精神医学的に見るとかなり特殊な事例を扱っており，司法のレベルでスタンダードとされることには違和感が残る。司法判断が，実際の事例から離れて独り歩きしているといえないであろうか。

二つの最高裁決定の影響力は近年の流れに位置づけることで明らかになる。『責任能力に関する刑事裁判例集』[59]から統合失調症の事例を拾うと判断の仕方に一定の変遷が見いだされる[60]。内村は1951年の論文で，精神分裂病については限られた範囲でのみ責任能力を認めることを主張した[61]。当時はこの見解が精神医学界で一般的であり，裁判実務でもある時期まで同様の立場が取られていた。そのことを示す事例がある。1970年代初期の2事例（『刑事裁判例集』の37, 39）では，言動や犯

---

(58)　高橋省吾：*op. cit.*（注56参照）
(59)　最高裁判所事務総局編，責任能力に関する刑事裁判例集．法曹会，1990.
(60)　中谷陽二：分裂病者の責任能力—『刑事裁判例集』を読む．分裂病犯罪研究．pp181-198，金剛出版，1996.
(61)　内村祐之：精神医学より見たる刑事責任能力．精神神経学雑誌 53:41-57, 1951.

行手口にまとまりがある場合も、統合失調症の心性が正常な心性と根本的に異質であることを理由に心神喪失が選択された。1981年の事例（同じく42）では、鑑定人は犯行の計画性と目的性、幻聴の命令に従うまいとして苦しんだことなどを理由に心神耗弱を示唆したが、裁判所はこれを排して心神喪失を選択した。ところが、1984年最高裁決定を境に、生活能力や犯行の計画性がある程度認められる事例について、"それにも拘わらず責任無能力とする"姿勢から"それゆえ責任能力を認める"姿勢へと舵が切られた。

　同様の方向は覚せい剤中毒者の責任能力判断にも見いだされる。青木 [62] によると、1985年以降、心神喪失と認定された覚せい剤中毒者は存在せず、幻覚・妄想が非常に活発な事例でもすべて心神耗弱と認定された。その場合、幻覚・妄想の全人格および犯行への支配あるいは影響の程度が基準とされている。つまり犯行の要因が"幻覚・妄想か人格か"という判断図式であり、その点で、幻聴と犯行の関係を否定した1983年最高裁決定が先例とされた可能性がある。しかし、どれほど病的な状態であれ、犯罪が人間行動である以上はそこに本来の人格の痕跡を認めないことはありえない。このような基準は、人格の痕跡に着目することにより、結果的に責任能力をより広く認定する方向につながるであろう。

　責任能力判断の変遷の重要な側面として、生物学的要素の比重はより軽く、心理学的要素の比重はより重くなっている。この流れの発端をつくったのは鑑定人である。この点で、1988年の過失致死傷を起こした運転手の事例は示唆に富む（『刑事裁判例集』の7）。2人の鑑定人は精神分裂病の病的体験が事故当時も出没していたことを認めながらも次のように論じた。職業や社会生活への適応を維持しており、周囲に精神変調を

---

(62)　青木紀博：覚せい剤中毒と刑事責任能力―判例の動向をめぐって．京都産業大学論集 27:107-144, 1996.

気付かれていないことから病的体験によって全人格的混乱をきたす程度にはなかった。運転操作を指示する幻覚様体験が出没した可能性があるが（事故直前に「左に進路を取れ」などの言葉を聞いた感じがしたという），事故自体が病的体験と直接の関係を持つとはいえない。判決はこれらの鑑定結果を受け入れて完全責任能力を認定した。病的体験と事故発生との直接的因果関連を示す情報が存在しないこと，事故を惹起したハンドル操作が不自然ではないことが主な論拠とされた。しかし，統合失調症の病的体験は本来言語化することが困難であり，本人が供述しないことをもって関連を否定しえるか，疑問が残る。この事件は特異で微妙な事例であるが，判決の論法を一般化していくと，疾患の重さとは関わりなく，症状と動機の関連を直接証明しえないことをもって責任能力を認める，心理学的要素に偏った"過剰な可知論"につながる。

　責任能力を構成する要素は精神障害の有無・程度（生物学的要素），弁識・制御能力の有無・程度（心理学的要素）である。平易にいうなら，前者は"いかに病んでいたか"，後者は"いかに判断し，行動したか"である。これら二つの側面から結論を導く方法が混合的方法である。"いかに病んでいたか"の解明こそ，精神科医である鑑定人に課せられた課題である。ところが，1980年代以降，重心は心理学的要素へと傾いている。"いかに病んでいたか"の比重が軽くされ，その傾向は今日さらに強まっているように見受けられる。現状については次章で検討したい。

第8章
新時代の刑事司法と精神医学

1. トータルな視点を

　近年，刑事司法と精神医学の関わりの制度的な枠組は大きく動いている。一つは，いうまでもなく2005年の医療観察法（心神喪失等の状態で重大な他害行為を行った者の医療及び観察等に関する法律）施行が挙げられる。また別の面では2009年からスタートしている裁判員制度を軸とする司法制度の改革も関係が深い。触法精神障害者を取り巻く司法と医療の環境が変化しているのである。

　触法行為を行い，司法的な手続を受けた精神障害者に対して医療が提供される場として次の三つが考えられる。①一般精神医療において，②触法精神障害者に特化した医療において，③刑務所等の刑事施設における医療（矯正精神医療）において。このうちの②は狭義の司法精神医療と呼ぶことができるもので，具体的方式は多様であるが，欧米の多くの国で定着してきた。わが国では歴史的経緯から，長らく一般精神医療と矯正精神医療が触法精神障害者医療を担ってきた。新たに登場した医療観察法のもとでは，重大な他害行為を行い，心神喪失または心神耗弱と認定され，不起訴もしくは無罪または実刑なしの有罪が確定した者が申立ての対象者とされ，裁判所の審判により専門医療施設での治療の可否が決定される。上記の②に当たる医療形態であり，その結果，図1に示すように3本立ての構成が誕生した。主軸は医療観察法医療であるが，一

第8章　新時代の刑事司法と精神医学

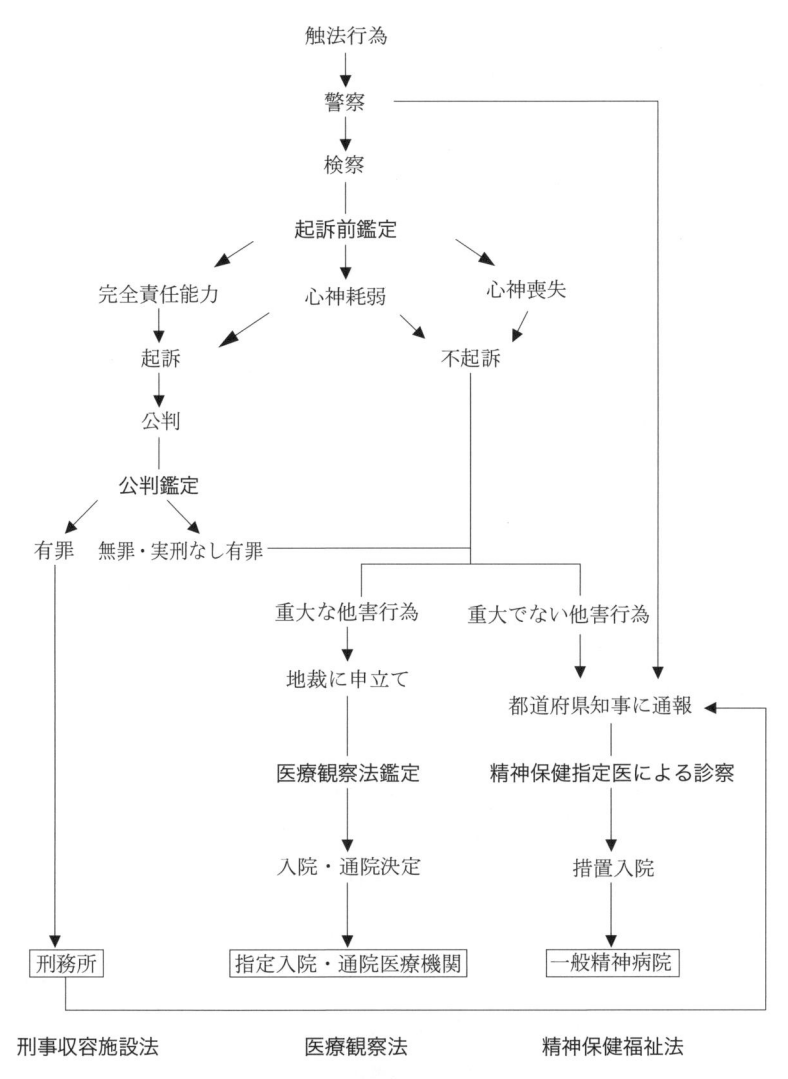

```
                触法行為
                  ↓
                警察 ─────────────────────┐
                  ↓                       │
                検察                      │
                  ↓                       │
              起訴前鑑定                  │
          ↙      ↓      ↘                │
    完全責任能力  心神耗弱  心神喪失       │
        ↓       ↓  ↘   ↙                │
       起訴         不起訴                │
        ↓                                 │
       公判                                │
        ↓                                 │
      公判鑑定                             │
     ↙  ↓   ↘                            │
   有罪 無罪・実刑なし有罪 ──────────┐   │
                                      │   │
              重大な他害行為  重大でない他害行為
                    ↓              ↓     │
                地裁に申立て    都道府県知事に通報 ←┘
                    ↓              ↓
              医療観察法鑑定   精神保健指定医による診察
                    ↓              ↓
              入院・通院決定     措置入院
    ↓              ↓              ↓
  [刑務所]   [指定入院・通院医療機関]  [一般精神病院]

  刑事収容施設法     医療観察法       精神保健福祉法
```

図1　触法精神障害者医療の流れ

般精神医療では精神保健福祉法により主に措置入院のかたちで，矯正精神医療では実刑確定者および裁判が確定していない者に対して刑事施設 [1] の中で医療が提供される。

243

現状では医療観察法に最大の関心が集まっている。確かに医療観察法医療は専門的，基幹的な役割を担うものである。他方，一般精神医療と矯正精神医療の意義が薄れたわけではない。精神障害者が触法行為を行っても，触法行為が「重大な他害行為」にあたらないか，もしくは実刑判決を受けた場合，医療観察法の対象外となる。前者の場合，警察官または検察官による都道府県知事への通報により診察が行われ，結果次第で措置入院とされる。後者の場合，仮に他害行為が重大であっても，実刑確定者は刑務所に収容される。問題はこれら三つのシステムの相互関係であり，各システム間の界面で混乱が生じる可能性がある。

　措置入院患者も医療観察法の対象者も厚生労働省管轄の医療機関が受け入れ，これらの患者の実態は医療者の目に比較的触れやすい。それに対して，法務省の管轄下にある刑事施設は，制度上，厚い壁の中にある。刑務所，拘置所，少年院の収容者で精神障害のある者は少なくなく，欧米の司法精神医学書を一読すればわかるように，刑事施設は事実上，司法精神医療の重要なリソースとなっている。しかし日本では医療観察法に注がれる熱い視線に比べて矯正精神医療への関心度はきわめて低い。

　医療観察法とは別の面から刑事司法と精神医学の関係を変えると予想されるのは2009年からスタートしている裁判員制度である。裁判員裁判の対象は殺人，傷害致死など重い事件であり，すでに一定数の事件で精神鑑定結果と責任能力が争点になったと報じられている。精神鑑定の方法や公判での証言のあり方などの技術論もさることながら，一般国民が責任能力判断に直接関わることによってどのような問題が生じるかは未知数である。公衆が持つ精神障害者のイメージ，特に危険性に関する認識が，間接的であれ判断に影響することは十分に考えられる。精神医学はこの面でも新しい課題に直面することになった。

---

(1)　「刑事施設」は，懲役・禁錮・拘留の執行のための拘置，刑事訴訟法による勾留，死刑の言渡しを受けて拘置される者を収容する施設を包括する。

日本の刑事司法と精神医学の関わりの現状と課題を明らかにし，解決の方途を探るには，上記の3本の柱全体を捕える視点が必要である。

2．医療観察法の成り立ち

刑法改正の一環として保安処分制度を導入する案が頓挫した経緯は本書の第7章で詳しく論じた。日本精神神経学会は1971年の「保安処分に反対する決議」において，違法行為を行った人でも精神障害者である限りは医療が先行すべきであることなどを反対理由として明示した。精神医学界はその後，自らの態度表明に従って正面からこの課題に取り組んだであろうか。残念ながら，否である。むしろ，戦後のフランスに見られたような精神医療の"司法離れ"というべき事態が起きた。精神鑑定を引き受けること自体が体制への奉仕と見なされて攻撃に曝された。司法精神医学にとって冬の時代が続いた。

しかし精神医学界にはある種のダブルスタンダードが存在するというべきか，医療現場では対策を望む声が依然として根強かった。その現れは，精神保健法施行の年である1988年に公衆衛生審議会精神保健部会の主導で打ち出された処遇困難患者対策である。しかし，対策を急ぐあまり基礎的な検討が疎かにされ，あえなく消滅した。次いで，1999年の精神保健福祉法一部改正に際して，「重大な犯罪を犯した精神障害者の処遇のあり方については，幅広い視点から検討を早急に進めること」という附帯決議が衆参両院の委員会でなされた[2]。これらの動きの背景には設備やスタッフが不十分であるにもかかわらず触法経歴を持つ者を措

---

[2] 精神保健及び精神障害者福祉に関する法律等の一部を改正する法律案に対する附帯決議。平成11年4月27日参議院国民福祉委員会，平成11年5月21日衆議院厚生委員会。精神保健福祉行政のあゆみ編集委員会編，精神保健福祉行政のあゆみ．pp636-639，中央法規出版，2010．

置患者として受け入れてきた民間精神科病院の不満と強い要望があったと思われる。

2001年に突発した大阪池田小児童殺傷事件により世論が沸騰し，対策の実現を一気に加速させた。とくに日本精神科病院協会（日精協）が代表する民間病院の力が強力な後押しとなった。立法措置への期待は事件を受けた日精協の雑誌の巻頭言[3]に集約されている。すなわち，精神障害者による犯罪は一般精神医療の健全な発展を妨げる，精神科病院が犯罪の防止という本来医療を超えた役割と責任を負わされている，そのため司法判断を加えた処遇の立法化がぜひとも必要であると主張する。

医療観察法は2003年7月に国会で可決成立し，2年の準備期間を経て2005年7月から施行された。第7章で述べたように，保安処分待望論は戦前から日本の精神医学界の主流であったが，1970年代に保安処分の全面否定へと180度方向を変えた。日本精神神経学会が「保安処分に反対する委員会」を設けたことにも現れているように，保安処分は議論の余地なく排斥されるものと見なされた。医療観察法の立法にあたり，反対論や慎重論も聞かれたが，精神医療関係者の多数はこれを支持あるいは容認した。これを振り子の真逆への揺れ戻しと見るかは微妙である。医療現場では"医療観察法は保安処分にあらず"という認識が暗黙のうちに共有され，抵抗なく運用されているように思われる。しかし，果たして両者は根本的に異質なものであろうか。この点を明らかにするには医療観察法とかつての保安処分構想との関係を検証する必要がある。そこで立法に向けた国会審議の記録[4]を見てみたい。

国会での審議経過から読み取れるように，政府は新制度が保安処分で

---

(3) 仙波恒雄：巻頭言―司法精神医療に関する立法化は国民的課題．日本精神病院協会雑誌 20:1-2, 2001.

(4) 中山研一：心神喪失者等医療観察法の性格―「医療の必要性」と「再犯のおそれ」のジレンマ．刑事法研究第10巻，成文堂，2005．同：心神喪失者等医療観察法案の国会審議―法務委員会の質疑の全容．刑事法研究第11巻，2005.

はないことを繰り返し強調した。その理由として，刑事処分とは別個の手続であること，厚生労働省管轄の病院をあてること，社会復帰促進を目的とすることなどが挙げられている。その場合，アキレス腱となったのは，当初の政府案にあった入退院の要件としての「再び対象行為を行うおそれ」である。この文言をめぐって，再犯が実際に予測可能なのかという点に質問が集中し，法務大臣，厚生労働大臣とも十分な予測が可能と答弁した。

　2002年11月の衆議院法務委員会で修正案が提示され，法案は翌12月の衆議院本会議で可決されたが，修正のポイントは入退院の要件に関する変更であった。すなわち，原案にあった「再び対象行為を行うおそれ」が削除され，「同様の行為を行うことなく」という文言に替えられた。法務委員会では変更の理由に質問が集中した。提案側の答弁は以下のような論旨である。原案の「再び対象行為を行うおそれ」とした場合，漠然とした危険性が感じられる者まで対象となるという問題があるため，この法律による手厚い専門的医療を行う必要が認められることを中心的な要件として明確にした。ただし医療の必要性があればすべてが対象になるわけではなく，その者のうち，精神障害の改善に伴って同様の行為を行うことなく社会に復帰できるように配慮することが必要な者に限定するというのである。「同様の行為を行うことなく」というのは「再犯の防止」ではないかという質問に対しては，初めから再犯のおそれという解釈はしておらず，趣旨はあくまで医療を受けさせる必要性という要件を限定することにあると答えている。

　このような経緯で出来上がったのが法第1条「目的等」である。

　　第一条　この法律は，心神喪失等の状態で重大な他害行為（他人に害を及ぼす行為をいう。以下同じ。）を行った者に対し，その適切な処遇を決定するための手続等を定めることにより，継続的かつ適切

な医療並びにその確保のために必要な観察及び指導を行うことによって，その病状の改善及びこれに伴う同様の行為の再発の防止を図り，もってその社会復帰を促進することを目的とする。
2　この法律による処遇に携わる者は，前項に規定する目的を踏まえ，心神喪失等の状態で重大な他害行為を行った者が円滑に社会復帰をすることができるように努めなければならない。

　この条文に"再び対象行為を行うおそれ"を直接意味する文言は現れない。しかし，"おそれ"があるからこそ「同様の行為の再発の防止」が目的とされるわけである。巧みな言い換えというほかない。

　中山[5]は，政府は保安処分との連続性が表面化することを意識的に回避していると分析する。しかし，条文から「再犯のおそれ」を除いてしまうと，重大な他害行為を行っただけで強制入院が適用されることになり，自由剥奪の正当化根拠が奪われるであろうという。言い換えれば，自由の制限が正当とされている以上，"おそれ"がどこかに含意されていなければならない。将来の危険性に照準を合わせることは保安処分の本質にほかならない。実際，医療観察法が定義する「重大な他害行為」がかつての法務省刑事局案に示された「対象とする罪種」と概ね同じであること，疾患の重篤さではなく他害行為の重大さが要件であること，池田小事件を契機とする世論の危機意識や処罰感情が立法の動因となったことなどを考えると，保安処分と医療観察法をまったく異質であるとするのは強弁でしかない。

　医療観察法の性格をめぐって法律，精神医学の双方から多くの論評がなされてきた。私見では，問題は，この法律による処遇がどこまで強制的な医療介入であるかに帰着する[6]。そこで法の強制性に焦点を当て

---

(5)　中山研一：心神喪失者等医療観察法案の国会審議．（注4参照）

3. 医療観察法と強制性

　現在，医療観察法のもとで質の高い医療が実践されているが，いうまでもなく手厚い医療であれば強制されてよいというものではない。強制を正当化する理由が明確にされ，適正な手続により法が運用されなければ個人の自由を不当に奪うことになる。医療の強制性は制度の本質に関わる。医療観察法は精神保健福祉法による措置入院制度と異なり，処遇の命令や解除を裁判所の決定にもとづいて行うもので，より高度の強制性を持つことに異論はないであろう。

　まず医療観察法の仕組みを簡略化して図2に示す。検察官が地方裁判所に申立てを行うのは，対象行為を行い，①心神喪失者もしくは心神耗弱者であることを認めて公訴を提起しない処分をした，②心神喪失者と

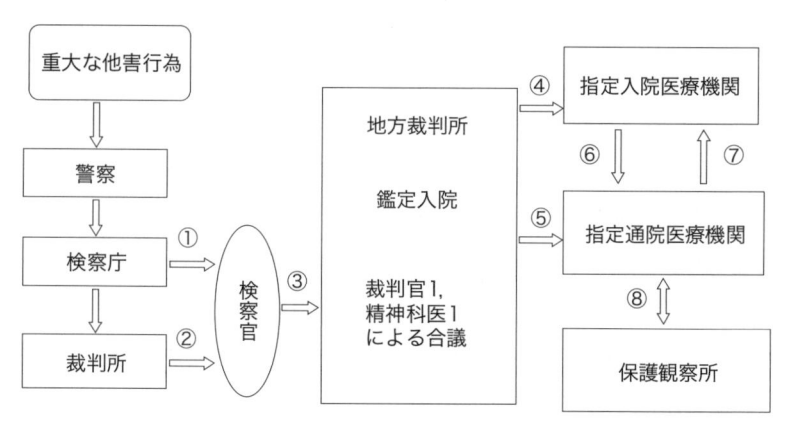

①心神喪失者または心神耗弱者と認めて不起訴処分　②同じく無罪等の判決　③申立て
④入院の決定　⑤入院によらない医療の決定　⑥退院　⑦再入院　⑧連携

図2　医療観察法の模式図（簡略化）

---

(6)　中谷陽二：強制医療介入としての医療観察法―退院と処遇の終了をめぐって．精神医学 54:155-162, 2012.

して無罪の確定裁判を受けたか，心神耗弱者として刑を減軽する確定裁判を受けた（執行すべき刑期がある者を除く）場合である（33条）。裁判所が決定をもって申立てを却下しなければならない事由として，「対象行為を行ったと認められない場合」と「心神喪失者及び心神耗弱者のいずれでもないと認める場合」を定めている（40条）。

裁判所は精神保健判定医等に鑑定を命じ（37条），その結果を基礎とし，対象者の生活環境を考慮するなどして以下の決定をしなければならない（42条）。対象行為を行った際の精神障害を改善し，これに伴って同様の行為を行うことなく，社会に復帰することを促進するため，この法律による医療の必要があると認める場合——入院もしくは入院によらない医療を受けさせる決定。これにあたらないとき，この法律による医療を行わない決定。以下，慣例に従って，これらの決定を「入院処遇」「通院処遇」「不処遇」と呼ぶ。

実際の運用状況であるが，犯罪白書[7]の2010年の統計によると，検察官申立人員の総数は358人であった。うち不起訴を経て申立てがされた者は322人(89.9%)と圧倒的に多く，確定裁判を経た者は36人(10.1%)であり，そのうち無罪は2人，執行猶予等は34人である。同じ年に審判で終局処理がなされた369人について，決定は次のような内訳である。入院決定242人（65.6%），通院決定61人（16.5%），医療を行わない旨の決定46人（12.5%），却下17人（4.6%），取下げ3人（0.8%）。また，退院許可（入院によらない医療を受けさせる）は157件，医療終了決定は34件であった。通院処遇中の対象者は指定通院医療機関での医療と同時に保護観察所による精神保健観察（社会復帰調整官による見守り，指導）に付される。精神保健観察の係属件数は2006年から順調に増加しており，2010年末現在で524件であった。

---

(7) 法務総合研究所：平成23年版 犯罪白書.

法の施行以来,申立てと決定の件数に大きな変動はないが,入院決定の割合が若干ながら上昇している。他方,精神保健観察のもとで通院中の対象者数は増加の一途をたどっている。したがって,今後は退院および処遇の終了の決定(医療終了決定)に焦点が移るであろう。この場合,裁判所の決定は,その後の社会復帰の成否という事実によって直接検証されることになる。退院と処遇の終了に関する規定の主な部分を確認しておきたい。

　指定入院医療機関の管理者は「対象行為を行った際の精神障害を改善し,これに伴って同様の行為を行うことなく,社会に復帰することを促進するため,入院を継続させてこの法律による医療を受けさせる必要」があると認めることができなくなった場合,保護観察所の長の意見を付して,ただちに,地方裁判所に対し,退院の許可の申立てをしなければならない(49条)。申立てがあった場合,裁判所は,次の決定をしなければならない。入院を継続する決定,退院を許可し,入院によらない医療を受けさせる決定,この法律による医療を終了する決定(51条)。保護観察所の長は,入院によらない医療を受けさせる決定を受けた者について,(上記の必要が)あると認めることができなくなった場合,指定通院医療機関の管理者と協議の上,ただちに,地方裁判所に対し,この法律による医療の終了の申立てをしなければならない(54条)。申立てがあった場合,裁判所は,次の決定をしなければならない。入院によらない医療の期間を延長する決定,この法律による医療を終了する決定(56条)。

　このほか,鑑定,再入院,抗告に関する規定がある。要約すると,他害行為が再発することなく社会復帰を進めるため,この法による入院もしくは通院による医療の必要が認められなくなった場合,退院許可または処遇の終了の決定が下される。

　退院不許可決定をめぐって"医療必要性"が論点となった事例がある。事例の経過については中島[8]が詳細に報告し,東京高裁の決定(平成

18年8月14日）については判例研究で横内(9)が論じている。これらの報告をもとに検討する。

多数回の暴行・傷害歴と精神科入院歴（当時の診断は統合失調症）を持つ男性である。問題となった対象行為は傷害で，検察官は2件については心神耗弱，1件については心神喪失とし，いずれも公訴を提起しない処分をして，横浜地裁に医療観察法の審判を申し立てた。医療観察法鑑定は「自己愛性と反社会性に類似した特徴を有した混合性人格障害〔中略〕この機会に適切かつ充分な治療を試みることは有意義」という趣旨の結果を提出した。地裁は入院決定を下した。入院決定から約4ヵ月後，指定入院医療機関の管理者は退院許可の申立てをした。診断を人格障害とした上で，「人格障害の治療は，薬物療法による効果は限定的で，同意のもとで行う長期間の心理療法が中心であるが，心理療法への意欲は消極的で，改善を期待できない」などの理由である。裁判所はこの退院許可の申立てを棄却する決定を下した。要点は，統合失調症を否定しえないこと，入院処遇での治療の目標設定に無理があった可能性が高く，このことからいかなる心理療法も無効であるとただちに結論できないこと，などである。

これに対して指定入院医療機関の管理者および付添人が抗告した。高裁はこれを受けて原決定に対する取消し，差戻しの決定を行った（理由は省略）。差し戻し後の地裁の審判は次の理由で医療終了の決定を下した。人格障害も医療観察法の対象となる場合がある。しかし，治療を試みても効果がまったくないしはきわめて僅かしか得られないことが判明した場合，入院長期化により医療観察法の医療が保安処分化するおそれがあ

---

(8) 中島直：医療観察法の問題点—判断が揺れた人格障害の事例を通じて．精神神経学雑誌 110:32-37, 2008.
(9) 横内豪：医療観察法の退院不許可決定が取り消された事例．上智法学論集 53:239-248, 2010.

る。入院施設で綿密に計画された治療に反応しなかった対象者の治療を通院医療機関に引き継いでも期間内に改善を期待することは不可能である。今後事件を起こせば刑務所に行く可能性が強いが，自己責任において罪を償う方法がより効果的である可能性もある。

以上のように，退院後に精神保健観察のもとで医療観察法の医療を継続するという選択肢も排除され，法の対象外と認定された。率直なところ，"手に余る患者の厄介払い"と思わざるをえない。婉曲な言い回しで，対象者は今後他害行為を行う可能性があるが，その際は刑事罰を科されることを期待するという趣旨も読み取れる。他害行為を繰り返す可能性があることを認めつつ処遇を終了したわけである。一連の経過で，いわゆる治療反応性がもっぱら争点とされ，将来の他害行為のリスクは問題にされた形跡がない。乱暴な言い方をするなら，リスクがあろうがなかろうが，医療観察法の医療に適合するか否かが問題で，適合しないのであれば対象者として扱わないというのである。ここに医療観察法の運用の現状の一端が表れている。特に興味深いのは，入院の長期化によって医療が「保安処分化」することを懸念している点である。先にも述べた医療観察法と保安処分の差異化の意識がこのようなところにも現れている。

裁判所が命じる鑑定（医療観察法鑑定）の手引きである「鑑定ガイドライン」[10]についても検討しておきたい。法による医療の必要性があると判断するためには，三つの評価軸すなわち疾病性，治療反応性，社会復帰要因のいずれもが一定水準を上回ることが必要とされている。仮に対象者が高い疾病性を有し，治療反応性が認められたとしても，「対象者の社会復帰を阻害するような確たる要因が何ら認められないのであれば，あえて対象者に本法による処遇を行う必要はないであろう。本稿 では

---

(10) 心神喪失等の状態で重大な他害行為を行った者の医療及び観察等に関する法律（医療観察法）鑑定ガイドライン．司法精神医療等人材養成研修会（2011年9月2日-4日）鑑定入院に関する資料．

この点に着目し，特に対象者の円滑な社会復帰を阻害しうる要因について，社会復帰要因という軸を設けて判断する」と述べられている。この文から推察されるのは，社会復帰要因の主たる要素は社会復帰"阻害"要因であり，その重要な部分は対象行為の再発の可能性にあることである。実際，ガイドラインに付された「医療観察法モデル鑑定書」では，モデル事例の社会復帰要因について，家族への暴力が頻繁であったことや行為に対する内省がないことを挙げ，「暴力が再燃する可能性は高く，そのために社会復帰が困難となる」ことを指摘している。

　ガイドラインでは明瞭な言葉で表現されていないが，対象行為の再発の可能性は医療必要性を判断する上で考慮されなければならない。ただし，対象行為の再発の可能性が高い場合でも，疾病性と治療反応性が水準を下回るのであれば医療が必要とは判断されない。そのうち，疾病性は満たすとした場合，治療反応性はどのように判断されるのであろうか。ガイドラインはその下位概念を「治療動機と準備性」「治療の同意と参加」「治療目標と効果」「治療の般化」とする。治療を受けることへの動機づけを持つか，治療に同意して積極的に参加できるか，実際の治療が目標にあった効果を発揮できるか，などが求められる。相当に高いハードルである。対象者の少なからぬ部分はこうした条件が欠けるからこそ，医療が中断するなどして対象行為に至ったのではないか。これらは治療の目標ではあっても，治療を行う前提条件ではありえない。

　これと関連して「医療観察法初の重大再犯」[11]として報じられた事件が特記される。過去に統合失調症のほか人格障害など複数の診断を下されたことのある男性の事例である。指定入院医療機関から退院するに際して法による治療の継続は不要として処遇が終了された。その3ヵ月半後に男性2名を刺殺したとして逮捕された。新聞報道からは詳細を知

---

(11)　静岡新聞，2010 年 8 月 5 日朝刊．

第8章　新時代の刑事司法と精神医学

りえないが，精神保健観察下での通院処遇のステップを踏まなかった理由は何であろうか。再犯の事実という結果論から論評するのは危険であるが，疑問の多い処遇の決定である。

　医療を強制しなかった場合，他害行為がどの程度の蓋然性をもって再発するかというリスクの評価は技術的，倫理的に困難な課題である。リスクのないものをあるものと判定する，いわゆるフォールス・ポジティブの危険をつねに伴う。しかし，医療観察法制度が専門的な司法精神医療を自認する以上，関係者はこれに正面から取り組まなければならない。鑑定ガイドラインに明瞭な言葉で記載され，裁判所の審判でも十分に検討される必要がある。

4．国際比較から見えるもの

　本書の第6章でドイツとフランスの触法精神障害者の処遇制度を検討した。筆者は両国の制度を図3のように対比的に捉え，ドイツ型，フランス型と呼んできた[12]。前者は刑事司法の内部に精神科専門施設を設け，後者は医療の枠内に濃厚な治療と安全確保の機能を備えた困難患者

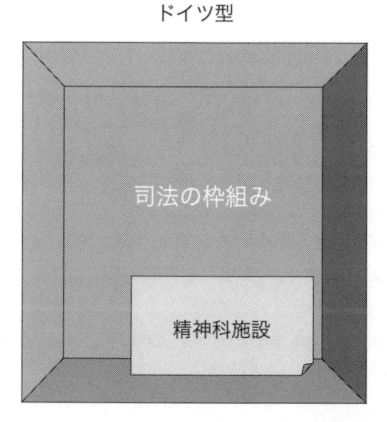

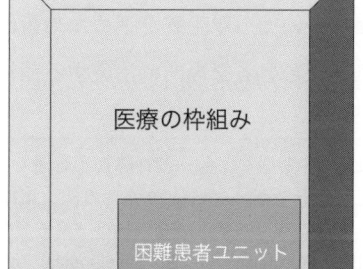

図3　触法精神障害者医療の2型

255

ユニット (UMD) を設けている。ブキャナン は触法精神障害者の通院医療について，サービスが一般医療で提供される場合と，一般医療とは別のパラレルなシステムとして提供される場合を区別している [13]。ブキャナンは通院に限って論じているが，前者はフランス型，後者はドイツ型の触法精神障害者医療に対応するといえる。

すでに論じたように，最近の動向としてドイツでは司法精神科施設が飽和状態となっている。保安処分は刑事司法内部の処遇制度であるため，犯罪率の上昇や社会の安全重視の風潮に影響されて処分対象者が増加していると想像される。他方，フランスでは，一般精神科施設での対応が困難な患者が UMD に送り込まれる一方，触法精神障害者が有責と認定され，UMD ではなく矯正施設に収容される玉突き現象が生じている。UMD は一般医療に対して開かれているため，精神医療全般の動向を敏感に反映すると思われる。

それでは日本のシステムはどう位置づけられるであろうか。一言でいうなら，医療観察法はドイツ型とフランス型の"折衷モデル"である [14]。あるいはブキャナンの区分に従えば，一般医療に包摂された医療形態と，それから独立した医療形態という両面の要素が混在している。この折衷性は触法精神障害者対策の紆余曲折から生み出されたものである。戦前から刑法改正の課題であった保安処分の新設はドイツの制度を模範にした。ついで旧厚生省が進めた対策は，国または都道府県の精神科病院に処遇困難患者を専門に治療する病棟を設ける構想であり，実現していれ

---

(12) 中谷陽二：触法精神障害者処遇の国際比較．精神科治療学 24:1033-1039, 2009. なおフランスでも 2008 年の法改正により裁判所が関与する方式が導入され，状況に若干の変化が見られる（第 6 章注 97 〔195 頁〕を参照）．
(13) Buchanan A: The development of out-patient services for mentally disordered offenders in the United States and United Kingdom. 司法精神医学 4:23-36, 2009.
(14) 中谷陽二：医療観察法の本質を問う―折衷モデルの行方．日本精神科病院協会雑誌 25:16-20, 2006.

ばフランス型に類似のシステムが誕生する可能性があった。立法者がどの程度これを意識していたかは別として，医療観察法は過去の二つの構想とのつながりを持っている。

ここで日独の制度比較を試みたい。ドイツの法律で「公共への危険性」が条文で明記されているのと異なり，医療観察法は第1条で対象者の医療と社会復帰を主目的に掲げる。決定が下される場は刑事法廷ではなく，医師が裁判官と対等な権限で加わる審判であり，また保護観察所が負う役割も「適当な接触を保つ」「生活の状況を見守る」という強制力の薄いものである。日本の制度は，保安処分的な要素を否定できないにしても，ドイツの保安処分と比べると格段にソフトな方式なのである。

医療観察法とドイツの保安処分の主要な方式である精神科病院収容の対象者について，表1で疾患種類別，表2で対象行為別の比較を示した[15]。分類のカテゴリーが異なり，ドイツについては1施設の統計であるため，大雑把な比較とならざるをえないが，対象者の特性に著しい差が認められる。日本では統合失調症が大多数を占め，パーソナリティ障害（人格障害）は無視しえるほど少ないのに対して，ドイツではパーソナリティ障害が37%に上る。対象行為別では，ドイツでは性犯罪が日本よりも顕著に多い。これはおそらくパーソナリティ障害と性犯罪の関連性を反映している。日本ではパーソナリティ障害は基本的に刑事責任の減免の対象にならないという了解が成り立っている[16]。そのためパーソナリティ障害の違法行為者は通常は起訴され，医療観察法の申立て対

---

(15) それぞれの数値は次の資料による。厚生労働省：心神喪失者等医療観察法にかかる申立，決定等の状況．www.mhlw.go.jp/bunya/shougaihoken/sinsin/-（2012年4月15日アクセス）．Müller-Isberner R, Freese R, Jöckel D, et al.: Forensic psychiatric assessment and treatment in Germany. Legal framework, recent developments, and current practice. *International Journal of Law and Psychiatry* 23:467-480, 2000. 下村義之・吉田大輔・坪井隆人：医療観察法施行後2年の処遇事件の処理状況について．判例タイムズ 1261:19-24, 2008.

表1　対象者の日独比較：疾患別分類（%）

日本（医療観察法）*1		ドイツ（精神科病院収容処分）*2	
症状性を含む器質性障害	2.0	器質性脳損傷	11
精神作用物質による精神および行動の障害	6.1	嗜癖	3
統合失調症、統合失調型障害および妄想性障害	82.9	機能性精神病	41
気分（感情）障害	4.2		
神経症性障害、ストレス関連障害及び身体表現性障害	0.5		
成人のパーソナリティおよび行動の障害	1.2	パーソナリティ障害	37
精神遅滞［知的障害］	1.1	精神遅滞	9
心理的発達の障害	1.9		
挿間性および発作性障害（てんかん）	0.2		
計	100.1	計	101

*1　厚生労働省の統計。2011年12月31日現在の主病名のICD-10分類（注15参照）
*2　ヘッセン州ハイナ司法精神科病院の統計。主病名の分類（ICD-10にもとづかない）（Müller-Isbernerら，注15, 参照）

表2　対象者の日独比較：対象行為別分類（%）

日本（医療観察法）*1		ドイツ（精神科病院収容処分）*2	
放火	28.9	放火	12
強制わいせつ	4.7	性犯罪	27
強姦	1.5		
殺人	25.6	殺人	28
傷害	33.4	傷害	18
強盗	5.9	強盗	10
		その他	4
計	100.0	計	99

*1　医療観察法処遇事件の処理状況。法施行から2007年7月31日まで（下村ら，注15，参照）
*2　ヘッセン州ハイナ司法精神科病院の統計（Müller-Isbernerら，注15, 参照）

象とはならないわけである。また治療反応性にウェイトを置く医療観察法医療の姿勢も影響しているであろう。他方，ドイツではパーソナリティ障害は「重いその他の心的変異」のカテゴリーに含められ，刑事責任

---

(16)　日本でパーソナリティ障害は刑事責任の減免対象とはならないという認識は比較的近年に定着したもので，理論的背景は明確ではない。中谷陽二：パーソナリティ障害者は完全責任能力者か．精神科 14:202-207, 2009.

の減免の対象から除外されるわけではない。

　ドイツ型，フランス型のいずれも一長一短がある。前者では，触法精神障害者に特化した専門システムとしての安定性はあるが，一般精神医療との壁は厚くなる。また対象者にスティグマが付与され，社会復帰の妨げとなることも予想される。後者では逆に一般精神医療との壁は薄く，そのため UMD は一般施設で対応に困る患者を無制限に受け入れることになりかねない。結局，司法精神医療と一般精神医療の関係のあり方に焦点が絞られるのであるが，この点については後に検討したい。

5．塀の中の精神科医療

　刑事施設の中での精神医療すなわち矯正精神医療に目を転じよう。刑事施設も事実上，触法精神障害者に医療を提供する重要な場となっている。「最大の精神科施設はジェイル」とまでいわれるアメリカの実情はすでに紹介したが，日本の状況はどのようなものであろうか。

　まず矯正精神医療の法的枠組を見ておきたい。刑事施設被収容者の医療・保健に関して，刑事収容施設法[17]の第 56 条は「刑事施設においては，被収容者の心身の状況を把握することに努め，被収容者の健康及び刑事施設内の衛生を保持するため，社会一般の保健衛生及び医療の水準に照らし適切な保健衛生上及び医療上の措置を講ずるものとする」と定め，被収容者に対する健康診断や診療に関する諸規定を置いている。あくまで疾患全般に関するもので，精神疾患に特化した条項は含まれていない。通達のレベルでは 1996 年に法務省矯正局から「精神障害被収容者の取り扱いについて」が出された[18]。入所時の精神障害の早期発見,

---

(17)　監獄法の改正により 2007 年に施行され，正式名称は「刑事収容施設及び被収容者等の処遇に関する法律」．刑政 117 巻臨時増刊号，2007．
(18)　法務省：平成 8.1.5 矯医 2 矯正局長通達（黒田，注 24，より引用）

適正な処遇指針の策定，専門医の診察の励行，出所時における医療・保護の便宜や精神障害者保健福祉手帳の取得の助言などについて注意を喚起する内容である。

注目したい点は矯正精神医療が精神保健福祉法の範囲外に置かれていることである。精神保健福祉法第43条第2項は「第25条，第26条及び第27条の規定を除く外，この章の規定は矯正施設に収容中の者には適用しない」と定めている（25条は検察官通報，26条は矯正施設長通報，27条は申請等にもとづく指定医の診察）。「この章」とは第5章「医療及び保護」である。つまり，精神科病院における処遇としての隔離等の行動制限，精神医療審査会による審査，処遇に対する改善命令，退院請求などの患者の権利に関わる規定は刑事施設被収容者には適用されない。

他方，刑事収容施設法第7条は「刑事施設に，刑事施設視察委員会を置く」「委員会は，その置かれた刑事施設を視察し，その運営に関し，刑事施設の長に対して意見を述べるものとする」と定めている。これは処遇全般に関する視察であるが，医療上の問題も取り扱う。公表された視察実績[19]を調べた限りでは，2009年度の同委員会による意見603件のうち医療関連は79件，うち精神科診療関連は10件で，内容は速やかな診察など診療体制の充実の要望などであり，身体的拘束，信書の発受，面会等の患者の権利に関する意見は見られない。つまり刑事施設視察委員会は精神医療審査会を代替するものではないようである。

疾患が重篤な場合，刑事施設外の医療機関へ移送されて治療を受けることは可能であろうか。刑事収容施設法第62条第3項は「刑事施設の長は，前二項の規定により診療を行う場合において，必要に応じ被収容者を刑事施設の外の病院又は診療所に通院させ，やむを得ないときは被収容者を刑事施設の外の病院又は診療所に入院させることができる」と

---

(19) 法務省：各刑事施設視察委員会の意見に対する措置等報告一覧表，平成22年4月末日現在．http://www.moj.go.jp/content/000003118pdf

規定する（「前二項」は刑事施設の職員である医師等または刑事施設の職員でない医師等による診療）。福島[20]によれば，2006年における刑事施設外の病院移送は1,018件であり，その相当数を心筋梗塞，脳梗塞等が占める。基本的には急性の身体疾患への対応策である。精神疾患を理由とする病院移送の件数は知りえていないが，おそらく非常に少ないと思われる。

他方，刑事訴訟法第480条，481条は，懲役等の言い渡しを受けた者が「心神喪失の状態」にあるときは，その状態が回復するまで執行を停止し，その場合は，「監護義務者又は地方公共団体の長に引き渡し，病院その他の適当な場所に入れさせなければならない」と定めている。2006年～2009年の矯正統計[21]を調べたところ，2006年の「精神及び行動の障害」の休養患者の中で「執行停止出所」の者が5名存在した。これが心神喪失に関する規定によるのか不明であり，仮にその理由であったとしても件数は僅かである。イギリスでは精神障害受刑者を医療施設へ移送する方式が定められているが[22]，日本ではそのための特別なルートは設けられていない。

次に施設の現況について見る。刑事施設での医療体制は一般施設，医療重点施設，医療専門施設（医療刑務所）の3層に分けられる[23]。医療刑務所4施設のうち2施設が精神科専門である。受刑者が専門的治療処遇を必要とする場合，一般刑務所から医療刑務所への移送が検討される。医療刑務所は医療施設であるが，収容者の法的身分はあくまで受刑者であり，刑務官による規律維持の対象となる。目的は，受刑者の精神障害

---

(20) 福島靖正：矯正医療の現状と課題．刑政 118:24-33, 2007.
(21) 法務省：矯正統計統計表．www.moj.go.jp/housei/toukei/toukei_ichiran_kousei.html
(22) Briscoe O, Carson D, d'Orbàn P, et al.: The law, adult mental disorder, and the psychiatrist in England and Wales. Gunn J, Taylor PJ (eds.) *Forensic Psychiatry. Clinical, Legal & Ethical Issues.* pp21-117, Butterworth-Heinemann, Oxford, 1993.
(23) 中根憲一：矯正医療の現状と課題．レファレンス 680:95-106, 2007.
　　　http://www.ndl.go.jp/jp/data/publication/refer/20079_680/068005.pdf

を一般刑務所で処遇できる程度にまで改善し，刑の執行を全うさせることである[24]。つまり医療刑務所の治療は社会復帰を直接目指すものではなく，いわば受刑者としての本来の状態に復帰させることを目的とする。精神科医の中には触法精神障害者に対しても刑事罰を科すべきだという意見があり，医療刑務所で治療が可能だということがその理由付けにされる。こうした主張は医療刑務所ないしは矯正精神医療に関する無知にもとづくもので，体のよい"触法精神障害者の，医療者による医療からの排除"である。なお，医師確保は矯正医療全般の最大の課題とされ[25]，精神科に関しても，ほとんどの一般刑事施設には常勤の精神科医が配置されていないという[26]。

犯罪白書[27]の統計から入所時に精神障害と診断された受刑者数を知ることができる。1995年から2010年までの推移を図4に示した。多少の変動はあるが増加傾向にあり，2010年には2,158人で，入所受刑者総数の8.0%を占めた。その内訳を見ると，「知的障害」218人（総数の0.8%），「神経症性障害」528人（同じく1.9%），「その他の精神障害」1,412人（同じく5.2%）である。「その他」は統合失調症，精神作用物質による精神および行動の障害等で，パーソナリティ障害は含まれない。推測であるが，経済不況のもとで生活力の乏しい精神障害者が窃盗，詐欺等の軽犯罪をおかす事例の増加がこの傾向の一因であろうか。周知のように日本の自殺者数は3万人を越える高水準が続いており，精神障害受刑者数の増加にも共通の社会的要因が働いている可能性がある。

刑事施設被収容者の疾病動向を見よう。1998年から2008年までの増

---

(24) 黒田治：医療刑務所における精神科医療の現状と問題点．町野朔・中谷陽二・山本輝之編，触法精神障害者の処遇，増補版．pp154-170，成文堂，2006．
(25) 福島靖正：*op. cit.*（注20参照）
(26) 黒田治：わが国の刑事施設における精神科医療の現状と課題．OTジャーナル 42:1008-1013, 2008．
(27) 法務総合研究所：犯罪白書，平成12年版〜平成23年版．

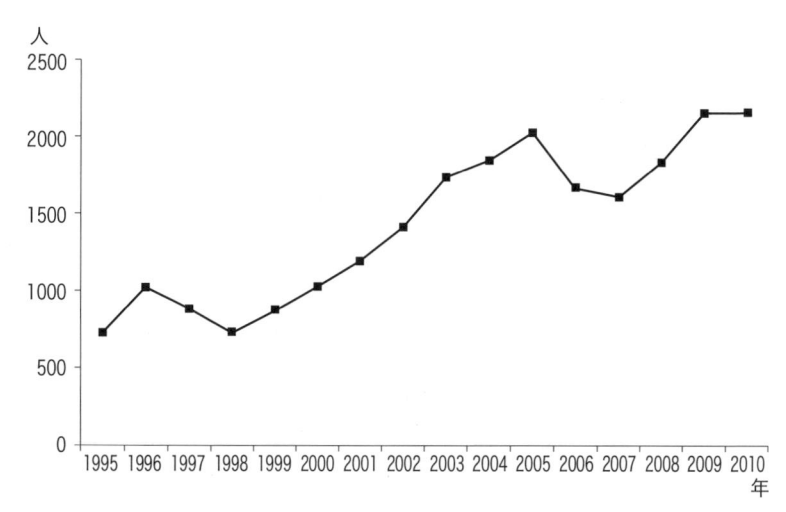

第 8 章　新時代の刑事司法と精神医学

犯罪白書（注 27）をもとに作成。2005 年までは「知的障害」「神経症」「その他の精神障害」の合計、2006 年以降は「知的障害」「神経症性障害」「その他の精神障害」の合計。

図 4　新受刑者に占める精神障害者数

加率が非休養患者では 217％，休養患者では 123％で，いずれも増加している[(28)]。2008 年において，非休養患者では「精神作用物質使用による精神及び行動の障害」が全体の 37％で最も多い。覚せい剤使用者がかなりの部分を占めると推測される。他方，休養患者では統合失調症圏が 39％で最も多い。

　以上から，刑事施設において精神障害者が顕著に増加していることを指摘しえる。それでは，受刑者の出所後の治療はどのように保障されているであろうか。精神保健福祉法第 26 条は，矯正施設の長は，「精神障害者又はその疑のある収容者」について釈放等を行うときは，帰住地，氏名，症状，引受人等を帰住地（帰住地がない場合は当該矯正施設の所在地）

---

(28)　望月靖・加藤昌義・北村薫子ほか：刑事施設における最近 10 年間の疾病動向及び今後の課題について．矯正医学 58:27-35, 2010．診療を受けた被収容者のうち，休養患者は医療上の必要により病室等に収容して治療を受け，刑務作業などの矯正処遇が免除される。非休養患者はこの必要のない者。

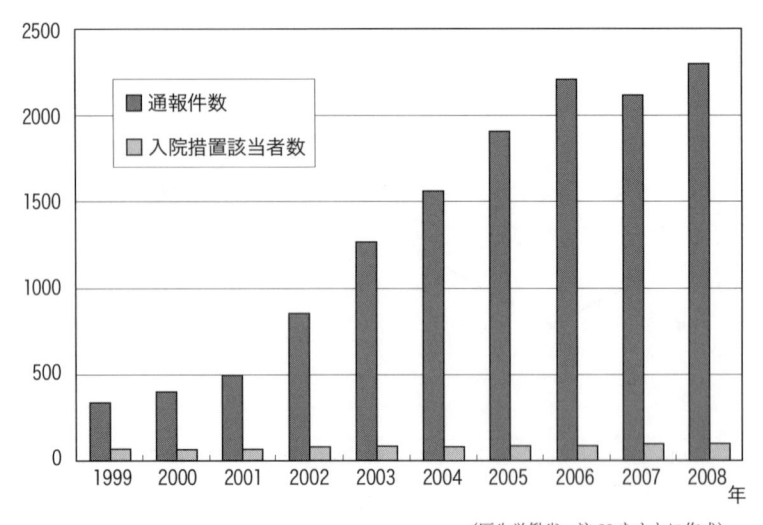

(厚生労働省，注29をもとに作成)

図5 精神保健福祉法「矯正施設長通報」の通報および入院措置件数の推移

の知事に通報しなければならないと定めている。

　厚生労働省の統計[29]によると全国の26条通報件数は驚異的に増加している（図5）。一方，入院措置に該当する者の割合は一貫して少ない。その結果，通報されながら措置入院とされない出所者が多数に上っている。群馬県での26条通報件数の急増を報告した芦名らによれば，被通報者の疾患は物質関連障害，知的障害の順に多く，通報与件では家庭外での物損（器物損壊，窃盗など）が最多で，その多くは帰住先未定者による低額の窃盗であった。26条通報者には入院治療よりも福祉的ケースワークを要する生活困難者が多いと指摘している[30]。刑務所から出所する精神障害者の多くは，その時点で"自傷他害のおそれ"という入院

---

(29) 厚生労働省：衛生行政報告例　平成11年度～平成20年度.
　　　http://wwwdbtk.mhlw.go.jp/toukei/index.html
(30) 芦名孝一・太田知幸・向田律子ほか：近年の26条通報の傾向とその問題点—2001年度から2006年度までの群馬県の事例の分析を通して．司法精神医学 3:44-52, 2008.

措置の要件を満たすわけではないであろうから，強制入院の対象とならない。他方，医療観察法は刑務所からの出所者を申立て対象者に含めていない。結局，これらの人々に対して現行の精神医療は有効な受け皿を提供していないといえる。

　拘禁状況は精神疾患の発症や増悪の要因となることが知られている。長期の受刑者はしばしば精神医学的ケアを必要とし，とりわけ仮釈放を認められない限り拘禁から解放されない無期受刑者では深刻な事態が予想される。刑事施設からの仮釈放は「改悛の情」があるときに認められる。具体的には，悔悟の情・改善更生の意欲があり，再び犯罪をするおそれがなく，保護観察が改善更生に相当で，社会感情が仮釈放を是認する場合である。無期懲役の場合も刑が10年経過した後に許すことができると定められている。ただし，仮釈放率が全般に漸減傾向にある上，無期受刑者については2003年以降，刑の執行期間が20年以内に仮釈放を許された者はいない[31]。

　精神障害の無期受刑者はどのような状況にあるであろうか。松野による在監中に発症または増悪をきたして医療刑務所に移送された無期受刑者13事例の報告では，平均年齢は67.4歳で，3名では受刑期間が45年を越えていた。7例は統合失調症で，うち2例は犯行時すでに発症していた。残りは精神発達遅滞者の拘禁反応3例，器質性障害3例であった[32]。無期受刑者でも上述の諸条件が整えば仮釈放の対象となりえるが，これらは健康な受刑者を想定したもので，精神障害者は対象となりにくい。仮釈放率が全般に低下している現状で，精神障害のため「改善更生の意欲」を示すことが困難な者にとって仮釈放のハードルはきわめて高い。刑罰の意味を理解できないほど病状の重い者の場合，刑の執行

(31)　法務総合研究所：*op. cit.*（注27参照）
(32)　松野敏行：精神障害無期囚に関する臨床精神医学的考察―医療刑務所において30年以上服役している無期囚について．矯正医学 48:1-12, 2000.

を続けることが妥当であろうか。しかし現状では，医療刑務所に移し，病状の改善を待って一般刑務所に戻し，刑が続行される。高齢の者は刑務所で人生の終わりを迎える公算が小さくない。

矯正精神医療に固有の問題点を黒田は以下のように指摘する[33]。①精神保健行政から完全に独立した自己完結的システムである，②精神保健福祉法の人権擁護の規定が医療刑務所に適用されず，独自の倫理規範も存在しない，③精神医療審査会などのセーフガードが存在しない。

矯正精神医療はこうした制度的な制約や医師不足など深刻な問題を抱えている。その一方で刑事施設の精神障害者は増加傾向にある。手厚い治療とケア，社会復帰への道が保障されている医療観察法対象者と比較すると環境に雲泥の差がある。

矯正医療の改革として外部委託や矯正医療センターの整備が進められている。そのような全般的な方策に加えて，矯正処遇に堪えない重度の精神障害者に対しては刑事施設外の医療の場を利用するという発想も必要である。それによって過剰収容をきたした刑事施設の負担の軽減も期待される。医療観察法の指定入院医療機関が稼働している現在，スタッフや安全面が整備されたこれらの施設が受刑者を受け入れることは可能であろう。ただ，実刑を科してもその後の医療が保障されるとなると，精神障害者を安易に有責化する動きが起きることも予想される。したがって，医療観察法とは別の枠で指定入院医療機関が重度の精神障害受刑者を受け入れる方式を検討すべきではないであろうか。

6．裁判員裁判と触法精神障害者

「裁判員の参加する刑事裁判に関する法律」が制定され，裁判員制度が

---

(33) 黒田治：*op. cit.*（注24参照）

2009年5月からスタートしている。裁判員裁判の対象事件は殺人,傷害致死など重い犯罪であり,実際に精神鑑定結果と責任能力が争点になった事例が報じられている。裁判員制度の開始以来,精神鑑定に対して迅速さ,簡潔さ,わかりやすさ,つまり効率性が司法側から求められ,鑑定の方法,証拠の扱い,公判での証言のあり方などについて検討がなされている。確かに司法の観点から必要なことであろうが,正確さを犠牲にした効率性であってはならない。

和田[34]によれば裁判員裁判の中で責任能力は次のように扱われる。裁判官と裁判員による合議体で決する事項は,事実認定,法令の適用,量刑であり,法令解釈や訴訟手続に関しては裁判官のみで決する。被告人が心神喪失の状態にあったか否かは事実認定に属し,裁判員が裁判官とともに判断する。

それでは,心神喪失,心神耗弱の意味を非専門家である裁判員はどのように理解するであろうか。従来の刑事裁判で責任能力が争点となる場合,それを定めた刑法39条は大前提であり,法廷でその妥当性に疑義が差し挟まれることはありえなかった。野球に喩えていえば,試合のグラウンドはルールの是非をあげつらう場ではない。しかし裁判員が法令つまりルールそのものについて疑問を抱くことは十分にありえる。被害者にとっては理不尽この上ない事件について,なぜ加害者が精神障害を理由に刑罰を免れたり軽くされるのか。責任無能力の制度は国民のコモンセンスや生活実感と簡単には馴染まない。

裁判員制度で浮上することが予想されるもう一つの問題は責任能力と処遇の関係である。繰り返し述べてきたように,日本の刑法は精神障害を理由に刑罰を免れた者の事後の処遇には触れていない。責任能力判断に処遇の問題を滑り込ませるべきではないと考えるのが正論である。し

---

(34) 和田雅樹:裁判員制度における精神鑑定について.司法精神医学 2:87-92, 2007.

かし，ここでも法の常識と国民の常識の間に齟齬が生じる。精神障害を理由に無罪判決を受けるか，あるいは実刑を免れた場合，「その人がどうなるのか，どこへ行くのか」という疑問を裁判員が抱いても不思議はない。そうすると，岡田[35]のいう「処遇判断からの遡及的な判断」，つまり判決後に予測される処遇を考慮して責任能力を判断する事態が起こりえる。これは法の建前からは逸脱しているが，裁判員の意識から判決後の成り行きを排除することは事実上，無理であろう。

　陪審員裁判の伝統を持つアメリカでは，裁判官による陪審への説示と関連してこの種の問題が議論されている[36]。スロートらによると，精神障害を理由とする無罪の評決により被告人が強制収容などの処分を受けることについて，多くの裁判所は説示を行っていない。なぜなら，この説示が陪審員の注意を事実認定者[37]という本来の役割から逸らせ，決定に影響してしまうからである。ところが，陪審員有資格者を対象に行った調査では，84％の人が評決に続く処分の結果について知りたいと欲し，仮に評決でそのことを裁判官から考慮しないように説示されても考慮するだろうと答えた。スロートらは，予想される処分について陪審の評議に先だって正確な情報を与えるべきか，検討の余地があると述べている[38]。合議に裁判官が加わる日本の制度では事情が若干異なるが，アメリカの陪審裁判の経験は参考にされてよいであろう。

　裁判員制度が提起する根本的な問題は，一般国民が持つ精神障害に対するステレオタイプ，あるいは精神障害者イメージが責任能力判断に影響を与える可能性である。これに示唆を与える事例は2012年7月の大阪

---

(35)　岡田幸之：裁判員制度における精神鑑定．司法精神医学 4:88-94, 2009.
(36)　陪審への説示（juror instruction）：審理開始にあたり裁判官が陪審に対して審理の概略，評決すべき起訴事実等について説示を行う．
(37)　事実認定者（trier of fact）：陪審裁判では事件の事実関係の確認を陪審が行う．
(38)　Sloat LM, Frieson RL: Juror knowledge and attitudes regarding mental illness verdicts. *Journal of American Academy of Psychiatry and Law* 33:208-213, 2005.

地方裁判所の判決である(39)。裁判員裁判で懲役16年の求刑を上回る懲役20年が言い渡された。判決によると事件の概略は以下の通りである。

被告人の男性は学童期から30年間，ほとんど自宅に引きこもって生活していた。転校や転居の願いを両親が聞いてくれないのは姉のせいだと思いこみ，恨むようになった。中古のパソコンを買い与えられて手が汚れると思い，恨みを強めた。姉が被告人の自立を促して書いたメモを自分に対する報復と受け止め，訪れた姉を刺殺した。弁護人は被告人の姉に対する恨みが殺意にまで膨れ上がったのはアスペルガー症候群によるものとして量刑で考慮するように求めた。

これに対して判決は次のように判断した。被告人に認められるアスペルガー症候群が犯行の動機の形成に影響を与えた。しかし被告人が供述するような動機にもとづいて殺害することは社会的に到底受け入れられない犯罪である。犯行が計画的で執拗，残酷であること，結果の重大さ，遺族の処罰感情の厳しさ，アスペルガー症候群の影響は認められるが重大視すべきではないこと等を総合して長期の服役が必要不可欠である。

判決の問題は求刑（懲役16年）を超えた殺人罪の有期懲役刑上限の20年という量刑である。すなわち，被告人が十分な反省に至っていないことにはアスペルガー症候群の影響があり，通常人と同様の倫理的非難を加えることはできないと認めた上で，「健全な社会常識という観点からは，いかに精神障害の影響があるとはいえ，十分な反省のないまま被告人が社会に復帰すれば〔中略〕本件と同様の犯行に及ぶことが心配される」とする。そして，社会内にアスペルガー症候群に対応できる受け皿が「何ら用意されていないし，その見込みもないという現状の下では，再犯のおそれが更に強く心配される」といわざるをえず，「許される限り長期間刑務所に収容することで内省を深めさせる必要があり，そうする

---

(39) 大阪地判平成24年7月30日（未掲載）

ことが，社会秩序の維持にも資する」と結論づける。

　この判決に対しては諸団体から意見表明がなされた[40]。日本弁護士連合会は会長談話として次のように批判した。①犯行の動機等への精神障害の影響を認定しながらそれを不利な情状として扱い，精神障害ゆえに再犯可能性があることを理由に重い刑罰を科しており，行為者に対する責任非難を刑罰の根拠とする責任主義の大原則に反するもので，社会防衛のための長期の収容は刑罰への保安処分の導入にほかならない。②また社会的な危険視については発達障害への無理解と偏見を指摘せざるをえず，また発達障害者に対する受け皿や支援策が取られつつある現状を看過している。③刑事施設の実態からすれば，長期収容によって発達障害の改善は期待できない。②と③に関しては，日本精神神経学会ほか，発達障害と関係する学会や支援団体も同様の指摘を加えており，とくに判決がアスペルガー症候群の特性を理解していない点を強く批判している。

　判決を読み返すと，最大の問題は，通常人と同様の倫理的非難を加えることはできないことを明確に認めつつ，同時に，法律上許される限り長期の刑を科している点にある。これは明らかに矛盾し，論理的に破綻している。そして再犯の危険性と社会の秩序維持を理由に長期の収容を科し，日本の法体系に存在しないはずの保安処分を刑罰にすべり込ませているのである。この点に裁判に一般国民が参加することの影響が感知される。推定の域を出ないが，"困った人"というアスペルガー症候群の

---

(40) 日本弁護士連合会：発達障害のある被告人による実姉刺殺事件の大阪地裁判決に関する会長談話．2012年8月10日．日本精神神経学会：大阪地裁判決に関する「日本精神神経学会」声明．2012年9月15日．日本児童青年精神医学会：大阪地裁判決に関する緊急声明．2012年8月7日．日本発達障害ネットワーク：アスペルガー症候群の被告人に対する大阪地裁の判決について．2012年8月7日．共生社会を創る愛の基金：大阪地裁判決についての意見表明．2012年8月3日．（以上の声明は各団体の会長，理事長，座長の名で公表）

像が出版物やインターネットを通して流布している現在，ネガティブな発達障害者イメージが裁判員の心情に影響し，判断を方向付けたのではないであろうか。アメリカの一部の州で採用されている「有罪ただし精神疾患」という陪審の評決方式は，本書の第6章で述べたように，"論理的には誤りで，心情的には正しい"というべきものである。大阪地裁判決は，根本の発想においては「有罪ただし精神疾患」と共通する面がある。今後も裁判員裁判で，発達障害に限らず精神障害のある被告人に対して，同様の発想から判決が下される可能性がある。この問題をどう乗り越えるかは司法精神医学に課せられた新たな課題である。

7. 司法精神医療の将来——棲み分け，連携，そして意識改革

20世紀後半から精神医療改革を推し進めた欧米諸国では，触法精神障害者が改革から置き去りにされる局面が発生した。その大きな要因は，特殊病院あるいは保安処分の制度が精神医療改革の遥か以前から堅固に存続してきたことにある。精神医療の後発国である日本はこれらの制度を持たなかった。この後発性はある意味で日本の精神医療を有利な立場に立たせている。既存の制度に縛られることなく，新しい医療理念と両立する司法精神医療を構築できるポテンシャルが与えられているのである。

司法精神医療の原則は，どのような法的立場に置かれた人であれ，その人に必要とされる医療を提供することにある。日本の現状では，一般精神医療，医療観察法医療，矯正精神医療の間で，特に後二者の間で，医療の質に大きな格差がある。これら三つのシステムは，個々の患者のニーズに応じて選択されるよりも，どのような法的手続のレールに乗せられるかによって決定される部分が少なくない。しかも，それぞれのシステムは自己完結的で，互いに風通しが悪く，いったん乗ったレールを

事後に乗り換えることは容易でない(41)。システム相互のリエゾンが求められるが，そのためにはまず適切な棲み分けがされていなければならない。そこで棲み分けと役割について医療観察法医療を軸に考えてみたい。

　医療観察法に期待される役割はどのようなものであろうか。それは対象者の選定に直接関わっている。法42条は「対象行為を行った際の精神障害を改善し，これに伴って同様の行為を行うことなく，社会に復帰することを促進する」ために「この法律による医療を受けさせる必要があると認める」ことを要件としている。

　「この法律による医療」とは何を意味するのであろうか。筆者はこれを特別な質の医療すなわち"高度な専門医療"と理解する。言い替えれば，"安全に配慮しつつ，濃厚な治療とケアを提供できる医療"である。このように理解するのでなければ，触法精神障害者医療の全体の中で医療観察法が持つべき固有の役割が曖昧になる。他害行為の種類や責任能力の程度に加えて，必要とされる医療の質を法適用の基準として明確にすべきである。医療観察法の本来の対象者とは，一方において他害行為の再発リスクが高いために一般精神医療では対応が難しく，他方において疾患の重篤さゆえに矯正処遇に耐えられない人である。このように役割を明確化した上で，対象者の適切な絞り込みを再検討すべきである。目に見える治療効果が上がらない場合，治療反応性がないとして処遇を終了し，結果的に患者を一般医療に背負わせることになるとすれば，何のための専門医療であろうか。

　あらためて手続きを確認したい。起訴前の段階において検察官による申立ては「心神喪失者若しくは心神耗弱者であることを認めて公訴を提起しない処分をした」ことを条件とする(33条)。心神喪失者を起訴する

---

(41)　中谷陽二：触法精神障害者にとって，医療環境はどう変わるか．臨床精神医学 38:513-518, 2009.

ことはありえない。問題は心神耗弱者の扱いである。同じ心神耗弱であっても，ある場合には起訴されて裁判へ，別の場合には不起訴（起訴猶予）処分を経て申立てへ，という二つのレールが想定される。申立ての大部分が不起訴処分に引き続いてなされている現状では，刑事訴訟法に定められた起訴便宜主義にもとづく検察官の裁量が働く余地が少なくない。起訴と不起訴のどちらに振れるか，微妙な事例は例外ではないであろう。起訴され，医療観察法の申立てがなされなかった"非申立て事例"，言い換えれば刑事司法のレールに乗せられた事例に対しても注意を払う必要がある。

　確定裁判から医療観察法に乗るレールはどうであろうか。心神耗弱と認定されて刑の減軽を受け，執行すべき刑期を持たない者について，除外される場合を除いて，検察官は申立てを行わなければならない（33条）。注意したいのは，裁判は医療観察法の適否を決定する場ではないことである。裁判官や裁判員の思念に浮かぶことはあっても判決に明示的に反映されることはありえない。つまり，医療観察法が存在する分だけ，心神耗弱者がより多くの専門的な医療処遇のチャンスを得るわけではない。加えて量刑が厳罰化の影響を受けて重くされる可能性もある。

　限定責任能力が保安処分と抱き合わせで導入されたドイツと異なり，日本では処遇とは切り離されたかたちで心神耗弱規定が設けられた。そのこともあって，心神耗弱の位置づけについて正面から論じられる機会が少なかった。しかし医療観察法という専門医療が確立した現在，心神耗弱者の扱いは触法精神障害者対策の焦点として浮かび上がる。医療観察法医療と矯正精神医療を比較すると，医療・ケアの質と社会復帰のチャンスに関して天地の開きがある。どちらに転ぶかは検察官による起訴，不起訴の選択に大きく左右されるが，このプロセスは医療観察法の手続に入る手前，つまり医療側からは見えないところにある。

　それでは起訴，不起訴の判断材料となる起訴前鑑定を適正化すればよ

いのであろうか。この点に関連して，最高検察庁は2008年5月，「精神鑑定書例」を作成し，公表した (42)。その内容の問題点を挙げると，まず「善悪の判断能力及びその判断に従って行動する能力の有無及びその程度」を鑑定事項の一つとしており，さらに，「犯行時の善悪の判断能力・行動制御能力に関する着眼点の整理」の名のもとに，動機の了解可能性，犯行の計画性，違法性の認識など7項目に関して鑑定書に記載するかたちになっている。7項目は，高島 (43) によれば責任能力に関する結論を支える重要な部分である。このように最高検の鑑定書例は責任能力について詳細かつ確定的にのべることを鑑定人に要求している。他方，司法研修所編『難解な法律概念と裁判員裁判』は鑑定意見の在り方について，「責任能力の結論に直結するような形で弁識能力及び制御能力の有無・程度に関して意見を示すことはできるだけ避けるのが望ましいし，少なくとも心神喪失等の用語を用いた法律判断を結論として明示することは避けるべきである」と記している (44)。こうなると，司法の姿勢が矛盾しているといわざるをえない (45)。

　最高検の鑑定書例は，裁判員制度のもとでは裁判員にわかりやすい精神鑑定の立証が不可欠であり，その目的に沿って作成されたという (46)。裁判所の側からは，「公判審理段階での精神鑑定や複数鑑定を避けるための方策」の一つに「捜査段階の正式鑑定の活用」(47) が挙げられている。結果として，上述の問題点を持つ鑑定書例による鑑定書が裁判で証拠として使われる場面が多々存在することになる。見聞するところでは，

(42)　高嶋智光：裁判員制度と精神鑑定．司法精神医学 4:77-87, 2009.
(43)　高嶋智光：*op. cit.* (注42参照)
(44)　司法研修所（編）：難解な法律概念と裁判員裁判．法曹会，2009.
(45)　中谷陽二：最高検察庁による精神鑑定書例に関する私見．精神神経学雑誌 111:1363-1368, 2009.
(46)　高嶋智光：*op. cit.* (注42参照)
(47)　稗田雅洋：裁判員制度と責任能力―問題提起と裁判所の取り組み．法と精神医療学会シンポジウム，2008.12.6, 首都大学東京．

多くの精神科医がこの書式をスタンダードと見なしている。たかが書式の問題といえるかもしれないが，それによって鑑定人の思考が枠にはめられることを考えると，ことは重大である。無批判な受け入れではなく，主体的な取組みが精神医学に求められている。

　次は医療観察法医療から一般精神医療への移行の局面について検討する。退院もしくは処遇の終了により社会復帰の途上にある患者が増加，蓄積している現在，地域での治療と生活支援は喫緊の課題となっている。医療観察法対象者の多くは疾患に加えて家族や就労などの重複問題を抱えていると想像され，一般の精神障害者と比べ，社会復帰の道はいっそう険しい。

　医療観察法の第4章「地域社会における処遇」は関係機関相互の緊密な連携の確保，すなわち医療機関や行政機関の間の情報交換や協力体制の整備を謳っている。また厚生労働省の「通院処遇ガイドライン」は，地域社会では精神保健福祉法にもとづく精神保健福祉サービスを基盤として処遇の体制がかたちづくられるとする[48]。ノーマライゼーションの観点も踏まえた早期の社会復帰，多職種チームによる医療の提供，透明性の高い医療が目標・理念の三つの柱である。ノーマライゼーションを明示的に掲げた触法精神障害者施策はおそらく世界でも例が少なく，実現すれば画期的といえるであろう。

　ガイドラインはさらに「精神保健福祉法による入院の選択」を示している。通院処遇中の対象者に病状悪化が認められた場合，救急医療の提供や医療観察法による入院の必要性の判断のために，任意入院，医療保護入院，措置入院が可能であり，その間，精神保健観察は続行されるとする。「精神保健福祉法による入院等を活用するべきである」と明記している。

---

(48)　厚生労働省：通院処遇ガイドライン．2005年7月14日．

他方，通院処遇の現場からはさまざまな不備が指摘されている．指定通院医療機関では，入院医療機関に比して治療のマンパワーとプログラム，そのための財源が不足していること，症状悪化時の即応的対応のための法的根拠や責任の所在が不明確であること，社会復帰調整官が充足していないことなどである(49)．社会復帰は精神保健福祉法の入院等を"活用"して行うとされているが，単に既存のリソースに寄り掛かった"間に合わせ"であってはならない．本来，医療観察法制度の勝負どころは入院医療ではなく通院医療にある．何よりも一般精神医療と司法精神医療の適切な棲み分けと円滑な双方向的関係が必要とされる(50)．

　司法精神医療のシステムについてはさまざまな改革が考えられる．しかし，どれほど優れたシステムを考案したにしても，成否はシステムを動かす者の意識と姿勢如何にかかっている．魂を入れない仏像はただの物体である．医療者の総体が背を向けている限り，施設はただの箱であり，プログラムは絵に描いた餅でしかない．総論としては対策を歓迎するが，みずから実践するとなると消極的になる人は少なくない．Not in my backyard（裏庭には御免だ）という新聞用語がある．迷惑施設の建設には賛成だが，自分の家の隣にだけは作らないでほしいという意味である．触法精神障害者対策をこれになぞらえるなら，not in my hospital である．消極性の根本に触法精神障害者に対する忌避感が存在する．そして忌避感は医療現場のスタッフにまで投影される．イギリスの特殊病院のスキャンダルについては本書の第2章で紹介したが，集中砲火を浴び

---

(49) 通院処遇の問題点については次を参照．赤田卓四郎：医療観察法の改正に向けて―地域ケアの立場から一般医療の向上を目指して．司法精神医学 5:98-105, 2010. 松原三郎：医療観察法が一般精神科医療に与えた影響について．司法精神医学 6:81-86, 2011. 美濃由紀子・牧野貴樹・宮本真巳：指定通院医療機関における触法精神障害者の治療・ケアの現状と課題―多職種チームスタッフの抱える困難感に焦点をあてて．司法精神医学 6:2-9, 2011.

(50) Nakatani Y: Challenges in interfacing between forensic and general mental health: a Japanese perspective. *International Journal of Law and Psychiatry* 35:406-411, 2012.

た施設スタッフの無力感，孤立感は事態をいっそう悪化させたであろう。むろん，一定の設備と人員を持たない医療機関が難しい患者を受け入れることは不可能である。しかし，少なくとも支援の姿勢を示すこと，背を向けないことはできるであろう。精神医学全体の意識改革が望まれる。

　責任能力の基本的な考え方を述べて締めくくりとしたい。精神障害者の他害行為，とりわけ理由のない暴力は，被害者にとってきわめて理不尽である。しかし，自らの意思で病を患ったわけではない加害者にとっても理不尽ではないであろうか。この理不尽さは専門家，非専門家を問わず理解されるであろう。裁判員制度に伴い，従来は法と精神医学の専門語で語られてきた問題を日常語の次元で議論する時期に来ている。その際，抽象的な公式ではなく，社会や文化に根ざした具体的な観念として責任能力を捉え直すところから出発すべきである。それでは文化に根ざした責任能力の原理とは何であろうか。明治の初めに西洋の法思想が移入される前から，儒教の憐憫などの観念に裏付けられた刑罰減免の慣習や制度が存在した。それは日本人の感覚に受け入れられやすいものであったと考えられる。もちろん，21世紀の今日，責任能力問題に儒教思想を持ち込むことは時代錯誤である。現代の国民の法意識や人権意識，精神障害などに対する認識に調和した新しい"赦し"の原理を探さなければならない。この原理を表す言葉は，たとえば"寛恕"である。寛恕とは，①度量広く，おもいやりの深いこと，②ひろい心でゆるすこと，である[51]。精神障害者の触法行為に対して寛恕を持って臨むことについてのコンセンサスがまず必要なのである。そうすることによって，刑法39条は空疎な御託宣ではなくなり，実質を持つ社会的ルールとなるであろう[52]。

---

(51)　新村出編，広辞苑，第6版．岩波書店，2008．
(52)　中谷陽二：責任無能力制度の将来．中谷陽二編，責任能力の現在．pp9-24，金剛出版，2009．

裁判員制度を機縁にして，開かれた議論の中で現代的な寛恕のあり方を模索することを提案したい。

あとがき

　筑波大学で定年を迎えるにあたり、この10年ほどで書き溜めた司法精神医学関連の論文を1冊にまとめようと思い立った。初めは論文集に近いものを考えていたが、作業に取り掛かると、自分が書いたもののアラが見え、次々に疑問にも襲われ、結局大幅にリニューアルすることになって出来上がったのが本書である。もとの論文はほとんど原型をとどめないかたちになったので、初出はあえて記さない。

　何年か前の国際学会で、ボストンの著名な司法精神医学者が「アメリカ最大の精神科施設は刑務所である」というのを聞いて、なるほどアメリカ人はよくジョークをいうものだと思った。うかつにも、これがジョークでも誇張でもなく重い現実であることを、今回資料を調べて初めて知った。そのほかにも気づくことが多々あった。ドイツの精神医学というと、日本の（ある年代以上の）精神科医にとって大伽藍のイメージであるが、こと司法精神医学に限ってみるなら、1980年代までは一般の精神医療関係者が背を向ける遅れた分野であった。お家の事情が日本とそれほど違わないことがわかり、ほっとした次第である。

　筆者は1999年から、上智大学の町野朔教授が率いる法学者グループと共同で、法律と精神医療にまたがる研究活動を継続している。定期的な勉強会に加え、毎年のように海外の司法機関や医療施設を訪問して、世界の最新の動向に触れてきた。刑事司法と精神医学という本書のアイデアは研究会での活動から生まれたといってよい。

　精神鑑定や法律家との討論を通じて感じるのは、同床異夢というべきか、両方の分野では思考パターンが違うということである。医師に限らず精神医療分野で働く専門職にとって判例や学説からの発想はなじみにくい。その代わり、ベースにあるのは治療やケアの経験である。議論す

る際，頭の隅に過去に診たケースつまり患者をイメージしていることが多い。お互い似たようなケースを経験しているため，医療者同士は議論がかみ合う（かのような）感覚を持つ。しかし法律家が相手であると，そのような共通の土俵に立つことは難しい。

　経験をベースにすることは，強みであると同時に，個人的な経験の足かせを嵌められるという意味で弱みでもある。ケアとは困っている人を手助けする仕事である。そこには当然，困っている人に対する共感，エンパシーが働く。共感とは情念の力であり，個人の想いが先走ると，時に独善的な善意の押しつけに陥る。個人の情念が集合すると政策を動かし，それはいつ方向を変えるかわからない。本文で論じたように精神医療の歴史は大きな振り子の揺れでもあった。

　この10年程の間，日本の精神医学は鑑定や触法精神障害者の治療に前向きになり，2005年に設立された司法精神医学会は中堅の学会組織に成長するまでになった。例年，学術集会には多数の精神医療に携わる医師，看護師，臨床心理士，精神保健福祉士らが一堂に会している。法律関係者の参加も得られ，法曹と精神医療の協力体制が構築されつつある。何よりも，空疎なスローガンの投げ合いではなく，医療・福祉の実践に根差した議論が交わされていることに大いに励まされる。本書で諸外国を例に述べてきたように，司法精神医学は決して多くの見返りを期待できる仕事ではなく，世論と対峙しなければならないことすらある。長い司法精神医学の冬の時代を経験した筆者としては，日本の現状が振り子の揺れに終わらないことを願うばかりである。

　本書は法律と精神医療の双方の読者に読まれることを期待している。ただ，筆者は法律を系統的に学んだわけではないため，専門家の目には一知半解のところや釈迦に説法の記述が多々あると思う。"にわか法律家"の所業と思ってお赦し願いたい。とかく誤解や不信が起きやすい二つの分野の風通しを少しでもよくすることができれば望外の幸せである。

あとがき

　ともに団塊世代の弘文堂の浦辻雄次郎氏とは『精神医学事典』の改訂を通じてかれこれ30年のお付き合いである。精神医学に理解の深い氏の力なくしては本書の企画はなかったし，絶妙なタイミングの督促のおかげで慌てず怠けず執筆を進めることができた。厚く御礼を申し上げる。鬼籍に入って見守ってくれている両親，司法精神医学という，世間並みの医者のステータスとは縁の薄い仕事を寛恕の心で応援してくれている妻多佳子，長男隼，長女瑤子に感謝したい。
　平成24年，秋深まる品川にて

中谷　陽二

【追記】　本文中には記さなかったが，法律・歴史関係の用語について下記の辞典を参照した。
　田中英夫編集代表『英米法辞典』東京大学出版会，1991.
　ベルンド・ゲッシュ『独和法律用語辞典』成文堂，1993.
　山口俊夫編『フランス法辞典』東京大学出版会，2002.
　三井誠・町野朔・曽根威彦ほか編『刑事法辞典』信山社，2002.
　松村赳・富田虎男編『英米史辞典』研究社，2000.

索　引

・事項、人名を一括して読みの五十音順に配列した。
・ローマの項目はアルファベットの読みに従って五十音の該当箇所に並べた。
・頁数の後ろに＊が付いているのは、当該索引語をその頁の脚注から採ったことを示す。ただし、本文中に同一索引語がある場合は＊を省略する。

ア

アサイラム　　168,169-171,173,174
アシャッフェンブルク，グスタフ　　133-136,141,142,144
アシュワース特殊病院　　39,53,60-63
アースキン，トマス　　29-31
アスペルガー症候群　　269,270
アーノルド事件　　23,25,31
アメリカ精神医学会　　170,178-180
アメリカ精神病施設医学管理者協会　　170
アルチュセール，ルイ　　198*
アンリ・コラン病棟　　194

イ

池田小児童殺傷事件（大阪）　　246,248
イタリア実証主義犯罪学　　116
一般精神医療　　242,244,246,259,271,272,275,276
医療観察法　　242,244-246,248,249,252,253,256,257,265,266,272,273,275,276
医療観察法医療　　242,244,258,271-273,275
医療観察法鑑定　　252,253
医療刑務所　　261,262,265,266
医療必要性　　251,254
インサニティ　　6,14-20,22-26,30-36
インサニティ抗弁改革法　　184,185
インサニティ無罪者　　176,182-184,186,187

ウ

ウィルマンス，カール　　136-142

エ

エスキロール，J.E.D.　　72,82,83

オ

桶伏　　221,222,224
御定書百箇条　　210
オックスフォード　　41,48,49
オープンドア政策　　207
オールド・ベイリー　　8,35

カ

改正刑法仮案　　231,233
改正刑法準備草案　　232,233
ガウプ，ロベルト　　104,105,110,111
片山国嘉　　220,223,230
仮刑律　　211
患害　　217,221
感化法　　212,213
監護義務者　　221,223
監護処分　　232
鑑定ガイドライン　　253,255
神戸文哉　　70,73

キ

危険な常習犯人　　234,235
旧刑法　　211-213

索　引

救貧院　43
狂疾　211
行状監督　150,156
狂人院　13,19
狂人収容所　18,43,45
矯正院　42
矯正処分　232
矯正精神医療　242-244,259,260,262,266,
　271,273
狂病　217,218
禁絶施設収容　154
禁断処分　232,234

ク

クラフト-エービング，R.v.　77,78
クリクトン，アレクサンダー　29-31
呉秀三　164-166,213,219,220,223-226,228
クレクリー，ハーヴェイ　90-98
クレペリン，エミール　103,112-128

ケ

刑事施設　242-244,259-263,265,266,270
刑事収容施設法　259,260
刑法39条　209,213,216,229,236
検察官による申立て　272
限定責任能力　111,129,133-141,143-145,
　147,148,151,153-156,162

コ

抗拒不能の衝動　177
高度保安院　38
コクバーン，アレクサンダー　9,13,14,
　18,19,34
ゴッフマン，E.　173,174
コッホ，ユリウス　103-112,124,128
コミュニティ・ケア　174,189,195
コミュニティ精神保健センター法　172

サ

サイコパシー　68,69,90,91,93-100
サイコパシー・チェックリスト（PCL）
　90,96

サイコパス　68,77,90,92-99
裁判員裁判　244,267,269,271
裁判員制度　242,244,266-268,274,277,
　278
裁判員の参加する刑事裁判に関する法律
　266
榊俶　164,213
鎖錮　211,218-220

シ

施設化　164,172,173,176,183
私設救貧院　168-170,172
私宅監置　217,222,224,225,227
疾病性　253,254
指定通院医療機関　250,251,276
指定入院医療機関　251,252,254,266
自動的収容　183,184
司法精神医療　242,244,255,259,271,276
司法精神科病院　162,163
島崎藤村　219
社会治療施設　153,157
社会敵対者　123-127
社会病　118,120,122
社会復帰調整官　250,276
社会復帰要因　253,254
州立精神病院　167,168,170-172,175,183,
　184,188,192
シュナイダー，クルト　91,92,103,109,
　110,127,146,147,152
シュライバー，H.L.　147
常習犯罪人法　130,143-145,155
処遇困難患者対策　245
ジョージ3世　28,40,41
職権入院　193-196
心神耗弱者　210,212,214,215,230
心神喪失者　210,212,214,215,225,230

セ

聖エリザベス病院　173
精神科病院収容　153,154,156,158
精神病院法　226,228,229
精神病質　68*,69,70,91,101-129,135,147,
　148
精神病質者　140,143

283

索引

精神病質低格　91,103,104*,105,107-112,
　　124
精神病者監護法　209,212,213,216-224,
　　226,229,230
精神保健観察　250,251,253,255,275
精神保健福祉法　243,245,249,260,263,
　　266,275,276
生来性犯罪者　69,124
責任無能力　111,130,135,140,144,146-
　　148,151,153-155,162
セクター化　195,197
1983年最高裁決定　236,240
1984年最高裁決定　238,239,240
全体的インサニティ　19,24,32
1838年精神病者法　192
1810年刑法　192,193,199

ソ

措置入院　243,244,249,264,275

タ

対象行為　247-252,254,257,258,272
大審院判決　214,216
脱施設化　164,167,168,172-176,183,187,
　　188,190,192,206
溜預　216,217
盥伏　222,224

チ

地域医学心理学部門　198,200
中間施設　135,136
中間者　103,110,111,129,134,136
中等度保安ユニット　65,66
治癒不能患者　40
懲治場　212
治療看護所　162
治療処分　232,234,235
治療反応性　253,254,258,272

ツ

ツインタワー矯正施設　190
通院処遇　250,255,275,276

テ

ディックス, ドロシア　169,173
テューク, S.　173
デュラム・ケース　177
デュラム・ルール　178,179
デリールを欠くマニー　72
癲狂人　218,220
癲狂村　165

ト

ドイツ型　255,256,259
ドイツ帝国刑法典　129
東京府巣鴨病院　224
特殊病院　38,50,54,59-61,63-67
虎の門事件　227,228

ナ

ナチス　130,136,137,141,142,149,153

ニ

26条通報　264
日本精神科病院協会　246
日本精神神経学会　245,246,270
入院処遇　250,252
入檻　216,217
入牢　216,217
ニューゲイト監獄　9*,13,14,21,31

ノ

農業コロニー　162
ノーマライゼーション　275

ハ

陪審　268,271
ハイデルベルク学派　136,139,140
パカード, エリザベス　171
パカード法　172
バザーリア　175
パゼロン（判事）　177,178

索　引

パーソナリティ障害　148,150,152,156,
　　157
パターナリズム　172
バッファロー病院　171
バティ，ウィリアム　33,34
ハドフィールド事件　23,28,31,32
ハートフォード隠退所　169
パレンス・パトリエ　176
ハワード，ジョン　42
犯罪ウィング　44,46-49
犯罪化　175,188,189
犯罪狂人　39,40*,42-47,49-54,57
反社会人　125
反社会性パーソナリティ障害　68,69,74

ヒ

ビクトリア女王　41,48
PCL　90,96
PCL-R　90,96,97,99
ピネル，P.　29,82,83
ビュルガープリンツ，H.　142
ヒンクリー　174,180,182

フ

瘋癲　211
瘋癲人　217*,218
フェラーズ事件　23,26
フェリ，E.　160
福澤諭吉　45
不処遇　250
フッド（卿），チャールズ　45,46,50,51
部分的インサニティ　19,24,31,32,34
ブライドウェル　42
ブラクトン，ヘンリー・ド　24,25
フランス型　255-257,259
プリチャード，ジェイムズ　18,70-76,81
浮浪者収容所　145
ブロードムア特殊病院　37,38,54,55,57,
　　60,63
ブロードムア犯罪狂人院　22,48,50,52,66
ブロードムア法　51
文化毒　121

ヘ

ヘア，ロバート　90,91,94-99
ヘイル，マシュー　18,19,23,24,32
ベスレム病院　9,21,22,26,31,34,38-41,43-
　　45,47-50,52
変質　69,76-89,98-100

ホ

保安監置収容　145,155
保安監置処分　205
保安処分　101-103,110,112,113,128,143-
　　145,148,150,158-163,208,209,213,226,
　　229,230-235
保安処分制度（刑事局案）の骨子　233,
　　235
法の適正な過程　183,184*,185
法の平等な保護　183,184*
ホッヘ，A.E.　136,142,144
ボンヘファー，K.　114

マ

マクノートン，ダニエル　5-10,13,17-20,
　　22,23,34
マクノートン・ルール　5,6,36
マニャン，M.　78,82,83,85-89,98
マルク，シャルル　17,19

ミ

民族毒　120

メ

メニンガー，カール　178
メビウス，P.J.　78,84,121
メンタル・ヘルス・コート　191

モ

モスサイド特殊病院　53
モーズレー，ヘンリー　70,75-77
モノマニー　15,17,19,83

285

索 引

模範刑法典　179
モラル・トリートメント　49,169,171,172
モラルインサニティ　17,69-77,81,100
モレル，ベネディクト　74,78-83,85-88
モンロー，エドワード・トマス　9,13-17,20,21,34
モンロー，ジョン　26-28

ユ

有罪ただし精神疾患　181-184,271
優生学　69,79
UMD　194-197,200,206,207,256,259

ヨ

予防処分　232,234

ラ

乱心　210

ランプトン特殊病院　39,53,54,60,61

リ

リスト，F. v.　131,132,155

ル

ルグラン，ポール　83,84,87-89,98

レ

レーガン大統領狙撃事件　180

ロ

労作処分　232,234
労働嫌忌者　231,234
労働所　145,162
ロンブローゾ，チェザレ　69,78,110,116,119,160,162

【著者紹介】
中谷陽二（なかたに・ようじ）

　　　　1947年，東京都に生まれる。
　　　　1972年，東京医科歯科大学医学部卒業。
　　　　東京医科歯科大学神経精神科，千葉刑務所医務部，正慶会栗田病院，東京都精神医学総合研究所を経て，筑波大学教授（精神保健学），現在は筑波大学名誉教授。医学博士。
　　　　専攻　司法精神医学，精神病理学，精神医学史。精神鑑定と臨床経験をもとに犯罪行動と精神病理の関連，精神障害者の責任能力，司法精神医学の歴史と国際比較を研究テーマとしている。
　　　　著書　『分裂病犯罪研究』（金剛出版），『精神鑑定の事件史』（中公新書），『司法精神医学と犯罪病理』（金剛出版）など，編書は『責任能力の現在』（金剛出版），『現代精神医学事典』（弘文堂，共編），『精神科医療と法』（弘文堂，共編），『司法精神医学』（中山書店，共編），『触法精神障害者の処遇』（信山社，共編）など。
　　　　平成20年度日本犯罪学会賞，平成10年度講談社出版文化賞（科学出版賞）を受賞。

刑事司法と精神医学──マクノートンから医療観察法へ

2013（平成25）年2月15日　初版1刷発行

著　者　中　谷　陽　二
発行者　鯉　渕　友　南
発行所　株式会社　弘　文　堂　　101-0062　東京都千代田区神田駿河台1の7
　　　　　　　　　　　　　　　　TEL 03(3294)4801　　振替 00120-6-53909
　　　　　　　　　　　　　　　　http://www.koubundou.co.jp

装　幀　松　村　大　輔
組　版　堀　江　制　作
印　刷　大　盛　印　刷
製　本　井　上　製　本　所

Ⓒ 2013　Yoji Nakatani.　Printed in Japan.
JCOPY <（社）出版者著作権管理機構　委託出版物>
本書の無断複写は著作権法上での例外を除き禁じられています。複写される場合は，そのつど事前に，（社）出版者著作権管理機構（電話 03-3513-6969，FAX 03-3513-6979，e-mail: info@jcopy.or.jp）の許諾を得てください。
また本書を代行業者等の第三者に依頼してスキャンやデジタル化することは，たとえ個人や家庭内での利用であっても一切認められておりません。

ISBN 978-4-335-65155-7

弘文堂刊　●価格は2013年2月現在の本体価格です。別途消費税が加算されます。

書名	編著者・内容	価格
現代精神医学事典	加藤・神庭・中谷・武田・鹿島・狩野・市川編　精神医学・精神科医療の必須用語3000余項目を第一線で活躍中の570名の専門家が分担執筆。いま望みうる最新・最良の総合事典。詳細な参考文献一覧、各種索引も完備。	18,000円
精神医学対話	松下・加藤・神庭編　個々の精神疾患や精神症状・症候をめぐる重要テーマを、臨床と基礎研究の第一人者が方法論的に異なる立場から詳細に論じ、さらにそれぞれの視点から双方向的にコメントを加え今後の方向を探る。	13,000円
精神医学文献事典	松下・中谷・加藤・大野・神庭編　精神医学200年余の歴史をふまえ、精選された約750の重要文献の概要と学問上の意義について各分野の最適任者330名が具体的に記述。精神医学のさらなる発展のための指標である。	12,000円
精神科ポケット辞典 新訂版	加藤・保崎・三浦・大塚・浅井監修　精神医療関係者のみならず心理・福祉領域で活躍するスタッフや学生、さらに教育・法曹関係者にも必携。新項目を追加し全体を見直してリニューアルした信頼できるスタンダード。	3,800円
みんなの精神医学用語辞典	松下正明著　わが国精神医学界の第一人者が、コメディカルスタッフや福祉、司法、教育関係者の声に応え、基本となる約1100語を選定し、そのすべてを自ら一人で書き下ろした画期的な精神医学・精神医療の用語辞典。	2,000円
高齢社会と認知症診療	松下正明著　わが国の認知症医学を40年以上にわたってリードしてきた著者が、医療の世界だけではなく社会総体が取り組まなければならない「高齢者と認知症」の問題を見据えて幅広い視野から展開する珠玉の認知症論。	3,400円
精神症候学 第2版	濱田秀伯著　患者の症状を観察し、その訴えを聞き取り、病を正確に分類・記述する症候学は臨床医学の基礎として重視される。精神科領域のあらゆる症状をきめ細かく整理・分類した画期的な読む事典。	8,200円
精神病理学臨床講義	濱田秀伯著　115に及ぶ症例をきめ細かく考察し、膨大な数の文献を読み解きながら、症状のとらえ方、診断のプロセス、疾患の概念を明晰かつ精緻に解説する。「心の病」の病理解明をめざす重厚にして華麗な仮想講義録。	6,500円
メランコリー 人生後半期の妄想性障害	濱田・古茶編著　うつと妄想で発症し、気分障害の枠組みに収まらない高齢者の精神疾患について新たな分類を提唱。クレペリンとドライフスのメランコリー論のエッセンスを収録し、その検討をもふまえた共同研究の成果。	4,000円
パンセ・スキゾフレニック 統合失調症の精神病理学	内海　健著　統合失調症の病像は近年とみに軽症化してきたといわれる。一方で、この疾患の病態解明はむしろ停滞している。自己の成立の自明性を解体することを試みつつ統合失調症の病理学の再構築を目指す意欲的論集。	3,800円
人の絆の病理と再生 臨床哲学の展開	加藤　敏著　患者の語りに耳を傾け患者を師としつつ、人間について思索する精神科医は、その治療実践を基礎に絆の再生に向けた倫理的課題を担うことを求められる。精神病理学の現場から発せられる臨床哲学のメッセージ。	3,400円
「うつ」の構造	神庭重信・内海　健編　現代のうつ病とは何か、いかなる病態の変化があったのか、どのように治療を進めるべきか、精神病理、精神分析、医療人類学、精神薬理、神経生物学の専門家が相互の討議を踏まえ多角的に論じる。	3,200円